Wie aus dem Zankapfel die Einbeere wurde

Bernd Hertling

Wie aus dem Zankapfel die Einbeere wurde

(Heil-)Pflanzen im griechischen Mythos

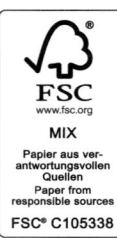

Bibliografische Information der Deutschen Nationalbibliothek
Die Deutsche Nationalbibliothek verzeichnet diese Publikation
in der Deutschen Nationalbibliografie; detaillierte bibliografische
Daten sind im Internet über http://dnb.d-nb.de abrufbar.

© 2017 Bernd Hertling
Umschlagdesign, Herstellung und Verlag:
BoD - Books on Demand
ISBN 978-3-7431-5664-7

Inhaltsverzeichnis

Danksagung	8
Einleitung	9
Die Pflanze, als das Einfach-Da-Seiende	10
Was sind Namen?	12
Der Mythos als das Ewigbewegliche	13
Die Götter der Hellenen – es menschelt!	17
Prolog: Der Zankapfel oder Paris und der Preis der Schönheit	21
Erster Besuch: Gaia, die Mutter, – oder was den Papst erdet	27
Geum urbanum – Benediktenkraut oder Nelkenwurz	29
Fraxinus excelsior – oder das kurze Leben der Eschenmänner	32
Nymphaea ssp. – oder Wenn Liebe zur Obsession wird	34
Hat die Narzisse ein Echo?	37
Zweiter Besuch: Hades und Persephone – oder die Untere Sonne	45
Wer war Hades?	45
Lamium ssp. – Die verschlingende Geburtshelferin	46
Der Raub der Grünen Jungfrau	50
Hypericum – Tröster in der Finsternis der Seele	52
Iris germanica – Die Botin fürs Grobe oder Die Schutzgöttin der Augendiagnostiker	56
Punica granatum – Der Durstlöscher als Falle	59
Mentha – Die Unschuld vom Lande beim Boss der Unterwelt	61
Dritter Besuch: Heras weiter Mantel – Alchemilla	65
Die infernalische Triade der Moiren	66
Belladonna – Das Glanzauge der Todesmoire	67
Die fruchtbare Jungfrau	68
Lilium candidum – die Blüte der Jungfrauen	69
Die Geburt des Hephaistos – oder Kunstfertigkeit als Produkt von Keuschheit und Wut	00
Alchemilla – Perlenbecher der Fruchtbarkeit	72
Alchemilla in der Naturheilkunde	75
Vierter Besuch: Venus und Mars harmonieren oder Die weichen Seiten eines Helden	77
Achillea millefolium – Schafgarbe	77
Die Rache des Schmiedes oder Kann denn Liebe Sünde sein?	81

Cypripedium calceolus -Gesundheitslatschen für Aphrodite? 81
Wie Achilleus zu seiner Ferse kam oder Die weichen Seiten des stahlharten
Helden 87

Fünfter Besuch: Am Hof des Königs von Smyrna – oder die beleidigte Liebesgöttin . 93
    Die Liebe der spröden Myrrha 93
    Der schöne Adonis 100
    Adonis vernalis – Adonisröschen 102

Sechster Besuch: Das Licht des Himmels 105
    Weihrauch als Geschenk des Helios an Götter und Menschen 105
    Helios und Leukothoë 106
    Helianthus annuus 111

Siebenter Besuch: Die Höhle des Kentauren 113
    Namensgebung und Verwechslungsgefahren 115
    Kentauren, gibt es die? 116
    Woher kamen die Kentauren? 116
    Asklepios, der erste Arzt 120
    Asclepias tuberosa L. – Schwalbenwurz / Knollige Seidenpflanze 123
    Der Frevel des Asklepios 123
    Wiedererweckung von den Toten oder Die erste Reanimation? 125
    Woher hat die Myrte ihr Öl? 126
    Herakles – Gigantenbezwinger und Hundswürger 129
    Heracleum giganteum et al. – Die tödlichen Pfeile des Herakles 130
    Die Giganten 131
    Heracleum sphondylium – Wiesenbärenklau für die Kaninchen 134
    Die Äpfel der Hesperiden 135
    Kerberos, der Höllenhund, weint! 136
    Die Familie der *Apocynaceae* – Beispiele für Pharmaka 140
    Das Selbstopfer Cheirons 141
    Der Tod des Herakles 143

Achter Besuch: Ein Ausflug zum Orakel von Delphi 149
    Paeonia-Pfingstrose – oder Apollon siegt über den Drachen 149
    Hyoscyamus niger – Apollinariskraut als Orakelkatalysator 152
    Die Hyazinthe -Wappenblume der Sportler 159

Neunter Besuch: In den Wäldern der großen Göttin Artemis – oder *Et in Arcadia ego!* . 165
    Actaea spicata – das unrühmliche Ende eines wilden Jägers 165
    Die Herrin der Wälder als jungfräuliche Beschützerin der Mütter 172
    Artemisia vulgaris und ihre Schwestern Absinthium, Abrotanum,
    Dracunculus 173

Allium ursinum – Bärlauch als frisches Grün für Meister Petz	176
Heras Rache, oder wie aus der Schönsten eine Bärin wurde	178

Zehnter Besuch: Auf der Akropolis von Athen oder Das flüssige Gold des Altertums . . 187
   Oleastrum vulgare – die Nymphen lästert niemand ungestraft 192

Elfter Besuch: Die Zauberin und ihre Opfer – Unterwegs mit dem
berühmtesten Mediterraneumstouristen aller Zeiten 195
   Sind Männer Schweine? 196
      Interludium I) *Circea lutetiana* – Hexenkraut 199
   Skylla – die unvollständige Transfiguration 201
      Interludium II) *Scilla maritima* – Meerzwiebel 203
   In Kirkes Zaubergarten 204
   Odysseus' Abschied von Kirke 205

Zwölfter Besuch: Dionysos und sein Gefolge zieht vorbei 207
   Hedera helix – Efeu als Bekränzung des Rauschgottes 212
   Campanula thyrsoides – Strauß-Glockenblume, das blühende Szepter 214
   Bryonia cretica – Zaunrübe 214
   Exodos des Dionysos 214

Literaturliste: 217

Widmung:

D.　　　　M.
Meines Großvaters
Dr. med. Georg Kellerer (1889–1977)
Humanist der alten Schule, der mir das Interesse für die Kultur der Antike zugleich mit der Liebe für die uns umgebende Natur in aller Vielfalt der Erscheinung nahebrachte.

Einleitung

> *Laßt Phantasie mit allen ihren Chören,*
> *Vernunft, Verstand, Empfindung, Leidenschaft,*
> *Doch merkt es wohl, nicht ohne Narrheit hören!*
> Johann Wolfgang von Goethe[1]

Ein anderer Dichter, Horaz, dichtete vor etwa 2 000 Jahren: *„Aut prodesse volunt, aut delectare poetae"* – Die Dichter wollen nutzen oder ergötzen. Hier wurde also streng zwischen der leichten Muse und den hehren Werken der Tragödiendichter und der Epenschreiber differenziert. Doch wie dem als Motto vorangestellten Zitat zu entnehmen ist, muss es nicht zwingend erforderlich sein, diese Trennung in alle Ewigkeit aufrechtzuerhalten. So tragisch manche Geschichte auch sein mag, und die Mythen der Antike sind tragisch in des Wortes bester Bedeutung[2], findet sich oftmals auch in ihnen ein Schuss Komik. Und ein Mann wie Shakespeare, um nur eines der prominentesten Beispiele zu nennen, ging mit den antiken Tragödienstoffen oftmals recht freizügig und frivol um. Und selbst, um beim anfänglich gewählten Beispiel zu bleiben, der Faust, Inbegriff deutscher Dichtung und Kultur, kommt, aller Tragik zutrotz, nicht ohne gelegentliche Bosheiten aus und ist voller satirischer Seitenhiebe.

Wieso findet sich hier, als Auftakt zu einem Buch über Mythen und Pflanzen, ein Zitat aus einem Theaterstück?

Wie wir noch sehen werden, können wir die Geschehnisse in der Natur, die steten und unsteten Abläufe des Lebens, von Stirb und Werde, durchaus als Theater auffassen. Kein Geringerer als Carl von Linné, von dem in diesem Buch noch oft die Rede sein wird, bezeichnete das Ganze schlichtweg als *Theatrum naturae*, als Theater der Natur – und als er daran ging, das Monumentalgebäude seines *Systema naturae*, sein Ordnungssystem der Naturreiche zu errichten, war er sich wohl bewusst, wie rasch eine rein auf Abstrakta beruhende Terminologie zur Erschöpfung, allerdings nicht so sehr des Gegenstandes als der Benutzer, führen würde. Und dieser scheinbar so staubtrockene zopf-perückige Stubengelehrte entpuppt sich als ein Mensch voller Gefühl und Leidenschaft, voller Liebe zu seinem Sujet- und nicht zuletzt als ein Mann nicht nur von Esprit, sondern auch voller Humor. Theaterdirektor, Regisseur und Akteur in einem stellte er eine zugleich feststehende, nachvollziehbare, logische Ordnung vor, die aber andererseits voller Handlung und geschäftigem Treiben ist, an dem er selbst als eifriger Freilandbotaniker und Naturforscher in des Wortes bester Bedeutung teilnimmt. Betrachten wir dieses System mit den Augen seines Schöpfers, werden wir, wenn nicht überall, so doch häufig Gelegenheit finden, Motive der antiken Mythologie wiederzufinden, die sich mit geringem Phantasieaufwand vor unse-

---

[1] Faust I, Prolog vor dem Theater
[2] In dem Wort Tragödie findet sich ὁ Τράγοσ = Hó Tràgos, der Ziegen-, Schafsbock, welcher ursprünglich vor dem Theaterspiel, das Teil des Dionysoskults war, geopfert wurde.

rem geistigen Auge lebhaft in Szene setzen lassen. Vor allem die „Metamorphosen" Ovids, die sicher auch ihre Schwächen haben, da er als Römer der frühen Kaiserzeit gewissermaßen die griechische Antike neu erfand, sind uns trotzdem diesbezüglich eine schier unerschöpfliche Fundgrube.

Bereits der Verweis auf diese Quelle macht deutlich, dass sich das Buch mit den Mythen der griechischen Antike beschäftigen wird. Auf die Mythen anderer Völker, wie etwa der Germanen, oder der gegenwärtig wieder sehr en vogue gekommenen Kelten, kann leider nicht eingegangen werden. Und selbst bei dieser Beschränkung kann im vorgegebenen Rahmen eben nur eine Auswahl Aufnahme finden, so dass der Autor Geschichten zweifelhaften Ursprungs nicht berücksichtigt und sich, bei aller Freiheit, vor allzu gewagten Spekulationen hütet. So manches berühmte Gewächs, wie das „Moly"-Kraut der Odyssee, kommt nun mal ausschließlich im Mythos vor und lässt sich in die heutige Flora nicht zweifelsfrei einordnen. Es ist nicht auszuschließen, dass Hermes es nach erfolgreichem Gebrauch durch den Helden wieder zum Olymp entführt hat, weshalb sich der Autor versagte, es bestimmen zu wollen. Doch die Auswirkungen dieser sagenhaften Pflanze werden in angemessener Form beschrieben.

Die Pflanze, als das Einfach-Da-Seiende

Im Griechischen bedeutet *tò Phýton*[3] „das Gewachsene, Erzeugte, das Gebilde", und ist verwandt mit dem Nomen *hè Phýsis* und dem Verbum *phýo*, ich wachse, werde. Jetzt könnte man also sagen, *Physis* heisst „Die Natur", was nicht falsch ist, aber genaugenommen haben wir im Deutschen kein adaequates Wort zur Erklärung und müssen bereits auf ein lateinisches Lehnwort[4] zurückgreifen. Hinter *Physis* verbirgt sich aber auch Physik. Doch wenn von Physik gesprochen wird, dann denken wir ja mit mehr oder weniger ausgeprägtem Grauen an unsere Schulzeit und an Formeln, Boyle-Mariottsches Gesetz und dergleichen zurück – wobei das Griechische *Physis* aber nicht nur jene wissenschaftlich zu erforschende Natur meint, sondern nicht zuletzt den erfahrbaren, den Menschen ausmachenden und ihn gleichermaßen umgebenden Kosmos. Kosmos nun ganz im Sinne von im-Sein-gewordene-Ordnung, in der alles Leben seinen Platz hat. Das, was die Griechen mit „Pflanze" meinen, ist ein nicht wegzudenkender Teil des „Einfach-so-Seienden, Sie-Umgebenden", das, was wir heute mit dem Begriff „Umwelt" versehen. Für die Griechen war also das Vorhandensein insbesondere der Pflanzenwelt so selbstverständlich wie nur möglich. *To phýton* ist das Gewachsene, das einfach nur da ist. Das deutsche Wort „Gewächs" bedeutet dasselbe und kommt als Übersetzung der bezeichneten Sache am nächsten. Die Perfektform des Verbums, *pephyka*[5], bedeutet wörtlich: Ich bin von Natur aus! Ein klares Bekenntnis übrigens

---

[3] Τὸ φύτον es wird auch das synonymische φύτευμα Phyteuma, verwendet, beides sind Neutra.
[4] Lat. *natura* = Wesen, Beschaffenheit; Geburt.
[5] πέφυκα

des griechischen Menschen zu seinem individuellen Geworden-Sein. Also allein schon die etymologische Untersuchung legt ein deutliches Zeugnis ab von der Vorstellung der Griechen vom Grün, draußen in der Botanik: Da wächst also etwas ganz von alleine.

Wenn nun, wie es oft geschieht, von der griechisch-römischen Antike gesprochen wird, geraten zwei völlig verschiedene Welten zusammen in einen Topf, aus dem jeder den anderen, hätte er es irgendwie vermocht, hinausgeworfen hätte. Es ist hier nicht der Ort für eine umfassende Kulturkritik, doch am Beispiel des Wortes „Pflanze" wird deutlich, um was es hier geht: Jenes Wort, von dem sich das deutsche „Pflanze" herleitet, das lateinische *Planta* meint etwas ganz anderes, als das Griechische *Phyton / phyteuma*: Ein Gewächs wird gepflanzt, also künstlich an einem Ort eingesetzt, wo es vermutlich „von Natur aus" nicht wachsen würde, und dann mit den Handflächen und den Füßen festgesetzt (plantare). Man beachte auch den etymologischen Parallelismus: *Planta* = „Pflanze" und „Fußsohle" gleichermaßen. Das hingegen, was an dieser Stelle von alleine, also von Natur aus wachsen würde, wird als Un-Kraut deklassiert und vernichtet. Das Interesse gilt hier also allein den Kulturpflanzen, die der Mensch zu seinem Nutzen an-pflanzt. Vielfach handelt es sich hierbei sogar schon um ein genetisch durch Zuchtwahl verändertes, veredeltes Gewächs, das ausschließlich auf einen ganz bestimmten, dem Menschen nützenden Zweck hin entwickelt wurde. In den Bestimmungsbüchern findet sich in diesem Zusammenhang das Epitheton *sativus-a-um* hinter dem Familiennamen der Pflanze[6]. Parallel trennt man dann mit den Begriffen *vulgaris* oder *communis* (die Gewöhnlichen, die Gemeinen) die Un-Kräuter vom Kraut! Nicht zuletzt dies ist ein Unterscheidungskriterium zwischen der griechischen Kultur und der römischen Zivilisation. Für den, der hier Schwierigkeiten hat, sei es einfach und klar auf den Punkt gebracht: Werke der Kultur verfolgen in der Regel keinen Zweck, werden Geschaffen um ihrer selbst, oder des Künstlers willen, Werke der Zivilisation sollen nützlich sein, sie dienen grundsätzlich einem Zweck – meist dem des Gelderwerbs.

Die Römer, die zunächst über Jahrhunderte hinweg die bekannte Welt mithilfe ihrer unschlagbaren Legionen dominierten, sie jedoch dabei unter ein eher sanftes, mildes Joch der Toleranz zwangen, hinterließen, nachdem sie auf der Leiter der Zivilisation auf der obersten Stufe stehend durch sämtliche Sprossen hindurchgebrochen waren, Ruinen aus Stein und mit dem Latein eine intakte Sprache, die bis weit ins 19. Jahrhundert hinein die *Lingua franca* der Wissenschaft[7] blieb. Man könnte nun sagen, die Römer hätten sich an ihren Bezwingern, den Germanen, postum gerächt, indem sie deren Nachkommen auf Menschengedenken hinaus mit dem Erlernen dieser nur scheinbar toten Sprache piesackten. Doch nicht genug damit, die Griechen bereits waren mit ihren römischen Bezwingern ähnlich verfahren, und nötigten ihnen, gerade in Zusammenhang mit Wissenschaft und Bildung, einen nicht unerklecklichen Tribut griechischer Lehnwörter auf. Und so nimmt es nicht Wunder,

---

[6] Zum Beispiel *Allium sativum* = Knoblauch) abgeleitet von lateinisch *sator*, der Sämann.
[7] Ein Urteil, über die Art Wissenschaft, die einer Sprache entspringt, die aus dem durchaus noch von „Genie" durchdrungenen Ingenieur einen *engineer* wrtl. Maschinenbauer macht, mag sich der Leser selbst bilden, und ob dieses Sammelsurium aus germanischen und romanischen Sprachen, bereichert um alles, was sich irgendwie der englischen Sprache angleichen ließ, ähnlich erfolgreich sein wird, das heißt fast 2000 Jahre Wissenschaftsgeschichte zu schreiben, steht allerdings in den Sternen – die übrigens fast alle arabische Namen haben…

dass es in den nachfolgenden Seiten von griechischen Eigennamen und Begriffen wimmelt und so manches scheinbar lateinische Wort sich als griechischen Ursprungs entpuppt.

Was sind Namen?

Für uns Menschen des christlichen Abendlandes gelten im Prinzip morgenländische Mythen, wenn es um die Entstehung der Welt geht. Wie das vonstatten ging, dürfte ja allgemein bekannt sein und ist im Ersten Buch Mose, Genesis, nachzulesen.

Bekanntlich betraute Gott Adam mit der vornehmsten Aufgabe, die im Paradies möglich war, nämlich allen Geschöpfen einen Namen zu geben. Und anders als eine andere Bibelstelle behauptet, sind Namen nicht Schall und Rauch, schon gar nicht, wenn man selbst etwas benennt. Der Begründer der Tiefenpsychologie, C. G. Jung, macht dies deutlich, wenn er sagt, „Was wir nicht mit einem Namen versehen können, ist für unser Bewusstsein nicht erfahrbar, ist nicht zur Gänze wirklich. Für unsere psychische Realität ist ein Ding, das nicht benannt werden kann, nicht erschaffen!"[8] So erschafft Gott die Welt und versieht sie mit Dinglichkeiten und Lebewesen, indem er sie erstmals ausspricht.[9]

Bevor ich etwas benennen kann, muss ich es jedoch kennen. Was ich kennenlerne, mache ich mir dabei vertraut und was ich mir vertraut mache, dafür trage ich auch Verantwortung. Adam hat also die Aufgabe, sich der Geschöpfe anzunehmen, sich um sie zu kümmern. Er übernimmt hier also die Rolle des Paten, der, überspitzt gesagt, den namenlosen Wesen erst zur eigentlichen Identität verhilft. Mit seiner Hilfe treten sie aus den Nebeln der Namenlosigkeit ins klare Licht der Erkennbarkeit. Was dies bedeutet, mag sich der Leser an einem einfachen Beispiel verdeutlichen: Sie gehen durch die anonyme Masse der dahinhetzenden Einkaufswütigen in der Fußgängerzone einer Großstadt – und begegnen dort wider Erwarten einem Bekannten, oder es widerfährt Ihnen die Erscheinung eines via TV bekannten Gesichtes eines „Prominenten". So etwas merkt man sich. Das bleibt im Gedächtnis. So wie dem Menschen mit Sinn für seine belebte Umgebung die einzelnen Tier- und Pflanzenarten, auf die er im Laufe eines Spaziergangs stößt, im Gedächtnis bleiben. Wer einen Weg öfters geht, kennt dann zumindest die „prominenten" Bäume und Sträucher entlang seiner Strecke, er wird aufmerksam auf Veränderungen, erfreut sich im Frühling an ihrem Blühen, im Sommer am Grünen und im Herbst an ihrem Fruchten und er wird traurig oder zornig, wenn sie von uneinfühlsamer Hand geschändet, verstümmelt oder einfach beseitigt werden. Kurz gesagt, er fühlt sich verantwortlich für das, was er kennt. Ein Baum, der vor unserer Zeit gefällt wurde, war für uns nicht existent, und niemand betrauert wirklich die Katastrophe der Dinosaurier, doch der dem verantwortungsbewussten Adam von Gott anvertraute

---

[8] Vielleicht rührt daher die Scheu der Juden, den Namen Gottes auszusprechen, schließlich ist er ja ungeschaffen, der, der da ist…

[9] Johannes meint zwar etwas anderes, aber der bekannte Beginn seines Evangeliums „Im Anfang war das Wort" ergibt so einen neuen Sinn.

Garten ist Objekt seiner Aufmerksamkeit und Sorge. Wenn wir nun als Nachfahren Adams meinen, im Namen Gottes oder schlimmer noch, Christi, zu handeln, indem wir die Welt in eine Wüste verwandeln, sollten wir uns bewusst sein, dass wir hier einen groben Etikettenschwindel begehen. Das in diesem Zusammenhang oft überstrapazierte Gebot Gottes an Adam, sich die Welt untertan zu machen, mag wohl ein Herrschaftsauftrag sein, doch ist zu fragen, ob er seinem Stellvertreter allen Ernstes befahl, er solle sich wie ein Despot aufführen?

Der Mythos als das Ewigbewegliche

> *„Ewiges ist nicht auf Erden, als der Wandel, als die Flucht."*
> Hermann Hesse

Anders als der gläubige Christ in seiner „von prähistorischem Grundbewusstsein einer Stetigkeit im Sein"[10] geprägten Gedankenwelt findet sich der antike Mensch in einer historischen, also gewordenen und weiter werdenden Welt, die er nur bedingt als das Werk seiner Gottheiten ansehen kann. In der „Kosmogonie"[11], dem Welt-Entstehungsmythos der Hellenen, gab es keine Schöpfung aus dem Nichts! Die Götter fanden die materielle Welt, wenngleich als noch ungeordnetes Chaos, vor, und sahen sich mit dem Auftrag konfrontiert, sie schöpferisch umzugestalten und zu einem Raum für alles Lebendige zu machen, den Kosmos[12] also zu ordnen. Allerdings ist dann weiter auch nie die Rede davon, ob die Götter und wenn ja, welche(r) , für die Erschaffung von Fauna und Flora zuständig gewesen wären. Wir werden Persephone nicht als die Schöpferin der Pflanzen kennenlernen, sondern nur als die Hüterin des grünenden Kleides der Erde. Dieser, als Gaia – Gè, die schlichtweg auch wieder nur fruchtbar ist, kommt als Bereiterin des Nährbodens ebenfalls kein genuin kreatives Potenzial zu. Interessant wird es für die antiken Dichter und Denker eigentlich erst wieder in dem Moment, als der Mensch die Bühne betritt. Folgt man den Leitmotiven der Mythentradition, ist er Geschöpf des Titanen Prometheus, eines Exponenten jenes urweltlichen, von den Olympiern besiegten und in der Herrschaft über die Welt abgelösten Göttergeschlechtes. Aus welchem Motiv auch immer formt der Titan Puppen aus Lehm und bittet dann die Götter, diesen seinen Puppen Odem, Lebenshauch also, einzuflößen, um sie somit zu Komplizen bei der Menschheitsentstehung zu machen. Anschließend versorgt er seine darbenden Schützlinge noch mit Feuer, das er kurzerhand dem Sonnengott stiehlt. Die Tatsache, dass die frierenden, auf Rohkost angewiesenen darbenden Menschen die Gabe dieses Diebsguts nicht sofort entrüstet zurückweisen, erweckt den Argwohn der seligen Olym-

---

[10] So bezeichnet es jedenfalls Carl Amery
[11] Neben „Werke und Tage" Hauptwerk Hesiods (8.Jh.v.Chr.)
[12] ὁ Κόσμος Kosmos = Schmuck, Ordnung.

pier. Wie wir später noch sehen werden, nicht völlig zu unrecht, was die Götter denn auch nötigt, gelegentlich korrigierend ins Weltgeschehen einzugreifen. Bleibt anzumerken, dass ein Funke jenes Verdachts, der in der frühchristlichen Gnosis allenthalben geäußert wird, der Mensch könnte vielleicht doch nicht das Geschöpf Gottes, sondern eines anderen, hier nicht näher benannten Lichtbringers[13] sein, sich vermutlich aus der Bekanntschaft mit dem griechischen Menschheitsentstehungsmythos herleitet. Andererseits werden die armen Geschöpfe des Prometheus aber auch immer wieder zu Objekten der emotionalen Äußerungen der Götter, und diese schämen sich nicht, ihre internen oder auch nur intrapsychischen Probleme an den Menschen abzureagieren. Da ihnen menschliche Regungen nicht fremd sind, verfolgen sie die Geschöpfe des Titanen mit ihrer Rachsucht, ihrem Neid, Zorn und nicht zuletzt ihrer Begehrlichkeit.

Wenn noch im 16. Jahrhundert die Kirche ihre Schwierigkeiten mit Galileos Entdeckung der Jupitermonde und ihren Bewegungen hatte, lag das in erster Linie an der Vorstellung, die Erde als Ort der Schöpfung und des Erlösungswerks sei Mittelpunkt des Universums und sie sei von Anfang an immer dieselbe gewesen. Was allerdings große christliche Denker, wie Augustinus, nicht daran hinderte, in völliger Übereinstimmung mit den Alten Griechen, die Welt mit dem Attribut vergreist zu belegen! Nach Galileo und vor der Erschütterung des Schuld-und-Sünde-Postulats durch die Entdeckung des Unbewussten durch Freud, traf sie dann der Schock der Entdeckungen der Palaeontologie: Alles Geschöpfliche, auch der Mensch sei Teil einer nie stillstehenden Entwicklung. So bekräftigte die Wissenschaft von der „Vorwelt" das Weltbild der Antike. Nicht nur das wissenschaftliche, denn schon der Pythagoreer Aristarchos von Samos hatte behauptet, die Erde sei eine Kugel und bewege sich um die Sonne und nicht umgekehrt. Allen voran natürlich erzählten die Mythen des Altertums von ständig sich verändernden Lebensformen. Neues konnte entstehen, Götter nahmen beliebige Gestalten an, zeugten in diesen Gestalten mit Menschen und anderen Lebensformen Nachkommen, die dadurch ein Sowohl-als-auch-sein erhielten. Dabei machten sie, auch wenn sie nicht die Herren über die Natur waren, auch die Götter sind Gesetzen unterworfen, vor den Naturreichgrenzen nicht halt: Aus Mensch wird Pflanze oder Tier, in schlimmen Fällen auch Mineral, was zahlreiche Sagen, die mit der Versteinerung von Frevlern enden, belegen. Im Rahmen dieser Metamorphosen fällt auf, dass Verwandlungen in Tiere meist Strafcharakter haben, die Metamorphose zur Pflanze jedoch oft als Rettung im letzten Augenblick oder als Gnadenerweis erfolgt. Wurde ein Heros „in die Sterne versetzt", kreierte Zeus also eine neue Konstellation, galt dies natürlich als besondere Auszeichnung, wie ja auch bei uns die Heiligen gleich „in den Himmel" kommen…

Die Hellenen hatten offenbar einen wesentlich distanzierteren Bezug zu der Welt der Erscheinungen, welchen sie ein stetes Werden und Vergehen attestierten, allerdings ohne dabei auf Kohärenz zu verzichten. Selbst eine Nymphe, deren Gestalt sich in Wasser auflöst, lebt in der Quelle weiter und bleibt ihrem Wesen nach erhalten und sogar physisch greifbar. Eine Ver-nichtung im Wortsinne gibt es nicht! Natürlich stehen die Griechen damit nicht

---

[13] Weshalb, so fragt man sich bisweilen, wird ein unschuldiger Säugling, wie das ja beim Taufritual geschieht, verdächtigt, dem Satan anzuhängen und muss ihm, noch vor Bewusstseinserlangung, abschwören?

alleine in der Geistesgeschichte, auch den anderen indogermanischen Völkern war die Unstetheit der Erscheinung sowie die Gewissheit einer wie auch immer veränderten Fortexistenz selbstverständlich.[14]

Aber, so selbstverständlich diese Gedanken und Vorstellungen auch gewesen sein mochten, immerhin gestand man ihnen Tradierungswert zu, das heißt, sie wurden immer wieder erzählt und schließlich, mit Aufkommen der Schrift, sogar festgehalten. Oben schon erwähnte ich die historische Betrachtungsweise der Hellenen, die immer nach dem „Woher" fragen und immer die Hintergründe für ein Faktum genauestens eruieren wolle. Dieses Bewusstsein von der Welt als Geschichte[15] macht die Hellenen offener für Veränderung und Wechsel von Paradigmata.

Nicht zuletzt erfuhr auch Goethe, dieser in seiner geistigen Beweglichkeit einmalige Neuheide, gerade beim Studium „der Alten" seine großen Erleuchtungen, was das Wesen der Welt als ein „Stirb und Werde" und seine Ideen in Hinsicht auf die Ausdifferenzierung zahlreicher Arten aus einer Urpflanze betrifft. Noch in den letzten Zeilen seiner Faustdichtung bringt er ja seine Überzeugung vom Werden und Vergehen in Systole und Diastole zum Ausdruck, wenn es heißt „Alles Vergängliche ist nur ein Gleichnis.". Und nicht umsonst betitelte er sein Hauptwerk aus dem Bereich der Botanik auch mit „Die Metamorphose der Pflanzen."[16] Der schillernde Geist Goethes bekannte sich als Natur-Forscher, nicht als Wissenschaftler! Seine oberste Intention war das Begreifen, verbunden mit der Fähigkeit zum Staunen, fern allen Herrschaftsanspruchs des Wissenschaftlers, der hinter den Erscheinungen nach Gesetzmäßigkeiten sucht, die er zu bändigen und sich dienstbar zu machen gedenkt.

Auch wenn Linné, vielleicht auch nur um einen Eklat mit der Kirche zu vermeiden, dem Credo, die Vielfalt und Differenziertheit alles Lebendigen sei Resultat eines einmaligen Schöpfungsaktes, nicht abschwor und Goethes Auffassung vom Werden der Artenvielfalt aus einer quasi archetypischen „Urpflanze" verwarf, sah er sich später genötigt, diese Aussage zu korrigieren. Es widerspreche nicht Gottes Allmacht, wenn er zulasse, dass sich aus der Schöpfungsvielfalt Neues weiterentwickle. Dabei postulierte er eine Fortentwicklung von einfach zu spezifisch, wie es später ja Darwin schlüssig nachwies.

Anders als es das durch und durch anthropozentrische Christentum will, erkennt der Hellene, dass das Rätsel der Welt dem Menschen höchstens auf dem Wege des Verstandes, der Vernunft, zugänglich sein mag, sie selbst jedoch nicht auf ihn hin konzipiert ist. Nicht zuletzt aus diesem Grund aber ist die Physis in der Fülle ihrer Ganzheit, ihrer Unbegrenztheit, nicht mit Hilfe sinnlicher Erfahrung erschließbar. Parmenides[17] nannte diese Fülle das

---

[14] Man denke nur an Alberichs Tarnkappe, den Schleier der Maja oder die vor ungezügelter Phantasie nur so strotzenden Sagen und Märchen der Kelten.
[15] Dt. Wortwurzel: Ge-schichte, das aufeinander geschichtete, z.B. mit Hilfe der wissenschaftlichen Geologie wird die Erd-Geschichte überdeutlich vor Augen geführt, wie auch in der Wissenschaft der Archäologie mit ihren Straten (Schichten-Definition).
[16] J.W:v.Goethe: Naturwissenschaftliche Schriften I, S.64ff. München, 1994
[17] Parmenides von Elea, einer der Vorsokratiker (540 – 480 v.Chr.), postulierte ein ewig sich gleiches, unveränderliches Seiendes. Alle Veränderung, ja auch alle Bewegung, ist nicht wirklich sondern nur scheinbar. Negiert sowohl Begriff als auch Sein von „Nichts", schon allein aus diesem Grund ist eine *creatio e nihilo* = undenkbar.

apeiron, das Unerfahrbare! Insofern gibt es hier durchaus auch Übereinstimmungen zwischen dem christlichen Weltbild und der Haltung des antiken Menschen zum Kosmos, doch der wesentliche Unterschied bleibt: Hier eine Schöpfung in der sich ein einziger Gott offenbart, indem er, und das ist nun absolut revolutionär für die durchaus vieles gewohnte Antike, sich als Mensch unter Menschen inkarniert, als solcher leidet und sogar die letzte Schwelle der Sterblichkeit überschreitet. Dort die Vielfalt der Erscheinungen, in welchen die Götter sich bestens verbergen oder auch offenbaren können. Dieses Weltbild des Mythos, das, wie wir noch sehen werden, eine gewisse Beliebigkeit nicht ausschließt, musste den ernsten Philosophen natürlich ein Dorn im Auge sein. So kritisierte Xenophanes[18] die Götterwelt der Mythen als unmoralisch, da sie alle Gesetze, die sie den Menschen angeblich zuerst gegeben hatte, permanent verletzte, was beweise, dass die Gesetze von den Menschen gemacht sind und nicht auf die Götter zurückgehen. Ja, dass im Gegenteil die Götter nach den Abbildern der Menschen erdacht und geformt seien. Doch an die Spitze der „Mythologenfresser" setzt sich Platon, indem er die Mythendichter als Schwindler und Betrüger beschimpft. Allerdings tut er ihnen hierin schwer Unrecht, da er ihre Intentionen fehlinterpretiert. Schließlich liegt das Wesen des Mythos nicht darin, die Welt, wie sie wirklich ist, zu erklären und kann über eine Interpretation der bestehenden Welt nicht hinausgehen! So gesehen ist auch der Begriff Mythologie ein innerer Widerspruch, da es nicht um eine wissenschaftlich nachprüfbare „Lehre vom Mythos", sondern höchstens um eine Lehre aus dem Mythos geht, wir also in Anlehnung an eine gängige These aus der Theologie, besser vom „Reden über den Mythos" sprechen sollten. Nichtsdestotrotz möchten wir hier neben der Skepsis durchaus nicht den Blick aufs Ganze verlieren und Wagners These vom „jederzeit wahren und bei dichtester Gedrängtheit für alle Zeiten unerschöpflichen Mythos"[19] durchaus anerkennen.

Was für den Inhalt gilt, gilt erst recht für die Form: Auch die Mythen selbst wurden beliebig oft umgeändert und zu jeder der sogenannten „Sagen des klassischen Altertums" gibt es mannigfache Lesarten und Varianten, so dass es kindisch erscheinen mag, wenn ein Rhapsode sich zu der Behauptung verstiege, eine Version des Mythos „XY" sei „falsch". Er legte mit dieser Behauptung nur Zeugnis davon ab, dass er das Wesen des Mythos nicht begriffen hätte: Es gibt keine endgültige Redaktion eines Mythos, keine einzig wahre Ausgabe letzter Hand, denn der Mythos ist immer Kind des Augenblicks, wie jedem Menschen der Mythos des eigenen Lebens ein sich beständig erneuernder und in vielen Farben schillernder ist. So ist ja auch ein Großteil dessen, was wir als Geschichte empfinden, bei rechtem Lichte betrachtet, eigentlich Mythos[20].

Der begnadete ungarische Mythenforscher Karl Kerényi erweckt in seinen Büchern deshalb auch immer mehrere Versionen zum Leben, wobei er auch darlegt, dass es regional bedingte Unterschiede gibt, welchen er niemals ihre Berechtigung abspricht.

Auch wenn in diesem Buch mit manchem Mythos etwas freier umgegangen wird, ver-

---

[18] Vorsokratischer Philosoph (577 – 485 v. Chr.) Gründer der Schule der Eleaten, erster „Einheitslehrer".
[19] Richard Wagner: Oper und Drama.
[20] Instinktiv erfasst hat dies Adolf Hitler, der es meisterhaft verstand, je nach Publikum, den jeweils gültigen Mythos zu erspüren, um ihn dann seinen Zuhörern als „Geschichte" oder „Politik" zu verkaufen.

steigen wir uns trotzdem nicht soweit, eine fußballspielende Hera-Chera ein Haus demolieren zu lassen, oder eine sechsspurige Autobahn zum Sparta des Menelaos[21] zu legen, aber auch das wäre wahr – im Sinne des Mythos.

Die Götter der Hellenen – es menschelt!

Will man heute eine zeitgemäße Darstellung geben, die sich Pflanzen und antike Götterwelt zum Thema nimmt, gilt es vor allem, nicht in den heroisierenden oder romantisierenden Stil der vergangenen Jahrhunderte abzugleiten. Bei allem Respekt vor den antiken Göttern, die nicht so schlicht und einfach dargestellt waren, wie wir sie immer imaginieren, der vertraut-freundschaftliche Umgang mit ihnen, wie ihn die „Lustige Person" nahelegt[22], erscheint mir am ehesten stimmig zu sein. Und das nicht nur, weil man „immer nur Neues" schaffen möchte, wie weiland Richard Wagner von seinen Theaterleuten verlangte, sondern, weil neueste Erkenntnisse die alten Götter in neuem Licht erstrahlen lassen. Wer also immer noch am schalen Zeuge klebt, und sich weder innerlich noch äußerlich von den schlicht-weißen Marmorgötzen verabschieden kann, dem sei eine Reise nach München oder zumindest der Erwerb des Kataloges einer Ausstellung der dortigen Glyptothek dringend empfohlen.

Unter dem Titel „Die Bunten Götter", fand hier zugleich eine Ent- wie auch Neuverzauberung statt. Da war nichts von stiller Einfalt und edler Größe zu ahnen, da vollzog sich pralles, man ist versucht zu schreiben, Menschen-Leben. Oder, wie es Rudolf Herfurtner in seinem einmaligen Kinderbuch „Tims wunderbare Sternenreise" ausdrückt: „Götter sind auch nur Menschen!"

Befasst man sich mit den ersten Denkmälern der abendländischen Literatur, Homers Ilias und die Odyssee, dann ist dort noch alles voller Götter, die ständig ins Geschehen aktiv eingreifen, oder zumindest den Helden, wenn sie Übermenschliches leisten sollen, den nötigen Mut und die Zuversicht eingeben, sie aber auch mit Irrtum und Verblendung schlagen, wollen sie ihr Verderben. Quer durch die antike Dichtung täuschen, tricksen und lügen die Götter, wenn es darum geht, ein ihnen missliebiges Menschenwesen zu Fall zu bringen. Homer lässt dies noch ohne moralische Entrüstung geschehen, doch schon der zweite Dichter, Hesiod, beklagt sich über himmelschreiendes Unrecht, das die Götter ungesühnt geschehen lassen. Die klassischen Tragödienschreiber Aischylos, Sophokles und Euripides appellieren dreihundert Jahre später an die positiven Eigenschaften der Götter und lassen sie notfalls als Deus ex machina auftreten. Allerdings nun, anders als bei Homer, höchstens, um eine verfahrene Situation zu retten, oder wenn es besonders hart hergeht, wenn der Mensch sich vergisst und glaubt, er sei selbst ein Gott. Derartige Verfehlungen, der Grieche hat dafür

---

[21] Ganz hervorragend gemacht von Michael Köhlmeier: Telemach, Piper Verl.
[22] Siehe das dem Vorwort vorgestellte Motto

das Wort *Hybris*, werden dann als Sünde wider den Geist gnadenlos verfolgt. Oftmals macht die Nemesis nicht Halt bis ins dritte Glied! Frei nach der Devise: Wie sollte denn je aus dem Blut (= den Genen) eines Frevlers ein guter Mensch entstehen[23]?

Wie schon erwähnt, sind den griechischen Philosophen die Göttergestalten ein wahrer Graus, was vor allem dann in den Werken Platons zum Ausdruck gebracht wird, wo er dem *Theos*, dem einzigen wahren und guten Gott der Philosophie die *Daimones*, eben die polymorphe Vielgestaltigkeit einer minderen Götterwelt des Mythos gegenüberstellt. Indem sie in ihrer Leidenschaftlichkeit und oftmals auch Maßlosigkeit den Rahmen der Moral sprengen, können sie den sie verehrenden Menschen nicht gerade als Vorbild dienen. Und wenn, dann höchstens als schlechtes, könnte man einen der ihren, *Momos*, den kleinen immerzu nörgelnden Gott des Tadels, zitieren. Auch die Philosophen der Stoa wandten sich von den Göttern ab und postulierten Pflicht und Moral als oberste Instanzen menschlichen Handelns. Wohl nahmen sie göttliche Wesenheiten als wirksam an, doch kann man sie, wenn man so will, durchaus als Atheisten einstufen. Der vielgeschmähte Epikur, der, ohne dass wir jetzt spitzfindig sein wollen, alles andere als ein Epikureer war, trat ein für Werte wie Freundschaft, Leben und Leben lassen und Erkenntnis als Genuss. Den Genuss als Selbstzweck zu verfolgen, ihn vor allem sinnlich erleben zu wollen, wie ihm böswillig oder aus Unkenntnis unterstellt wird, lehnte er ab. Doch fühlte er sich von den Göttern verlassen, sah in ihnen weltferne, weltfremde Wesenheiten, die ihrem eigenen Gutdünken nach „lebten" und sich weder für die Menschen interessierten, noch in deren Leben eingriffen.

Goethe bringt diese Haltung auf den Punkt, wenn er dichtet:

> *„Ich dich ehren? Wofür?*
> *Hast du die Schmerzen gelindert*
> *Je, des Beladnen?*
> *Hast du die Tränen gestillet,*
> *Je, des Geängsteten?*
> *Hat nicht mich zum Manne geschmiedet,*
> *Die allmächtige Zeit*
> *Und das ewige Schicksal,*
> *Meine Herrn und deine?*
>
> *Wähntest du etwa, ich sollte das Leben hassen*
> *In Wüsten fliehen,*
> *weil nicht alle Blütenträume reiften?*[24]

Hier hadert zwar der Schöpfer der Menschen, der Titan Prometheus, mit Zeus, doch bringt er stellvertretend das Los seiner Geschöpfe auf den Punkt. Im Grunde ist es den Göttern hübsch gleichgültig, was andernorts geschieht – so lange sie, als Bayer ist man ver-

---

[23] Unter diesem Vorurteil hatte noch der historische Perikles zu leiden, da ein Vorfahr seiner Familie der Alkmaioniden in grauer Vorzeit einen Frevel begangen hatte.
[24] J.W. v. Goethe: Prometheus, in H. Hesse. Dank an Goethe, S. 42

sucht zu sagen, „ihre Ruhe haben". Sowohl Epikur als auch die Stoiker lehnten es ab, ernsthaft an ein Eingreifen der Götter zu denken. Und während die Philosophen der Stoa ihnen obenhin noch opferte, um mit der Religion des Volkes nicht ins Gehege zu kommen, schotteten sich die Epikureer in ihren Gärten ab und lästerten, so im Verborgenen[25], die Götter gingen sie nichts an, alles Sein hänge ab von Zufall und Notwendigkeit[26]. Doch diese innere Distanz der Gebildeten zu den Göttern wuchs sogar noch im Laufe der Zeit, und so konnte die Philosophie des Neuplatonismus in der ausgehenden Antike so weit gehen, Göttergestalten mit Lastern gleichzusetzen. Durch schlaglichtartige Hervorkehrung ihrer Schattenseiten waren aus den lichten Göttergestalten wüste Dämonen geworden. So galt zum Beispiel der Kriegsgott Ares nicht mehr als Inbegriff von Tugend[27], Mut und der Kampfesbewährung, sondern mutierte zum Dämon der willkürlichen Gewalt und der blindwütigen Zerstörungswut. Und aus den Glanzpunkten des Nachthimmels, jenen den Göttern eigenen Sternen, den Planeten, wurden Läuterungsorte für die Seelen der Verstorbenen. Um bei Ares/Mars zu bleiben: Im Roten Planeten sah man die Läuterungsstätte für die Sünden und Vergehen, die in Zorn und Raserei begangen worden waren, der damalige Mediziner hätte gesagt, die unter dem dominierenden Einfluß der gelben Galle als Körpersaft des cholerischen Temperaments standen. Auch die drei anderen Hauptplaneten, Venus (Aphrodite), Jupiter (Zeus) und Saturn (Kronos) galten dergestalt als Läuterungsorte für die entsprechenden Laster und Reinigungsstätten der Seelen bei ihrem Aufstieg ins Licht.

Wenn bereits die griechischen Denker ihre Götter nicht immer ganz ernstgenommen hatten, so fehlte der aufgeklärten Jugend der klassischen Zeit oftmals völlig der Respekt und man machte sich einen Jux daraus, überlieferte Opferrituale zum mehr oder weniger sportlichen Spiel (man denke hier eher an einen Kneipen-„Sport" wie Dartwerfen, als an den Waffenlauf in Olympia) umzufunktionieren, ja zu pervertieren. Ausgehend vom Trankopfer wurde aus flachen Weinkelchen, den Kalyces, die Neige entweder auf ein metallenes Ziel geschlenzt, welches beim Treffer ein klingendes Geräusch verursachte, oder es wurde eine Art Weinweitwurfwettbewerb daraus. Dieses, Kottabos genannte, Spiel erfreute sich großer Beliebtheit und wandelte sich im Laufe der Zeit auch völlig, so dass sein eigentlich kultischer Ursprung oftmals gar nicht mehr bewusst war, man also nicht durchwegs eine gewollte Gotteslästerung darin sehen muss. Diese Verballhornung des Weinopfers galt in der klassischen Periode als Zeichen unabhängiger Geisteshaltung, wobei die Spieler eine Anzeige wegen Gotteslästerung riskierten[28].

Doch von der eher biederen Moral der Athener Rats- und Gerichtsherren sollte man eben nicht durchdrungen sein, will man sich nun, mehr als zweitausendfünfhundert Jahre

---

[25] Nach einem der Merksätze ihres Meisters ‚late biosas' = lebe im Verborgenen.
[26] „Tyche kai anangke" 2 200 Jahre vor dem gleichnamigen Buch von Jaques Monod.
[27] Von Ares, Areios leitet sich hè areté, das griechische Wort für Tugend, ab, die also etwas mit männlichen Qualitäten zu tun hat. Vgl. im Lateinischen, wo Tugend „Virtus" heißt und ebenfalls von der Wortwurzel für etwas Männliches, Vir-viris = Mann, herrührt und als Jungfrau in Waffen dargestellt wird.
[28] Asebieprozesse waren ein beliebtes Mittel, unliebsame Politiker zu diskreditieren. Auch Sokrates wurde wegen „Gottlosigkeit" zum Tode verurteilt.

post festum den griechischen Göttern annähern. Wenn wir uns aufmachen, sie zu besuchen, wollen wir ihnen nicht in klassizistisch sauertöpfischer Manier begegnen, indem wir sie als jene höheren Wesen betrachten, deren mythologische Tradierung nur mit Glace-Handschuhen angefasst werden darf, denn dann kann es uns leicht passieren, dass wir sie nicht treffen.

Was nun die Schreibweise betrifft, bieten wir, auch wenn es vielleicht ein wenig ungewohnt erscheinen mag, eine der ursprünglichen möglichst nahe Transkription, immer mit dem Original in Anmerkung. Wohin unbekümmerte Transkripitionsformen führen können, lässt sich aus folgendem Beispiel gut ersehen: Ein iberischer Partisan namens Pîran wurde von einem griechischen Historiker zu „Peri" umgetauft, woraus schließlich ein römischer Kompilator, der den Namen übersetzte, „Ultra" machte. Dass Gott Völker, die er zu verderben beliebt, zuerst sprachlich verwirrt, kennen wir aus der Geschichte mit dem Turmbau zu Babel. Heutzutage erledigen das selbsternannte Profis, selbstredend ohne göttliche Eingebungen. Zuerst beschert uns eine Mafia von Werbetextern und Journalisten die Sprachverwirrung: Aus Deutsch und Englisch wird ein schreckliches Wirrwarr namens Denglisch, das weder Engländer noch Deutsche mit Sprachgefühl goutieren. Doch, um das Chaos zu vervollständigen, drücken die Kultusminister der Länder gegen die Bevölkerung und den Rat von Sachverständigen eine „Recht"-Schreibreform durch, die der Schriftsprache den Rest gibt. Wie diese so genannte „Neue Deutsche Rechtschreibung" mit dem griechischen Erbe in unserer Gegenwartssprache umgeht, spricht allem, was einem Philologen heilig sein muss, Hohn[29]. Sie würde zum Thema passen, wie die sprichwörtliche Faust aufs Auge, und der Autor verzichtet demnach großräumig auf ihre Anwendung.

---

[29] Man vergegenwärtige sich folgende Reihe: Burggraf, Markgraf, Landgraf, Geograf (= ein etwas hochgestochenerer, weil gräzisierter Landgraf, oder?) Was ein Biograf oder gar ein Pornograf alles beherrscht, wollen wir besser gar nicht wissen...

Prolog: Der Zankapfel oder Paris und der Preis der Schönheit

Warum steht am Beginn eines Buches wie diesem ausgerechnet eine relativ unbekannte Pflanze, die noch dazu mit einem Zankapfel zu tun hat, oder sogar diesen verkörpert?

Zwei Gründe sprechen dafür. Erstens, schon Herakleitos von Milet, der sogenannte „dunkle" Philosoph aus der vorsokratischen Aera behauptete, dass allem Anfang der Streit innewohne. „Der Krieg ist der Vater aller Dinge", wird er aus seinen Schriften gerne zitiert, und zu seiner Zeit dürften ihm nicht viele widersprochen haben[1]. Dem hellenischen Geist ist nämlich gewissermaßen das agonale, heute würde man sagen, „wettbewerbsorientierte", Wesen angeboren. Nur so lässt es sich schlüssig erklären, weshalb wir so etwas wie die Olympischen Spiele und andere sportliche Wettkämpfe den Griechen zu verdanken haben.

Zweitens lässt sich am gegebenen Beispiel sehr schön erklären, was es mit den Namen der Pflanzen auf sich hat. Ehe der schwedische Wissenschaftler Linnaeus[2], besser bekannt als Carl v. Linné, vor ziemlich genau zweihundertundfünfzig Jahren seine epochemachenden Werke *Philosophia botanica* (1751) und *De species plantarum* (1753), frei übersetzt „Handbuch der Botanik" veröffentlichte, herrschte im Bereich der Namensgebung für Lebewesen aller Art gelinde gesprochen das Chaos. Im Grunde verhielt er sich nun wie ehedem die Griechengötter, indem er nichts grundlegend Neues kreierte, sondern daranging, das Bestehende neu zu ordnen, nun nicht nach phänomenologisch begründeten Ähnlichkeiten, wie es bis dato versucht worden war, sondern nach dem alleinigen Gesichtspunkt von Verwandtschaftsbeziehungen. In der Regel hatte man bis zu Linné die Pflanzen mit beschreibenden Namen bedacht, welche unter Umständen zwei Zeilen in Anspruch nehmen konnten. Darüber hinaus benützten Gelehrte verschiedener Länder, wenn sie eine bestimmte Pflanze benennen wollten, nur selten denselben Namen und so wimmelt es in alten Botanikbüchern – nicht zuletzt natürlich auch in medizinischen Schriften – vor Missverständnissen, was gerade in letzterer Hinsicht katastrophale Folgen zeitigen konnte.[3] Nebenbei sei erwähnt, dass Linné auch herausfand, dass eben jene Arten und Gattungen miteinander verwandt sein müssten, welche sich miteinander kreuzen ließen, was nicht unbedingt äußere Ähnlichkeit erfordert, sondern die passenden Sexualorgane. Zugegebenermaßen leuchtet das auf den ersten Blick nicht unbedingt ein, denn noch heute bedenkt uns der eine oder die andere mit einer ungläubigen Miene, wenn wir erzählen, dass die himmelstürmende Esche mit etwas so kleinem und gemein brennenden wie den Wolfsmilchgewächsen näher verwandt ist als etwa mit der schattenspendenden Buche…

---

[1] Was nun nicht dahingehend missverstanden werden soll, dass der Krieg als „normal" galt. „Niemand ist so töricht, den Krieg dem Frieden vorzuziehen. Bestatten im Frieden die Söhne die Väter, im Krieg bestatten die Väter die Söhne." Herodot

[2] Schwedischer Naturforscher und Philosoph. Geb. 23.6.1707, gest. 10.1.1778. Für ihn gilt wie für keinen zweiten Gelehrten das Wort des Aristoteles sapientis est ordinare – frei übersetzt: Der Weise schafft Ordnung.

[3] Wenn z. B. von „Nieswurz" die Rede war, meinte der eine Autor den Weißen Germer, der andere die Christrose

Da Linné nun endlich Ordnung schaffen wollte, dachte er an die Errichtung eines geschlossenen, allumfassenden Bauwerkes, wie er es in seinem Buch *Systema naturae* darstellte: ein natürliches System, das über das Wiedererkennen eines Individuums weit hinauswies, indem es der Wissenschaft ermöglichte, bis dato unbekannte Pflanzen mühelos darin einzugliedern. Wie meist, wenn es sich um einen genialen Coup handelt, erfand Linné ein absolut simples, benutzerfreundliches System. Natürlich setzte er Lateinkenntnisse, wie sie bei damaligen Gelehrten selbstverständlich waren, voraus und bedachte die Lebewesen mit lateinischen Namen. Dabei ging er vor wie heutzutage die Telefonbücher, indem er zuerst den Familienname, dann den Eigennamen anführte, an unserem Beispiel verdeutlicht: *Paris* (Familienname) *quadrifolia* (Eigenname oder Epitheton). Man spricht von einem binären Benennungssystem, was nur bedingt stimmig ist, da es häufig zu Unterarten kommt, die dann weiter klassifiziert werden, was uns hier aber nicht zu interessieren braucht. Er verfuhr anders als heutige Wissenschaftler, die ihre Entdeckungen gewöhnlich nach sich selbst benennen, was vor allem in der Medizin eine nicht mehr zu memorierende Syndromenflut nach sich gezogen hat[4], und verewigte sich selbst nur als Anhängsel hinter dem eigentlichen Namen mit einem bescheidenen *L*[5]. Linné lebte also in einer Zeit, als noch das klassische Latein den Thron der Lingua franca der Wissenschaft besetzt hielt und nicht vom Englischen verdrängt worden war. Neben Kenntnissen der alten Sprachen hatten die damaligen Gelehrten quasi auch deren kulturellen Hintergrund mit der Muttermilch aufgesogen und waren absolut sattelfest in Hinsicht auf griechische und römische Geschichte und Mythologie. Linné, der vermutlich wenig von sturem Auswendiglernen abstrakter Begrifflichkeiten hielt, war sich nun der Verantwortung seiner Rolle als Taufpate des Kosmos bewusst, indem er Tiere und Pflanzen mit „sprechenden Namen" belegte, auf diese Weise quasi Esels-Brücken zum schnelleren oder tieferen Verständnis der Artenvielfalt baute. Letzten Endes haben wir es Linné zu verdanken, wenn wir heute mit den Pflanzennamen etwas assoziieren und daraus Geschichten über sie ableiten können. Er schrieb, er sehe in der Natur eine Schaubühne, ein Theater und stelle sich Geschichten vor, welche die neubenannten Geschöpfe uns erzählen wollten. Und damit sind wir nun endlich mitten drin!

Mit dem Zankapfel hat es nämlich eine besondere Bewandtnis.

In grauer Vorzeit, als sich Götter und Menschen noch täglich begegneten und diese Begegnungen nicht ohne Folgen blieben, man denke nur an die vielen Halbgötter und Heroen, geschah es auch, dass die Götter dem frömmsten der derzeitigen Sterblichen, dem thessalischen Recken Peleus das Meermädchen Thetis versprachen, sofern er sie bezwinge. Eine Nacht lang, hieß es, rang der Held mit der Nereïde und schwängerte sie, was dazu führte, dass sie darin einwilligte, ihn zu heiraten. Später gebar sie ihm den Archetypus des antiken Helden schlechthin, den „schnellfüßigen Achilleus". Dieser wird neuerdings verkörpert durch den waschbrettbäuchigen, dennoch aber wadengedoubelten Brad Pitt, der es offenbar, seiner Olympionikenstatur zutrotz, an Schnellfüßigkeit mit dem Homerischen

---

[4] Z. B. das Winniwarter-Buerger Syndrom oder den Mb. Werlhoff und wie sie alle heissen mögen.
[5] L für Linné als Erstbeschreiber. Dieser Brauch hat sich natürlich gehalten und auch heute darf jeder Wissenschaftler, der eine bestimmte Art zum ersten Mal beschreibt, seinen Namen hinter den binären Namenscode setzen, allerdings gilt er nur in Insiderkreisen als dazugehörig. So wie man das L. ja auch für gewöhnlich nicht mitspricht, wenn man z.B. Paris quadrifolia L. irgendwo erwähnt.

Original nicht aufnehmen konnte. Am „Morgen danach" fand die Hochzeit statt, zu der alle Olympier und Meergottheiten eingeladen waren, eines der größten Feste dieser obwohl denkwürdigen, doch weitgehend vergessenen Epoche. Als alle versammelt waren, begann das Gelage, doch ein beklommener Blick in die Runde verhieß nichts Gutes: Eris, die Göttin der Zwietracht, war nicht eingeladen worden, man möchte sagen, aus naheliegenden Gründen, doch diese Missachtung rächte sich prompt. Als die derart Brüskierte schließlich doch noch, auf dem Höhepunkt des Festes, erschien, ging ein Raunen durch den Saal. Alles reckte die Hälse, um zu sehen, was sich die Stifterin von Zank und Hader ausgedacht hatte, das Ehepaar zu blamieren. Doch anstatt die Braut mit einem geschmacklosen Hochzeitsgeschenk zu demütigen, rollte die Zornige einfach einen goldenen Apfel in den Saal, machte kehrt und ging. Einer der Götter, sagen wir, es war Hermes, hob ihn auf, um ihn der erwartungsvoll lächelnden Braut zu überreichen, doch nichts dergleichen geschah. „Hier steht", rief er in den Saal, „kalliste", der Schönsten!"

„Damit kann eigentlich nur ich gemeint sein", näselte Hera und schritt majestätisch auf den Götterboten zu.

„Wie kommst du denn auf derart abwegige Gedanken?" rief Athene und streckte ihren langen Speer verbietend der Stiefmutter entgegen. „Das kann nur auf mich gemünzt sein."

Dass das Juwel ein Hochzeitsgeschenk sein könnte, schien inzwischen völlig ausgeschlossen, und Thetis zog sich schmollend in eine Ecke zurück. Doch bevor die eulenäugichte Pallas Athene den Apfel an sich nehmen hätte können, warf Aphrodite keck ihr Haar in den Nacken, so dass alle ihr Gesicht sehen konnten.

„Das ist doch lächerlich", hauchte sie, „schaut mich an! Gibt es hier noch irgendeine, die mir an Schönheit gleichkommt? Kann mir hier auch nur eine das Wasser reichen? Papa", damit war, auch wenn er im Falle der Liebesgöttin nur die Rolle eines Stiefvaters erfüllte, Zeus gemeint, „was sagst du?"

„Richtig, was ist deine Meinung dazu?" wollten nun unisono auch Hera und Athene wissen.

Wäre Zeus nicht der Gott des Himmels gewesen, er wäre wohl am liebsten in einer Erdspalte versunken. Jetzt hieß es zunächst, einen kühlen Kopf bewahren und dann denselben aus der Schlinge zu ziehen. Momos war es schließlich, der ihm aus der Patsche half. „Das kannst doch unmöglich Du entscheiden, Du bist doch voreingenommen!" Auch er war klug genug, nicht zu erwähnen, zu wessen Gunsten, und so entschied Zeus, ein Sterblicher sollte mit dieser Aufgabe betraut werden.

In der für Götter üblichen schwebenden Art zu reisen, machte sich die in die engere Wahl gekommene Göttinnen-Trias, begleitet von Hermes auf nach Kleinasien zu Paris. Denn der sollte in letzter Instanz entscheiden.

Nun war Paris wohl ein Königssohn, sich dieser Tatsache zur Zeit der Handlung jedoch nicht bewusst, und hütete Ziegen auf dem Berge Ida. Wie er gleich erfahren sollte, hatte ihn seine Mutter, die Königin Trojas, als Kleinkind ausgesetzt, da sie vor seiner Geburt geträumt hatte, sie genäse einer Fackel, welche die Stadt niederbrannte. Doch ein Hirte fand ihn und zog ihn auf, sodass der Prinz in Unkenntnis seiner Abstammung seine Kindheit und Adoleszenz im, idyllisierend betrachtet, beschaulich-bukolischen Rahmen des Hirtenleben zubrachte. In ihm traf also zusammen, was dringend zur Lösung des Problems benötigt wurde:

Edles Blut, denn es ging – die attische Demokratie befand sich zu diesem Zeitpunkt noch weit außerhalb aller denkbaren Staatsformen – nicht an, dass hier irgendein Hirte entschied, welche die schönste Göttin sei, und völlige Ahnungslosigkeit eines Naturburschen, dessen Schönheitssinn noch durch keinerlei Fachkenntnisse oder gar ein Studium an der Kunstakademie verbildet war. Hermes gab ihm den Apfel, erklärte ihm die Spielregeln und es ging los.

Hera, als Herrin des Olymp, machte natürlich von ihrem Vorrecht Gebrauch und trat als erste an den Jüngling heran. Da sie dem guten Geschmack des Naturburschen allein nicht traute, bot sie ihm als Entscheidungshilfe an, ihn im Falle der Begünstigung zum mächtigsten Herrn Kleinasiens zu machen. Ehe er ihr den Zuschlag geben hätte können, drängelte sich Athene an der Matrone vorbei und erklärte, sie würde ihn zum weisesten Mann unter dem Himmel machen. Paris dachte, dann wollten alle seinen Rat und er würde leer ausgehen, was die geharnischte Jungfrau von vorneherein ausscheiden ließ. Aphrodite jedoch öffnete ihm die Augen. „Was nützt dir Macht und Ansehen, Bildung und Weisheit, hättest du nicht der Liebe", zitierte sie frei aus den noch lange nicht verfassten Paulusbriefen. „Du bekommst die schönste der Sterblichen, sie wird dich lieben und du wirst sie lieben", schloss sie ihr Plädoyer.

„Euch schwör ich zu, da weiß man wo und wie", zitierte Paris einen anderen Klassiker und hier, nach dieser weiten Wanderung durch den griechischen Götterhimmel, schließt sich der Kreis. Paris fällt vor der Liebesgöttin in die Knie und reicht ihr auf der geöffneten, flachen Hand den goldenen Apfel der Eris.

Eine ebenso schlichte wie schöne Geste – und genau dieser Augenblick schwebte Carl von Linné vor, als er der zu Deutsch etwas langweilig benannten Einbeere ihren lateinischen Namen gab. Ein massiver Fruchtknoten, von den Staubgefäßen, gewissermaßen wie von einer Aureole umgeben, wird auf dem flachen Tellerchen der Kelchblätter dem Licht dargebracht.

Die Folgen der Apfelüberreichung waren ebenso unabsehbar wie katastrophal. Denn Aphrodite hatte einen nicht ganz unwesentlichen Tatbestand, der der Einlösung ihres Versprechens leicht im Wege stand, vorsichtshalber unerwähnt gelassen. Heute würde man sagen, sie hatte jene Klauseln ins Kleingedruckte ihres Vertrages verbannt, die dann Paris wiederum nicht oder nur oberflächlich zur Kenntnis genommen hatte: Bei der schönsten Frau unter der Sonne handelte es sich um Helena, einer Tochter des Zeus und der Sterblichen Leda, und sie war bereits mit dem König von Sparta, Menelaos mit Namen, verheiratet. Dies hinderte, wie man weiß, Paris dann aber nicht daran, die Schöne zu entführen und mit ihr nach Troja zu fliehen. Die Spartaner lebten damals noch alles andere als spartanisch, so dass ihnen die Einzelehe als heilig und unverletzlich galt,[6] auch war ihr Stadtstaat militärisch noch nicht stark genug, allein gegen Troja Krieg führen zu können. Doch Menelaos war nicht der Mann, eine derartige Blamage kommentarlos auf sich sitzen zu lassen, indem er die neuerrungenen Hörner einfach als Verzierung auf seinen Helm montiert hätte. Und es kam, wie es kommen musste. Einem alten, schon fast vergilbten Vertrag folgend, versam-

---

[6] Jene berühmte spartanische Freizügigkeit in Sachen Ehe galt erst ab dem 7. Jh. genauso wie ihre von Militarismus und Kargheit geprägte Lebensweise.

Der Zankapfel 25

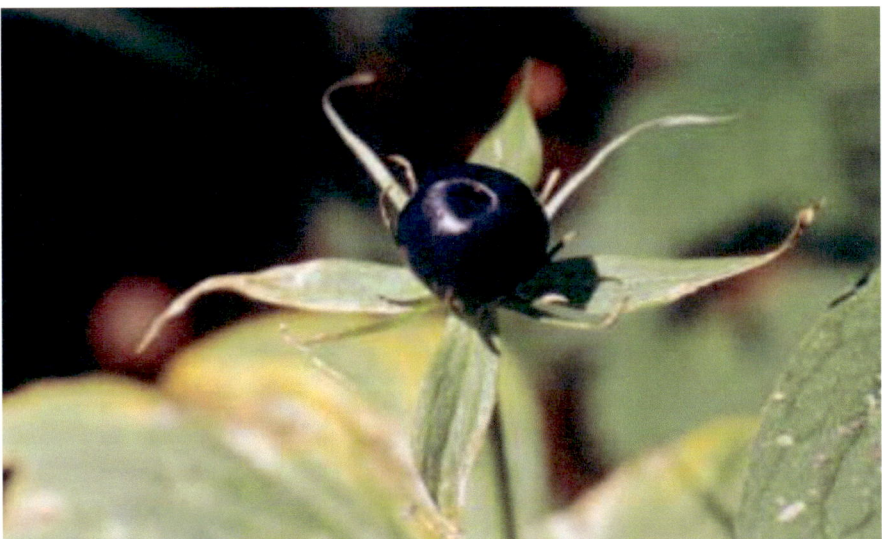

Frucht von Paris quadrifolia, der Zankapfel für die Schönste …

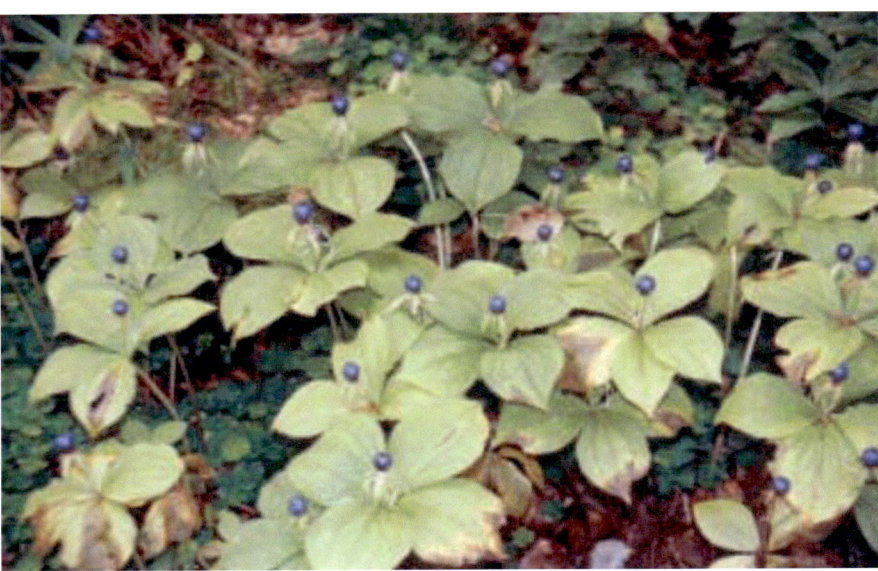

… und Trostpreise für die 2. Wahl

melten sich alle Fürsten Griechenlands zum Heereszug und es gab den ersten großen Krieg des griechischen Altertums. Troja wurde letzten Endes also wegen des unversöhnlichen Zornes der Nicht-Erwählten vernichtet, Paris selbst kam zu Tode, Achilleus, der zum Zeitpunkt des Parisurteils noch nicht einmal geboren war[7], ebenfalls und das Reich von Mykenai zerbrach an den Folgen des Krieges.

Nun soll mal einer sagen, die Wissenschaft der Botanik sei eine trockene Angelegenheit. Linné, der sie als die *scientia amabilis* – die liebenswerte Wissenschaft, titulierte, wusste am besten wovon er sprach.

Nun, da wir wissen, wie die Einbeere zu ihrem Namen kam, wollen wir sie uns doch noch ein wenig näher betrachten. Sie gehört zur Familie der Trilliaceae, ist schwach giftig und somit für den Verzehr auf keinen Fall geeignet! Auch wenn die Einbeere nicht zu den Nachtschattengewächsen gehört, hat sie eine gewisse Ähnlichkeit mit der Tollkirsche. *Paris quadrifolia L.* ist in der Medizin lediglich als homöopathisches und spagyrisches Mittel zugelassen und trägt zum häufig positiven Erfolg von Komplexmitteln gegen Migraene bei. Früher gab man das zerquetschte Kraut äußerlich bei Entzündungen der Augen und der Haut, als Homöopathikum ist sie bei Neuralgien und Kehlkopfreizungen angezeigt. An Vergiftungserscheinungen mit Einbeere wären vor allem Reizungen der Schleimhäute des Verdauungstraktes zu nennen. Erst bei hoher Dosierung kann es zur Engstellung der Pupillen und damit verbundenen Sehstörungen kommen, schlimmstenfalls zu Atemlähmung. Es sind bei den Giftzentralen Deutschlands in neuerer Zeit keine Fälle von Einbeer-Vergiftungen gemeldet worden.

---

[7] Wie auch, schließlich heirateten seine Eltern ja an diesem denkwürdigen Tag!

Erster Besuch: Gaia, die Mutter, – oder, was den Papst erdet

Nachdem wir nun einen kleinen Einblick haben nehmen dürfen, wie es in der Welt der griechischen Götter zugeht, befolgen wir den Aufruf eines berühmten Theaterdirektors an den Poeten, mit dem wir uns allerdings nicht vermessen, verglichen zu werden, schließlich liegt uns, beim Hund!, jede Hybris fern, und wir machen uns auf den Weg:

> *„So schreitet in dem engen Bretterhaus*
> *Den ganzen Kreis der Schöpfung aus*
> *Und wandelt mit bedächtger Schnelle*
> *Vom Himmel durch die Welt zur Hölle!"*
> Johann Wolfgang von Goethe[1]

Wir haben uns daran gewöhnt, in einem vorgeblich nur scheinbar geordneten Chaos zu leben. Die Naturwissenschaften präsentieren uns eine Welt ohne oben und unten, innen und außen, eine im wahrsten Wortsinne unorientierte[2] Welt. Die Welt aber, in die wir nun eintauchen, der Kosmos des Mythos, ist klar dreigegliedert. Wie etwa auch im „Kleinen Welttheater" in Carl Orffs „Der Mond" ruht die Erde, deutlich abgegrenzt von Unterwelt und Himmel, unverrückbar in der Weltenmitte. Großes und kleines Himmelslicht umkreisen sie auf festen Bahnen, nach außen hin wird sie wie mit kristallenen Schalen von den Planetensphären umschlossen, die wiederum vom ewigglänzenden Aether begrenzt werden. Gott herrscht nicht als ferne, verborgene Transzendenz, sondern wirkt unmittelbar, aufgefaltet zur polytheistischen Buntheit, immanent ins Weltgeschehen hinein. Allerdings nehmen wir uns die Freiheit heraus, in den Weltenkreis des Dichters auf anderem Wege einzutreten, indem wir zuerst der Welt einen Besuch abstatten, dem Mittelpunkt des griechischen Kosmos, wie sie sich vor den Augen der Menschen und parallel dazu auch der Olympischen Götter erstreckt, als Gaia, oft auch nur Gè genannte Mutter-Erde, Grundlage allen, aber im Besonderen des pflanzlichen Lebens.

Wenn in der Bibel von *Genesis*[3] gesprochen wird, übersetzen wir das in der Regel sehr frei mit „Schöpfungsgeschichte". Natürlich gab es auch in der griechischen Antike Welt-Entstehungsmythen, schließlich macht sich jedes Geschlecht darüber Gedanken, wo es herkommt. Doch auch in Hinsicht auf dieses brisante Thema war die Debatte innerhalb der Welt des hellenischen Geistes von dem oben schon angesprochenen agonalen Wesen be-

---

[1] Faust I, Vorspiel auf dem Theater, (S. 238 – 242)
[2] Orientiert von *Oriens* = der Osten. Nach dieser Richtung waren, bevor die Nordung aufkam, früher die Landkarten ausgerichtet. Wer die Orientierung verloren hat, weiß also wörtlich genommen nicht mehr wo Osten ist.
[3] Ἡ γένεσις = der Ursprung, die Erzeugung.

herrscht. Denken wir nur etwa an das Herakleitoswort, alles komme aus dem Feuer und an Thales Ausspruch, dass alles, nicht nur alles Lebendige, aus dem Wasser stamme, müssen wir schon sehen, dass der analytische Aspekt des Geistes der Hellenen gerade vor der Lehre von den ersten Dingen nicht haltmachte, so dass hier zahlreiche Varianten der klaren Botschaft der biblischen Genesis Konkurrenz machen, die wir hier natürlich nicht alle aufzählen können. Dass jedoch Gaia, die Göttin der Erde, als eine der ältesten Wesenheiten angesehen wurde, wird von niemandem ernsthaft bestritten. Genausowenig wird in Zweifel gezogen, dass sie lebendig ist, also, ganz wie auch heute zum Teil argumentiert wird, sie als Organismus mehr ist als ein lebloser Materieklumpen. Zusammen mit ihrem Ehemann Uranos, dem Gott des Himmels[4], bildete sie in symbiotischer Vereinigung das erste Paar der Weltentstehung. Himmel und Erde waren fruchtbar und so entstanden die Titanen als erste Göttergeneration, Nymphen aber auch eine Reihe schrecklicher Ungeheuer, die uns aber hier nicht weiter zu interessieren brauchen. Da dies zeitlich derart weit von jeglicher Menschheitserfahrung entfernt lag, kamen die Hellenen, anders als die ostlevantinischen Semiten, zu dem Schluss, dass Erde und Himmel, der Kosmos als solcher von Anfang an dagewesen sei, es also keines Schöpfungsaktes eines allmächtigen Gottes bedurfte, das Sein ins solche zu rufen. Die Erde als Urerfahrung, als Voraussetzung für das Leben schlechthin, war wie die Pflanzen ja auch einfach da und wölbte sich breitbrüstig unter dem Himmel, bereit alles Leben, das da kommen mochte, auf sich zu tragen und alles Abgestorbene in sich aufzunehmen. Wenn wir später Hades und sein Reich kennenlernen werden, so befindet es sich als Unterwelt, um im Bild des Theaters zu bleiben, quasi direkt unter den Brettern, die die Welt bedeuten, im Erdinnern, und ist somit unter ihr, ist Teil der Oikumene[5] Welt. Dennoch wird das Haus des Hades als eine Gegenwelt gesehen, die durch ihre Unbetretbarkeit und Abgeschiedenheit bestimmt ist – von erinnerungswürdigen Ausnahmen einmal abgesehen.

Gaia, die Erde, gehört jedoch zum alltäglichen Erfahrungsgut des Menschen und zahlreiche Stämme der Griechen, wie etwa die Aitoler, Argiver und Thessalier, behaupteten steif und fest, autochthon entstanden, also unmittelbar aus dem Erdboden, den sie später dann bebauen sollten, hervorgekrochen zu sein. Von Pelasgos, dem Ahnherr der Pelasger, erzählt der Mythos gar, er sei schon vor dem Mond dagewesen. Aus diesen Geschichten abzuleiten, sie stellten eine Art Erinnerung an die Erschaffung des Menschen aus Tonerde durch den Titanen Prometheus dar, kann allerdings nicht hingehen, da nicht **der Mensch** aus der Erde gemacht war, sondern höchstens eine nicht näher bestimmte Gruppe! Andere entstanden aus dem Holz von Eschen und noch in den späteren Heldensagen tauchen immer wieder unmittelbar der Erde entwachsene Kriegergestalten auf, etwa wenn Kadmos oder Jason Drachenzähne säen. Die Myrmidonen, die gefürchtete Elitetruppe des Achilleus im Trojanischen Krieg zum Beispiel rühmten sich der Abstammung von Ameisen[6], die man auch als Tiere der Erde ansah. Anders als etwa die von Norden her nach Hellas eingewan-

---

[4] Auch wenn es uns heute wie selbstverständlich erscheinen mag, dass die Erde als fruchtbarer Schoß weiblich sein muss und der dynamisch regnende Himmel männlich, sahen es die Ägypter genau andersherum, dort wird der männliche Erdgott liegend und die Himmelsgöttin darüber ausgebreitet dargestellt.
[5] Da, wo alle zusammen wohnen.
[6] Ἡ μύρμηξ, die Ameise.

derten Dorer, fühlten sich die ionischen Bewohner Attikas als Ureinwohner, die von ihrem erdentsprossenen Urkönig Erechtheus[7] abstammten. Letzterer verdankte zwar seine Existenz göttlichem Samen, da Hephaistos, als er Athene vergewaltigen wollte, nur eine *Ejaculatio praecox* zustandebrachte, doch erst aus dem Kontakt seines Spermas mit dem Erd-Boden Attikas entsprang der erste Athener. Obwohl König Erechtheus wegen seiner erdentsprossenen Genese in der bildenden Kunst oft mit Schlangenfüßen oder mit Schlangenunterleib versehen dargestellt wird, gilt er keineswegs als Ungeheuer. Im Gegenteil! Noch heute kann der Athenreisende das in klassischer Zeit für den Kult dieses sagenhaften Königs errichtete Erechtheion auf der nördlichen Seite der Akropolis bestaunen.

Da jedoch der Schwerpunkt unserer kulturgeschichtlichen Betrachtungen bei den Pflanzennamen liegt, müssen wir für den Moment der Akropolis den Rücken kehren und die Weinbaugebiete Attikas besuchen, wo wir dann auch rasch und wie von selbst in Hinsicht auf Gaia / Gè als Namenspatronin eines üppig wuchernden Krautes fündig werden.

Geum urbanum – Benediktenkraut oder Nelkenwurz

Allerdings bräuchten wir dafür nicht so weit zu reisen. Versetzen wir uns einmal, auch wenn es schwerfällt, in die Situation eines „Gartenfreundes", der nicht gerade während eines Griechenlandurlaubs Zerstreuung sucht, sondern auf dem Liegestuhl fläzend den lauen Sommerwind genießt und den Blick über den kurzgeschorenen, gepflegten Rasen und die bekümmerten[8] Beete gleiten lässt, er braucht sich nur kurz umzusehen und wird mit hoher Wahrscheinlichkeit jenes, auch Nelkenwurz genannte Kraut mit hasserfülltem Auge bemerken. Denn was sich hier mit dem Namen des Heiligen Vaters, als Benediktenkraut tarnt, was ja wörtlich „Kraut des Gesegneten" bedeuten würde, oder vorgibt, es an Wohlgeruch mit einer Nelke aufnehmen zu können, ist ein – wir bitten für den Ausdruck, der uns so leicht nicht aus der Feder fließt, um Verzeihung – Unkraut[9] erster Ordnung.

Im Namen *Geum* klingt Gè, die Erde, an, was aber noch keine besondere Differenzierung zum Ausdruck bringt. Schließlich ist „Erde" ubiquitär und als Gattungsname einer Pflanze, egal welcher Art, eigentlich nicht verwunderlich, wächst doch, sieht man einmal von ganz krassen Ausnahmen ab, alles Pflanzenleben, ja das Leben überhaupt, primär aus dem fruchtbaren Boden hervor. Und tatsächlich, *Geum urbanum* ist imstande, sein Wurzelwerk so ziemlich in jede kleine Ritze zwischen scheinbar fugenlos gelegten Verbundsteinen zu zwängen, schafft es, jedem Schuttplatz einen Lebensraum abzutrotzen und kann sich auch in der überdüngtesten Grünfläche, die alles und jedes, das sich nicht auch Golfrasen nennt, gnadenlos erstickt, ein Fleckchen erstreiten, denn, wie alle sogenannten Unkräuter, stellt die

---

[7] Wird auch als Erichthonios bezeichnet.
[8] Ein Garten; um den man sich zuviel kümmert, ist ein bekümmerter Garten und sieht meist auch so aus!
[9] Definition für Unkraut: Die falsche Pflanze am falschen Ort.

Nelkenwurz an ihren Lebensraum geringste Ansprüche. Vom Gesagten inspiriert könnten wir nun eine kühne Ableitung wagen: Benedikt erfreut sich als Papstname großer Beliebtheit, bekanntlich wird er gegenwärtig nun schon zum sechzehnten Mal verwendet. Der Papst als Bischof von Rom spendet seinen berühmten Segen *Urbi et orbi*, der Stadt und dem Weltkreis, wobei wir meist den Begriff *Urbs* in Verbindung mit der Stadt aller Städte aus dem Lateinunterricht herübergerettet haben, und so zu *urbanum* „städtisch" assoziieren können. Da die Nelkenwurz sogar in einer so lebensfeindlichen Umgebung wie einer Großstadt gedeihen kann, ist das Epitheton *urbanum* ebenfalls einfallsreich gewählt, und so passt eigentlich alles hervorragend zusammen. Die Sache hat nur leider einen Haken: Auch wenn die einen oder anderen Assoziationen, seltsamerweise die abwegigeren, zutreffen – wir dürfen dieses schöne Gedankengebäude so nicht stehenlassen. Zunächst müssen wir einmal festhalten, dass wir nur wenig über die Botanik in Großstädten des 18. Jahrhunderts wissen, vielleicht gab es dort mehr Pflanzen als in heutigen. Und was nun den Papst betrifft: Benedikt der XVI. seines Namens stammt schließlich aus Bayern, und schon unser Lokalpatriotismus verbietet uns, ihn in Verbindung mit einem Unkraut zu bringen. Doch brauchen wir den Vatikan nicht ganz außen vor zu lassen, denn ein Papst, nämlich der Heilige Urban[10] als Patron der Weinbauern steht Pate für das Epitheton des betreffenden Krautes. Auch wenn wir gemäß der Definition von *katholisch* als „überall auf der Erde" tatsächlich sagen könnten, überall, wo Erde ist, kann das Benediktenkraut gedeihen, dürfen wir einräumen, dass die Pflanze es vor allem liebt, sich dort, wo der Boden offen und nicht grasbewachsen ist, niederzulassen und breitzumachen. Nun sind aber die Winzer von jeher besonders darauf bedacht, die Böden der Weingärten aufzulockern und auszugrasen, damit genügend Wärme, Wasser und Luft an die Weinstöcke gelangt. Bei Aktionen dieser Art werden sie öfter als ihnen lieb sein dürfte mit der Nelkenwurz alias Benediktenkraut in Kontakt kommen und sie, wenn irgend möglich, mitsamt der Wurzel exstirpieren. Haben sie dann genügend Zeit, eine olfaktorische Probe aufs Exempel zu machen, ob die Wurzel des Benediktenkrautes tatsächlich nach Nelken riecht, finden sie das meist bestätigt. Der Wurzelstock sondert tatsächlich ein Aroma ab, das entfernt an Gewürznelken erinnert. Die übrige Pflanze ist weniger Wert, beschrieben zu werden, stellt sie doch das Gegenteil einer Goetheschen Idealpflanze mit Ausrichtung auf die Blüte hin dar, denn Benediktenkraut schießt ausufernd ins Kraut, produziert unverhältnismäßig große Blätter und streckt an langen, kahlen Stengeln unansehnlich fahlgelbe Blüten von Minimalformat der Sonne entgegen. Und doch gehört sie zur erlauchten Familie der Rosengewächse und wurde früher bei Diarrhoen und Haemorrhoidalbeschwerden intern eingesetzt. Heute ist die Droge obsolet.

Was nun das (Vor)Gärtchen unseres eingangs zitierten Gartenfreundes betrifft, findet er die Nelkenwurz also eher in seinen Beeten und Rabatten und sogar in Blumentöpfen und dergleichen, wo sie fröhliche Urstände feiert und nicht unterzukriegen ist. Mephisto bringt es in seiner Philippika gegen das Leben auf den Punkt: „Dem Feuchten, Trocknen, Heißen,

---

[10] Hier ist also nicht etwa der Hl. Papst Urban II., der die Kreuzzugsbewegung ins Leben rief, gemeint, sondern der erste dieses Namens, gest. 25.5.230. Scheint an seinem Namensfest, dem 25.5., die Sonne, verspricht dies einen guten Weinjahrgang.

Kalten, entwinden Tausend Keime sich. Hätt' ich mir nicht die Flamme vorbehalten, ich hätte nichts Apart's für mich."

Und so steht er auf, nimmt den modernen Unkrautflammenwerfer zur Hand und, „fauch, fauch" macht das Mordinstrument, aus ist's mit dem lästigen Geum. Punktum. „Immerhin", beruhigt er sein Gewissen, „bin ich noch nicht so barbarisch, wie jener Großgrundbesitzer am Ortsrand, der, um seinen Maschendrahtzaun zu schonen, links und rechts davon das Prinzip der verbrannten Erde – pardon, der verbrannten Vegetation verfolgt. Sicher effizient", denkt unser Gartenfreund, aber selbst ihm kommen Zweifel ob der Brachialmethode. „Wie sähe das Ortsbild aus, wenn jeder so verführe? Man darf doch das Maß für die Verhältnismäßigkeit nicht verlieren, schließlich sind wir doch nicht im Krieg mit den Pflanzen, oder?[11] Ein bisschen Grün muss schließlich sein", seufzt er und streckt die Beine wieder von sich.

Doch mit dem Benediktenkraut hier im Kleinen gesehen, bekommen wir schon einmal einen ersten Vorgeschmack auf das, was uns in Hinsicht auf erdentsprossene Wesen in diesem Buch noch alles begegnet.

Wir möchten es hier nur beim Stichwort Ge-genetes, – Giganten – die Erdentwachsenen, belassen, mehr wird noch nicht verraten.

Gaia führt in den klassischen Sagen eher das Dasein einer Außenseiterin. Jeder weiß, dass es sie gibt, doch niemand interessiert sich ernsthaft für ihre Bedürfnisse – und alles schreit entsetzt auf, macht sie sich einmal bemerkbar.

So war es auch kurz nach dem Anfang, es gab noch keine Olympier und erst recht noch keine Menschen, nur Erde und Himmel und die Titanen. Uranos überließ seine Kinder Gaia allein, denn er hatte keinen Sinn für ein geregeltes Familienleben, die Mythendichter umschrieben das mit der Formel: „… denn die Kinder, die sie ihm schenkte, waren ihm verhasst." Kaum geboren, verbannte der Vater sie ins Erdinnere zurück, von woher sie eigentlich ans Licht wollten und nun der Mutter ihre Not klagten. Allnächtlich lag sie ihm deshalb in den Ohren, doch der Himmelsgott stellte sich taub. Kronos, der jüngste seiner Söhne drängte die Mutter mehr und mehr, denn er sehnte sich nach Licht und Freiheit, bis schließlich Gaia, die ihre Kinder offensichtlich mehr liebte als ihren Mann, rächendes Eisen in ihrem Leib wachsen ließ, das Kronos zur Sichel formte. Gleich in der nächsten Nacht erprobte er die Wirksamkeit der neuartigen Substanz, indem er – Freud hatte angeblich, als er zum ersten Mal diesen Passus in der Kosmogonie des Hesiod las, vor Begeisterung seine Zigarre verschluckt – den Vater kastrierte. Damit kappte er das Verbindungsglied zwischen Himmel und Erde und warf es, er wollte sichergehen, dass keine Magie die Macht des Vaters restituieren würde, ins Meer. Aus dem daraus tropfenden Blut erwuchsen noch einmal eine Reihe von Schreckgestalten, wie die Rachegöttinnen, Erinyen genannt, die gerade schon

---

[11] Hier berührt er tatsächlich einen wunden Punkt. Denn streckenweise kann man sich des Verdachts, das Grün am Wegesrand, im „Garten" oder sonstwo störe das aesthetische Empfinden der für das Einheitsgrau aus Pflastersteinen und Beton Verantwortlichen und müsse radikal (wörtlich genommen) beseitigt werden.

erwähnten Giganten und die Meliai, wilde Nymphen, die mit sich die Eschen brachten, mit welchen sie in Symbiose lebten.

Fraxinus excelsior – oder das kurze Leben der Eschenmänner

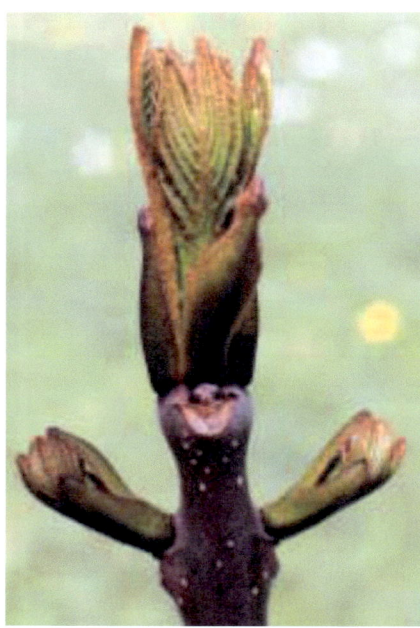

Eschenkrieger-Nachwuchs

Ehe wir in unserer Erzählung fortfahren, werfen wir noch einen Blick auf diesen vitalen, in unseren Breiten häufigen Baum. Nicht nur den Germanen, die die Weltenesche Yggdrasil als die Achse des Kosmos verehrten, auch vielen anderen Völkern des alten Europa galt die Esche als heiliger, Blitz, Regen und Unwetter anziehender Baum. Hierin ist sie der Eiche ähnlich, weshalb die beiden Bäume auch um die Gunst des Wetters für den Sommer wetteifern, was sich in dem Sprichwort niederschlägt: Kommt die Eiche vor der Esche, gibt es große Wäsche, kommt die Esche vor der Eiche, gibt es große Bleiche! Fraxinus blüht vor dem Austreiben der Blätter, was die Windbestäubung begünstigt. Diese, übrigens mit der Olive eine Familie bildenden schmucken Bäume werden, anders als diese, nicht besonders alt. Mehr als 200 Jahre schafft so gut wie keine, was dazu führt, dass sie über eine hohe Reproduktionsrate und schnelles Wachstum verfügen. Aus den Blättern und der einjährigen Rinde lassen sich Rheumatees zubereiten und die Samen dienen als Grundlage für den äußerlich bei Arthritiden anzuwendenden Eschenspiritus. Damit ist alles Positive gesagt. Ihr ebenso widerstandsfähiges wie flexibles Holz diente nämlich vor allem zur Herstellung der langen, eisenspitzentragenden Wurfspeere und Lanzen. Hè melía[12] heißt also zugleich „Esche" als auch „Lanze(nschaft)". Interessanterweise findet sich diese Synonymie auch im Gotischen, wo *asks* sowohl „Mann" als auch „Speer" heißt. Die Asen[13] erschufen die Menschen aus zwei Bäumen, *askr* und *embla*, Esche und Ulme, Mann und Frau. Aus dem Stamm der Weltesche schnitzt Wotan seinen mit zau-

---

[12] Ἡ μελία wörtl. die Aschgraue, Eschennymphe oder Speer.
[13] Wie man aus Kreuzworträtseln weiß, die Götter der Germanen, eigentlich Lichtalben als Widerpart zu den chthonischen finsteren Schwarzalben.

berkräftigen Runen versehenen Speer, der ihn zum Herrn einer, sehr zu seinem Leidwesen endlichen, Welt macht.

Aber zurück zu den Griechen, in deren Kosmogonie die Eschennymphen und ihre Bäume also auch schon fast von Anfang an da waren, da sie eben aus dem Samen des Himmelsgottes erzeugt wurden. Diese, weil frühergrauten, eher hässlichen, wilden, heute würde man sagen „aggressionsgewöhnten, gewaltbereiten" Nymphen, die so gar nichts Nymphaea-artiges an sich hatten, wurden zu den Ehefrauen der Männer des Ehernen Geschlechts. Denn bis zu dieser Zeit, die im schwebenden Gewölk einer chronologisch nicht einordnungsfähigen Aera wabert, gab es für die ersten Sterblichen keine Frauen, da Prometheus sie nur als Männer geformt hatte. Das Gros dieser Männer nahm nun, man mag ihnen zugute halten, dass sie ja nichts anderes kannten, die Melien zu Gefährtinnen und sie zeugten mit ihnen ein schreckliches Volk, das nichts kannte außer Krieg und Zerstörung. Wie könnte auch aus Baumnymphen, die ihre Entstehung einem hinterhältigen Verbrechen verdankten und aus deren Behausungen vorwiegend Waffen hergestellt wurden, etwas anderes hervorgehen als Krieger und Krieg? Die anderen Männer verhielten sich unauffällig und ruhig, zogen die Köpfe ein, schüttelten dieselben und beschlossen, abzuwarten, ob sich da nicht etwas Besseres ergeben würde.

Auch die Götter schüttelten die Köpfe und fragten sich, wann diese Eschenmänner einmal an sie denken würden und ihnen duftende Opferfeuer auf schönbekränzten Altären darbringen würden? Doch außer Ares, der sich am Kupfergeruch des in Strömen vergossenen Blutes der Gefallenen ergötzte, und sich deshalb darüber ohnehin keine Gedanken zu machen brauchte, warteten die Götter, weil vergeblich, mit zunehmender Ungeduld. Allem Anschein nach war ihnen wohl entgangen, dass Derartiges den Menschen, selbst beim besten Willen, aufgrund des fehlenden Feuers gar nicht möglich gewesen wäre. Zeus beratschlagte sich schon mit Poseidon, ob sie nicht zusammen in einer konzertierten Aktion aus sintflutartigen Regenfällen, Erdbeben und Flutkatastrophen dieses verabscheuenswerte Gezücht vom Antlitz der Erde tilgen sollten. Doch sie konnten sich nicht so schnell einigen, wie die Eschenmänner brauchten, sich bis auf den letzten Mann selbst zu zerfleischen und auszurotten.

„Na, warum nicht gleich so", atmete Zeus erleichtert auf, legte das bereitgehaltene Blitzbündel beiseite und lud Poseidon zu einem zwanglosen Gipfeltreffen auf den Olymp[14] ein.

Die Meliai überlebten also ihre Männer und Kinder, was sie nicht zur Einsicht brachte, sondern ihren Hass auf die Menschen höchstens noch steigerte. Die großen Schlachten mit Waffen aus Eschenholz, beginnend mit der Belagerung im Trojanischen Krieg und endend mit der Dominanz der Feuerwaffen, also etwa zur Zeit des Dreissigjährigen Krieges, standen den Sterblichen noch bevor! Seitdem ist man nicht mehr unmittelbar auf sie angewiesen, will man sich massakrieren. Das alles jedoch tat der Perfidie der Meliai nicht wirklich Abbruch. Sie ist weiterhin am Werk, und heute noch rauben sie so manchem leichtsinnigen Mediterraneumstouristen, wenngleich in der Regel nur vorübergehend, den Verstand. Wer

---

[14] Anders als von manchen Schriftstellern vermutet, befindet sich dieser imposante 2 920m hohe, von ewigem Eis bedeckte Gipfel jedoch nicht in der Nähe des Zeusheiligtums Olympia, sondern in Nordthessalien.

sich im Schatten einer Esche zur Siesta[15] niederlegt, läuft Gefahr, dass ihm die zuständige Baumnymphe, die früh gealterte, hasserfüllte, aschgraue Melie, die Sinne vernebelt, dergestalt, dass sich beim Erwachen heftige Kopfschmerzen, Übelkeit, Verwirrung und Orientierungslosigkeit einstellen. Natürlich könnten Hyperkluge nun einwenden, dass all dies doch unter dem Oberbegriff „Sonnenstich" bestens dokumentiert ist und sich aus der Biologie der Eschen herleiten lässt, welche sich als ausgesprochene Lichtbäume mit einer eher schütteren Krone schmücken und Licht en masse zum Boden gelangen lassen, also alles andere als ideale Schattenspender sind. Aber derart positivistischem Geschwätz leihen wir natürlich nicht das Ohr, sondern verweisen auf Plinius, der zu berichten weiß, dass selbst so wärmeliebende Tiere wie Schlangen aus dem Schatten der Esche Reißaus nehmen. Vermutlich, weil sie als urweltliche Reptilien die üble Aura der Nymphen wahrnehmen! Ihre negative Energie sei dermaßen, dass nicht einmal der Efeu an ihren Stämmen wachsen könne. Leider halten sich weder Eschen noch Efeu an diese antike Abmachung, wie man gegenwärtig allenthalben unschwer beobachten kann. Offenkundig haben selbst so wilde Wesen wie die Eschennymphen nicht mehr ausreichend Energie, um ihre Behausungen gegen die Abgase der Zivilisation effizient schützen zu können, was aber nicht heißen muss, dass sich nicht doch allüberall in unseren Breiten Eschen in Hülle und Fülle fänden. Doch betrachten wir die Welt von heute, so scheint es, dass wenn auch das eherne Geschlecht unterging, wir uns um die Meliai vorläufig noch nicht ernsthaft zu sorgen brauchen.

Nymphaea ssp. oder Wenn Liebe zur Obsession wird

Die übriggebliebenen Männer indes sahen der Zukunft in einem Wechselbad der Gefühle entgegen. Wer würde ihnen die Socken stopfen? Wer ein warmes Bad bereiten, wer das viele Wild, das sie allabendlich in ihre schmucklosen funktional eingerichteten Höhlen schleppten zerwirken? Doch derzeit blieb ihnen wenigstens ein Trost: Da ihre Reproduktionsrate praktisch gegen Null ging, durften sie, im Sinne der Arterhaltung, auf eine hohe individuelle Lebenserwartung hoffen.

Hier tat sich nun anfangs, noch ehe es Menschenfrauen gab, ein durchaus reizvolles Betätigungsfeld in Gestalt der polymorphen Erscheinungsbilder der Nymphen auf. Denn auch die übrigen Nymphen entstanden zu dieser Zeit, oder sagen wir besser, ihre erste Generation. Denn bis auf wenige Ausnahmen sind Nymphen sterbliche Wesen, denen allerdings, ihrem jugendlichen Aussehen zutrotz, eine unverhältnismäßig lange Lebensspanne, manche Autoren beziffern sie mit 680 000 Jahren, beschieden war.

Eine der Ausnahmen war Maia[16], wohl ein Naturwesen und Blumenkind mit weitgebauschtem Hängekleidchen mit Pailletten und Spaghettiträgern, wie uns heute noch

---

[15] Zugegebenermaßen keine primär griechische Erfindung. Wie der Name schon sagt, *hora sexta*, die sechste Stunde, vom Lateinischen abgeleiteter Begriff für den Mittagsschlaf.
[16] Maia Mütterchen, ursprünglich eine Vegetationsgöttin, später zur Nymphe degradiert.

Nymphen gelegentlich begegnen. Sie beging den Fehler, Zeus über den Weg zu laufen. Dieser war von ihrer feenhaften Erscheinung derart angetan, dass er sie augenblicklich verführte und, da er noch keinen Botenjungen hatte, den gemeinsamen Sohn Hermes mit Flügelschuhen und Heroldsstab versah und zum Nachrichtenüberbringer der Götter und Seelengeleiter der Menschen machte. Die erste Tat des Hermesknaben war der Raub der Rinder des Apollon und seitdem gilt er als der Schutzheilige der Diebe, Kaufleute und der Psychologen.

Beiden, Mutter und Sohn, setzte Linné ein Denkmal im Frühlingswald, wo sich *Maianthemum bifolium*[17], das zierliche, zerbrechlich wirkende Zweiblättrige Schattenblümchen und das eigentümlich gestaltete *Mercurialis biennis*[18], Bingelkraut „Gute Nacht" sagen beziehungsweise „Guten Morgen" wünschen.

Die kaum zu überblickende Schar der übrigen Nymphen, wie etwa Dryaden, Hamadryaden, Najaden oder Oreiaden, um nur einige zu nennen, bilden als Quell und Baumnymphen gewissermaßen die Seele des Ortes oder des betreffenden individuellen Baumes. Starb eine Nymphe, versiegte die Quelle oder ihr Baum ging ein. Die Melien, die mit ihren Eschenbäumen nur zweihundert Jahre alt werden konnten, hatten demnach eine deutlich geringe Lebenserwartung, als etwa die Dryaden, Eichennymphen, die in ihrem annähernd ein Jahrtausend währenden Dasein so einiges erleben konnten. Wird ein Baum gefällt, tötet der unwissende Holzknecht automatisch die Nymphe des Baumes, was aber schon den Menschen des Altertums nicht am Bäumeabsägen hinderte. Vermutlich lag es nicht zuletzt daran, dass die Menschen von jeher ein gespaltenes Verhältnis zu jenen Elementargeistern der Quellen und Bäume hatten. Galten Quellen generell als sakrosankt, war man bei Bäumen schon weniger zimperlich, und nur ganz bestimmte, zu heiligen Hainen zusammengefasste oder als besonders heilige Solitärbäume verehrte Einzelexemplare genossen Schonung. Frevelte allerdings jemand gegen diese, waren die Folgen katastrophal. Ein besonders tumber Baumfrevler namens Erysichthon fällte, obwohl die Nymphe des Baumes schon beim ersten Streich seiner Axt gellend schrie, ihrem anfänglichen Flehen und späteren absterbenden Wimmern zutrotz eine der Demeter geheiligte Linde. Dies erzürnte die Göttin derart, dass sie den groben Klotz dazu verdammte, ewig Hunger zu leiden, was dazu führte, dass er sich in seiner gierigen Not selbst auffraß. Angesichts der in unseren Breiten gegenwärtig ebenso zahlreich wie überflüssigerweise gefällten oder „nur" grausig zugerichteten Bäume, befällt den Naturfreund von Zeit zu Zeit eine nostalgische Sehnsucht nach derart abschreckenden Maßnahmen von Seiten der Götter, aber die haben sich, wie die Nymphen, schon längst aus unserer, vom technomanischen Diktat zur maschinengerecht zurechtgestutzten, völlig entseelten und entzauberten „Umwelt" zurückgezogen. Aber keine Angst, wir werden auf unserer Besuchsfahrt in die Welt der Mythen noch Nymphen in ihrer ursprünglichen Umgebung begegnen.

---

[17] Wörtl. Im Mai blühend, aber vermutlich bezieht sich der Monatsname auf die von der ogen. Flurengöttin zur Nymphe mutierte Maia, die übrigens schleierlos ist und nicht mit der Hindu-Dämonin verwechselt werden darf.

[18] Wörtlich: Die in der Gunst des Mercurius stehenden. Hier klingt also das römische Pendant des Hermes, Merkur, an, der die Funktionen seines griech. Kollegen noch um Handel und Gewerbe, Zeitungswesen, die Scheidekunst und die Spagyrik erweitert.

36　Erster Besuch: Gaia, die Mutter, – oder was den Papst erdet

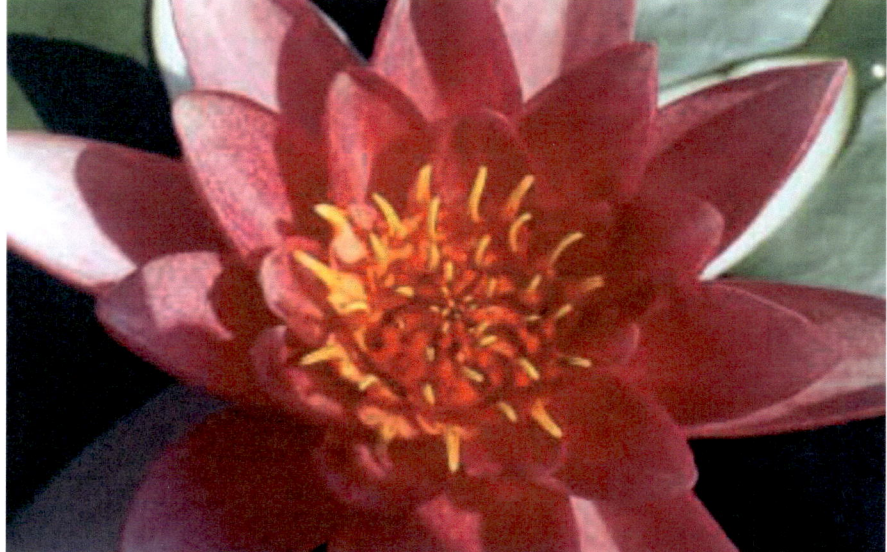

Verlockende Nymphaea

Doch wir müssen nicht unbedingt in die versunkene Welt der griechischen Sagen abtauchen, um heute noch Derartiges betrachten zu können: Auf den Wassern, wie schwebend scheinbar schwerelos treibend finden wir die Nymphaeen, meist auf Teichen oder den ufernahen Zonen der Seen, wo sie ihre sinnlich roten oder unschuldig weißen Blüten ins Licht öffnen, so wie die Lotospflanzen *Nymphaea caerulea*, die Odysseus erwähnte. Linné, der sicher nicht frei war von moralinsaurem Gedankengut, sah in ihnen wohl auch die vordergründige Schönheit am Wirken, die sich nur zum Schein über den Schlamm erhebt und quasi als Köder für das Laster dient.

So dahintreibend, ohne Plan und Ziel, finden sich ebenfalls zahlreiche Nymphen, die sich als dienende Geister den großen Göttinnen Aphrodite oder Artemis anschlossen. Die Gruppe der letztgenannten lebte mit der Herrin der Wälder völlig abhold der Männerliebe, was nun nicht heißen musste, dass sie das verfolgten, was man unter einem keuschen Lebenswandel versteht und verstanden sich auf Selbstverteidigung, kam ihnen ein männliches Wesen zu nahe. Die Nymphen im Gefolge der Liebesgöttin indes hatten nur eines im Sinn: Verführung und sexuelle Vereinigung.[19] In diesem Zusammenhang trafen sie sich oft mit dem vielgestaltigen Gefolge das Dionysos zu orgiastischer Parusie. Doch, waren Silene, Satyrn, Faune und dergleichen zottelige phallische Wesen gerade einmal nicht greifbar, ver-

---

[19] Nicht zuletzt deshalb hieß der am Ziel seiner Wünsche angelangte Bräutigam in der Hochzeitsnacht Nymphios.

suchten sie es durchaus auch mit den „Sterblichen". Dabei bevorzugten sie in der Regel schöne, noch unerfahrene, am besten auch noch schüchterne Jünglinge, denn für die Nymphe bestand der größere Reiz in der Verführung als in der Erfüllung. Für die Sterblichen endeten derartige Abenteuer meist infaust, denn wer sich auf die Liebe einer Nymphe einließ, wurde zum *homo nymphaticus* oder, wenn seine Verführerin dem Wasser entstiegen war, zum *lymphaticus*. Um ihn war es in aller Regel dann geschehen, er verlor den Verstand und ließ alles, Haus und Hof, Frau und Kinder, hinter sich, um sich auf Gedeih oder Verderb „seiner" Nymphe anzuschließen. War in der Antike also der Mann in nymphomanischer Umnachtung gefangen, drehen wir Heutigen den Spieß bzw. das Verursacherprinzip um und bezeichnen weibliche Wesen, die sich wahllos allem, was nach Mann riecht, an den Hals werfen als Nymphomaninnen. Aber Halt! Auch hierfür gibt es ein Exemplum aus dem Altertum, frei nach der Devise, keiner sei unnütz, er könne in jedem Fall noch als schlechtes Beispiel dienen.

Hat die Narzisse ein Echo?

Oder verhält es sich geradezu umgekehrt? Hat die Echo einen Narziss?
Was hier wie ein dadaistischer Titel klingt, der sich verdächtig macht, ein gewisses Erheiterungspotenzial in sich zu tragen, entpuppt sich jedoch bei genauem Hinsehen als tragische Liebesgeschichte.
Da wir gerade bei unsterblichen Nymphen sind, schreit also diese Stelle förmlich nach der Geschichte von Echo. Nein, das ist kein Druckfehler, nicht „vom" Echo, sondern „von" Echo, einer eher scheuen, zurückgezogen in ihrer stillen Quelle im schattigen Wald ein beschauliches Dasein fristenden Nymphe.
Noch nie hatte sich ein Mensch, geschweige denn ein Gott an ihre Quelle verirrt, nur Hirsche, Rehe und dergleichen Waldgetier stillten an ihr ihren Durst, doch Echo war gemäß den Lehren eines alten Philosophen: *Hé eudaimonía tôn autarkôn estín*[20] zufrieden. Wäre dies so geblieben, die Geschichte wäre hier bereits zu Ende, oder es hätte vielmehr nichts gegeben, was sie überhaupt ermöglicht hätte, und das Schweigen in Wald und Gebirge hätte angedauert. Doch eines Tages begegnete ihr etwas, besser gesagt, jemand an ihrer Quelle, dessen Anblick Echos Herz plötzlich höher schlagen ließ.
Ein schöner Knabe, Narkissos mit Namen, der, wenn er wollte, auch auf die Kurzform, Narziss hörte, war es, der „sein Antlitz im stillen Quellspiegel weidete". Wenn man den Alten glauben mag, soll er der Schönste, der je das Licht der Welt erblickte gewesen sein. Er selbst aber suchte immer nach Leberflecken oder dergleichen, die ihn etwa verunstalten mochten und wollte es zunächst nicht glauben, dass er der Schönste sei – vielleicht aber hatte er auch von der Geschichte des Adonis[21] gehört? Wie auch immer, im Glauben, zwar

---

[20] Ἡ εβαιμονία τῶν αὐτάρκων ἔστιν. Zu Deutsch: Glückselig, die mit sich selbst zufrieden sind!
[21] Siehe unten: Aphrodite und Adonis.

schön, aber nicht schön genug zu sein, ging er allen aus dem Weg, mied die Nähe und Liebe von Mädchen, Frauen und Männern, ja sogar den werbenden Phoibos Apollon wies er ab, worauf sich nicht einmal er, der Dichter- und Orakelgott, einen Reim machen konnte. In einer derart verfahrenen Situation konnte nur noch einer helfen: Teiresias, der berühmteste Seher des Altertums, wurde nach der Liebe des Narkissos konsultiert und er antwortete, wie bei Orakeln, Sehern und Prüflingen oftmals zu beobachten, wohl in einem sinnvollen Satz, doch vermochte dieser das hinter der gestellten Frage wabernde Dunkel nicht zu durchdringen. Denn der Spruch des Teiresias verkündete, der Jüngling werde ein langes Leben haben, erblicke er nur nicht ein Abbild seinerselbst!

Apollon war, erstmals in seiner Karriere, sprachlos und gab sein Werben um den verstockten Knaben auf.

Was Teiresias, der wie oftmals bei Sehern zu beobachten, nur „Gesichte" sah, nicht aber Zusammenhänge zu durchblicken vermochte, nicht wissen konnte: Es reichte noch nicht, dass Narkissos sein Antlitz irgendwo sah, es gehörte mehr dazu, sein Leben dann zu verkürzen. Und obendrein hatte dieses „mehr" durchaus mit der Frage nach seiner Liebe zu tun!

Als sich Narkissos einmal auf der Jagd im Wald verirrte, kam er durch Zufall oder Schickung an jener, uns nun schon bekannten Quelle vorbei. Durstig beugte er sich über sie und sah im Spiegel des Wassers etwas, was er so noch nie wahrgenommen hatte, ein wunderschönes Gesicht! Begierig es mit den Händen zu greifen, tauchte er dieselben in die kalte Quelle – und wurde augenblicks fündig. Die eingangs erwähnte Nymphe Echo erblickte, von der Rückseite des Spiegels her, diesen schönen Jüngling und war, bei einem Wasserwesen völlig contra naturam, sofort Feuer und Flamme. Sie wusste nichts von der Scheu des Geliebten, hatte in ihrer Abgeschiedenheit auch keine Ahnung von Flirt und Verführungsspiel und verhielt sich ganz instinktiv, also in der gegenwärtigen Situation völlig falsch. Sie meinte, die sich bietende Gelegenheit beim Schopfe, in diesem Fall bei den Händen greifen zu müssen, und versuchte Narkissos zu sich zu ziehen, um den schönen Jüngling zu küssen. Auch wenn Echo von einnehmendem Äußeren gewesen sein mochte, wie es Nymphen eben so an sich haben, mit ihrer ungeschickt direkten Art hatte sie bereits verspielt, ehe es überhaupt anfing und den schüchternen Narkissos gründlich verprellt. Der nämlich riss sich, wie immer, wenn er einer begehrlichen Weiblichkeit begegnete, los und flüchtete voller Panik – obwohl ihm aus der Quelle alles andere als ein panhaftes Wesen entgegengeblickt hatte – in den Wald. Doch der Anblick des wunderbaren Antlitzes im Wasser ging ihm weiterhin im Kopf herum und wie magisch angezogen ging er immer wieder zurück zu der Quelle und starrte, einen Sicherheitsabstand wahrend, dass Echo ihn ja nicht erneut belästigend angrapschen würde, in die Fluten. Dabei ahnte er nicht, welches Drama sich subliminal abspielte. Wie so viele, die ihn einmal gesehen hatten, hatte sich Echo Hals über Kopf, und wie es scheint unsterblich in den Schönling, der es gewiss nicht verdiente, verliebt. Und da er ihrer Sehnsucht immer neue Nahrung gab, indem er inzwischen tagtäglich an der Quelle erschien, wurde Echo krank. Krank vor Liebe. Echo durchlief also alle Stadien, die man im Altertum mit der Liebeskrankheit, darunter verstand man weder Syphilis[22] noch Gonorrhö oder gar AIDS sondern den Zustand, unglücklich verliebt zu sein, verband. War er ihr fern, sehnte

---

[22] Wörtlich: aus sys = Schwein und Philos = Freund gebildet!

sie sich zwar nach einem Augenaufschlag seinerseits, war es dann aber soweit und er ließ endlich sein holdes Antlitz über ihrer Quelle erstrahlen, ohne jedoch im geringsten auch nur einen Blick für sie zu haben, dann zürnte und tobte sie innerlich. Und hier begann sich der Haken zu krümmen: Denn beide wussten zum Zeitpunkt der Handlung nicht, dass Narziss meinte, indem er in den Quellspiegel blickte, das reizende Gesicht der bezaubernden Nymphe zu sehen, die jedoch in ihrer mehr als entgegenkommenden Art der seinen nicht entsprach, und die er deshalb auf Abstand hielt. Echo wiederum sah klarer, was da vor sich ging, nämlich dass Narziss ganz versunken sein Selbstportrait anschmachtete und ahnte wiederum nicht, dass seine uneingestandene Sehnsucht nach Nähe durchaus ihr – als Verkörperung jener perfekten Schönheit, die er an sich nicht wahrzunehmen wagte, galt. Mit anderen Worten, eine höchst verfahrene Situation! Ins Gespräch zu kommen, waren beide nicht in der Lage und so wären sie vermutlich in ihrer Reglosigkeit verblieben, wenn nicht die Echo schwer kränkende Zurückweisung Folgen gezeitigt hätte. Die Ärmste, wie es Verschmähte ja oft machen, begann zu grübeln, ob es etwa allein an ihr läge, dass kein wirklicher Kontakt zustandekam? Echo sorgte sich um ihr Äußeres, fragte sich, ob sie etwa nicht schön genug sei für den seinerseits so schönen Jüngling, und beschloss, von ihrer weiblichen Fülle, über die sie gar nicht einmal in dem Maße verfügte, dass es da noch etwas zu reduzieren gegeben hätte, abzutragen. Sie verzehrte sich doppelt an der innerlich brennenden Glut der unerfüllten Sehnsucht, wie an der chronischen Nahrungsverweigerung, so dass das vordem wohl durchaus attraktive weibliche Wasserwesen sich von schlank in knochig und unansehnlich verwandelte. Ihr glänzendes Auge trübte sich zusehends, und wässrig verschwommen drang ihr Blick nicht mehr durch ihr Wassermedium ans Licht. Narkissos aber nahm sie nun erst recht nicht mehr wahr. Sie wurde weniger und weniger, bis zuletzt nurmehr ihre Stimme erhalten blieb. Doch das reichte gerade noch für eine letzte Äußerung, und nun, da die Liebe sich über den Weg der Selbstzerstörung in Hass gewandelt hatte, lag nichts näher, als ein Fluch: „Atropos[23], höre mich", rief sie nach der unterirdischen schwarzen Moire, „lasse ihn lieben, wie ich ihn liebte, sehen, was er begehrt und nie es besitzen!"

Sie dachte dabei vielleicht an eine andere Nymphe, die dem Spröden mores lehren sollte, doch wie so oft, wenn man die unterirdischen Mächte ins Geschehen bringt, kommt es anders als vordergründig gewollt oder gedacht.

Mit ihrem Fluch hatte Echo ihr Stimmvolumen aufgebraucht und seitdem konnte sie nur noch hören, wer provozierend nach ihr rief[24]. Doch die seinerzeit so unglücklich kinderlose Nymphe gebar mit jeder Begegnung ein neues akustisches Imago ihrerselbst, so dass wir heute, wenn wir an geeigneten Orten im Gebirge oder in einsamen Schluchten nach einem Echo rufen, prompt eines vernehmen. Dennoch hat niemand je die Nymphe gesehen, und wir können uns anhand ihrer und ihrer Kinder Stimmen noch immer kein rechtes Bild von ihr machen.

---

[23] Es gibt auch die Version, sie hätte Nemesis, die Rachegöttin gerufen.
[24] Ovid behauptet zwar, Echo sei für einen Seitensprung des Zeus von Hera bestraft worden, nur die letzten Silben wiederholen zu können, doch wie, bitte, erklärt das ihre zahlreiche Nachkommenschaft? Ihr Name aus dem Griechischen wörtlich übertragen bedeutet übrigens „ich habe"!

Einzig Narkissos müsste es wissen, wie sie aussah, doch der redete ja bekanntlich nicht mit jedem… Was sich von jenem schicksalsschwangeren Tag an auch nicht mehr ändern sollte. Denn als er zum nächsten Mal in die Quelle der zu rauchlosem Schall verflüchtigten Echo schaute, durchfuhr ihn mit einem Mal der Blitz der Erkenntnis: Was er da immer und immer wieder angehimmelt hatte, dieses unvergleichliche, himmlisch aetherische Bild im Wasser, hatte natürlich nicht der Undene im Quell gehört – wie könnte sich denn jemals ein Wasserwesen und noch dazu ein weibliches, an Schönheit mit einem jungen Mann messen!? Es dämmerte ihm aufdringlich, dass es wohl doch gestimmt haben musste, was alle von ihm gesagt hatten und was er nie so recht hatte glauben wollen: Er war der Schönste! Punktum! Dass er da nicht gleich draufgekommen war!? Aber was war das nun schon wieder? Bei genauem Hinsehen, ließ es sich nicht vermeiden, einen kleinen Fleck an seinem Kinn zu erkennen, der ihn sogleich in schwärzeste Depression stürzte, da er sich mit einem unauslöschlichen Makel behaftet fand. Doch wie erleichtert fühlte er sich, als er entdeckte, dass es sich lediglich um einen Schmutzspritzer handelte, der sich mit etwas reinem Wasser aus der Echo-Quelle beseitigen ließ, und schon starrte er wieder verzückt und wie somnambul in den unerschütterten Spiegel des Wassers. Doch eine Veränderung ging in ihm vor, zunächst fast unbemerkt, doch dann immer heftiger, spiegelte er, was Echo ihm entgegengebracht hatte: Narkissos war zum ersten Mal verliebt!

Er streckte wieder die Arme aus, tauchte sie ins klare Nass der Quelle, vorsichtig zuerst, doch dann, als er sich versichert hatte, dass da niemand mehr war, der, besser, die, begehrlich an ihm zerrte, die ihn mit einem Du konfrontierte und von seinem aesthetischen Genuss abhielt, blieb er eine Weile in betrachtender Anbetung dieses Schönheitsidols vor dem Aquarell-Quellbild sitzen. Doch eben nicht in jenem, von Schopenhauer als entwicklungsgeschichtlichen Höhepunkt des Seins gepriesenen begierdelosen Betrachten des interesselos gefallenden Schönen[25]. Nein, Echos Fluch führte ihn, wie könnte es auch anders sein, zum Haben-Wollen. Nun wissen wir aber spätestens, seit wir uns mit den Schriften des vormals nur wenig gelesenen Theologen Josef Ratzinger beschäftigen, der sich nun als Papst Benedikt XVI. zum Bestsellerautor zu mausern beginnt, dass das Haben keineswegs erlösend sein kann, sondern jegliche positive Entwicklung dem Seins-Aspekt zu entquellen hat. Nun hatte aber Narkissos als Heide keine Gelegenheit gehabt, sich mit diesen Theorien kritisch und eindringlich auseinanderzusetzen und wühlte nun mit begehrlichem Griff die Stille der Quelle auf. Doch wie herb war seine Ent-Täuschung, als er rein gar nichts in Händen hielt, ja vielmehr auch noch das Wasser an seinen Fingern herabperlend in die Quelle zurücksank? Sein Traumbild zerrann ihm gewissermaßen zwischen den Fingern. Und kaum, dass sich der Spiegel des Wassers von seinen aufwühlenden Bewegungen wieder beruhigt hatte, begann das grausame Spiel aus Sehen – Haben-Wollen – Nicht-Bekommen von vorne. Verständlich, dass dieser *circulus vitiosus* auch an Narziss nicht spurlos vorübergehen konnte. Der vordem so schüchterne, zurückhaltende, ja gehemmte Jüngling verwandelte sich in

---

[25] Hier wie auch sonst oft folgt er Kant, der definiert: „Schön ist, was interesselos gefällt." Interessant auch, dass wir Aesthetik mit Lehre vom Schönen übersetzen, wobei wörtlich αἰσράνομαι aisthanomai = „ich nehme wahr", bedeutet. Schönheit also immer nur dann „ist", wenn sie auch wahrgenommen wird, also eine Interaktion stattfindet.

einen Berserker, der seine ganze Wut über das Nicht-zu-bekommende gegen das ersehnte Bild richtete, in diesem Falle, gegen sich selbst. In seiner Raserei zerkratzte er sich das Gesicht und schlug sich schließlich mit den Fäusten die Brust mit derart ungeheurer, in ihm nicht vermuteter Gewalt, dass der Thorax einbrach und das Blut aus seinem zerschmetterten Herzen wie ein Geysir heiß hervorstürzte. Verröchelnd sank er tot zu Boden. Doch gewährten die Götter ihm Gnade und verwandelten den leblosen Leib in die gleichnamige Blume[26].

Narziss war also wie taub für seine Umwelt gewesen, unempfindlich und frei von Empfindungen und Emotionen für andere, zuallerletzt natürlich von Mitgefühl und Mitleid. Er war betäubt, narkotisiert, würden wir heute sagen, was uns nun zur Bedeutung hinter dem Namen führt. Denn Hé nárke[27] bedeutet Betäubung, und Narkissos ist also der Betäubte, der Narkotisierte, der Anaisthès[28], der nichts wahrnehmende, der Gefühllose, wie vice versa der Anaesthesist (hoffentlich nie Anestesist), der Narkosearzt also, der macht, dass der Patient nicht(s) wahrnehmen[29] kann, indem er ihm eine mehr oder weniger wirksame Betäubung verpasst (Holzhammer plus Whisky → Opium, Alraune, Myrrhe → Morphium → Aetherrausch → Rohypnol). Doch Atropos, an deren unterirdisches Ohr der Fluch Echos drang, nahm sich seiner Verwirklichung an und weckte Narziss aus seinen selbstvergessenen Traumnebeln – allerdings nicht zu seinem Heil! Was uns nun zu unserer Pflanze führt.

Wie aus der Geschichte des selbstvergessenen, von der eigenen Schönheit betäubten Jünglings hervorgeht, kann wohl nicht die „Gelbe Osterglocke[30]", die sicher optisch ansprechend aber aufgrund ihrer Häufigkeit wohl unter die unedlen Pflanzen gerechnet werden muss, gemeint sein. Der Duft mancher Sorten ist derart aufdringlich, dass er betäubend auf den *Nervus olfactorius* wirkt, wo wir also noch mal bei narkáo = ich betäube sind. Vielleicht bekränzte man deshalb im Altertum die Toten mit Narzissen? Aber es gibt auch viele wohlriechende, so dass Dioskurides Narzissenöl als Duftmittel empfiehlt. Ansonsten ist sie medizinisch nicht sehr bedeutsam, ihre gesottene Zwiebel wurde im Altertum mit Nesselsamen und Öl zusammen als Pflaster auf schwärende Exantheme aufgetragen. Innerlich eingenommen ruft die Zwiebel der Osterglocke, die wissenschaftlich auf *Narcissus pseudonarcissus* hört, Erbrechen hervor, während sie in rohem Zustand äußerlich für pustulo-papulöse Exantheme, die als Blumenhändlerdermatitis beschrieben werden, sorgt. Es gibt annähernd einhundert Formen dieser mediterranen, bei uns fast ausschließlich in Gartenkultur vorkommenden Art. Wie gesagt, um den ordinären Märzenbecher kann es also nicht gehen, nicht einmal um so klangvoll benannte Zuchtformen, wie „Orange Phoenix" oder „Butter-and-eggs".

Übrigens fällt auf, dass im Lateinischen der Griechenjüngling in eine Blume grammatikalisch männlichen Geschlechts überführt wird, was dann im Deutschen ins Feminine verfremdet wird. Was hinter diesem Bruch an psychologischen Abgründigkeiten stehen mag, soll aber hier nicht Gegenstand einer Analyse sein!

---

[26] Auch hier will es Ovid besser wissen und macht eine Crocusblume daraus!
[27] Ἡ νάρκη = Betäubung
[28] Ἀναίσθης
[29] Aus ἀν – = Verneinung und ἀν αἰσθάνομαι = wahrnehmen, fühlen.
[30] Übrigens finden wir sie in der dt. Dioskuridesübersetzung von 1610 als „Zeitlose" nicht etwa als Märzenbecher oder ähnliches.

Vielleicht stand also Narziss Pate für die nun schon wesentlich seltenere, weiß-rote Dichternarzisse, *Narcissus poeticus*? Aber abermals gefehlt! Nicht einmal diese, sogar schon vom großen Homer besungene Blume ist es, wiewohl sie das schreckliche Ende des Helden quasi im Blühvorgang festzuhalten scheint. Das rot hervorspringende Blut, das aus der Mitte des fühllosen Herzens quillt, stellt sich dem Betrachter, der die Blüte unmittelbar von vorne ansieht, als roter Rand der aus dem Kelchboden nach vorne drängenden Nebenkrone dar. Der aus dieser Perspektive zu ziehende Verdacht liegt nahe, dass nun diese röhrenförmige Nebenkrone in ihrer Gesamtheit in der Blutfarbe gestaltet wäre. Die laterale Darstellung aber, die eine weiße Röhre, mit eben nur am äußersten Rand roter Pigmentierung zeigt, erbringt dann aber nicht die entsprechende Bestätigung. So dass wir auch *Narcissus poeticus* ausschließen müssen.

Nein, es kommt hier eine neue Art der Gattung Narzisse ins Spiel, *Narcissus incomparabilis*, die Unvergleichliche. Mit diesem Epitheton versteigt sich Linné, der sonst ja durchaus Augenmaß in der Anwendung seiner Nomenklatur beweist, zu einem Superlativ[31], als stünde er sprachlos staunend vor einer botanischen Einzigartigkeit. Das Staunen wird aber noch größer, stellen wir fest, dass diese unvergleichliche Narzisse unter Umständen mit der gewöhnlichen Osterglocke verwechselt werden kann. Die scheinbare Unvergleichlichkeit der Blume beruht also nicht auf unmittelbar ihren eigenen Attributen, wie Aussehen, Aroma oder medizinische Wirksamkeit, sondern wir werden Linné zugestehen müssen, dass er uns hier mit einem besonders eklatanten Fall der reinen Mytheninterpretation konfrontiert, dass dem Namensgeber also allein die Sage vom Begründer des autoerotischen Selbstvergessenheitskomplexes vor dem geistigen Auge stand. Denn, wie wir nun wissen, der tragische, jugendliche Mythenheld Narkissos war tatsächlich unvergleichlich in seiner Schönheit.

Nach dieser ersten Stippvisite bei unseren Vorfahren nun zurück zu den Göttern. Wir erinnern uns, Kronos hatte gerade Uranos kastriert und dessen Phallos in hohem Bogen ins Meer geworfen. Wie um einen Gegenpol zu all dem Schrecken und Hässlichen zu bilden, als dessen Krönung das eherne Menschengeschlecht sich gerade selbst ausgetilgt hatte, schäumte das Meer auf, als Uranos' Männlichkeit hineinstürzte, oder war es lediglich etwas von dem dabei austretenden Blut – oder auch nur der Same, da streiten sich die Mythenforscher, und aus dem Kontakt des göttlichen Körperteils / der Körperflüssigkeit mit dem Wasser entstand Schaum, welchem dann ein Wesen voller Anmut, Grazie und Liebreiz, auf den Punkt gebracht, das schönste Wesen, das die Welt je sah, die Göttin der Liebe und Schönheit, Aphrodite entstieg[32]. Ihr Name bedeutet „die Schaumgeborene", und sie wird oft als die kyprische Göttin bezeichnet, da die Insel Zypern ihre Urheimat gewesen war. Tritonen, fischschwänzige Meerhalbgötter, zogen sie in einer überdimensional großen Kammmuschel über die Wellen, die sich sogleich türkis verfärbten. Selbst Aither, der Gott des Himmels-

---

[31] Es ist uns bewusst, dass incomparabilis grammatikalisch gesehen kein Superlativ ist, und unser Gegenwartsjournalismus, der mit Steigerungen von a priori in-komparativen Formen meint,, originell zu sein, etwa, wenn aus aktuell, aktuellst wird, oder aus optimal optimalst wird, wäre sicher dankbar, wenn er auf diesem Feld auch noch die Sumpfblüte „unvergleichlichst" ernten könnte. Doch fragt sich die Sinnhaftigkeit gesteigerter Negationen: Was steckt hinter unmöglichst oder gar unkaputtbarst?

[32] Ἀφροδίτη ἀναδυομένη, A. anadyomene, ‚die aus dem Meer auftauchende', hatte wohl Sandro Botticelli als Motiv für sein weltberühmtes Bild vor Augen.

glanzes wurde ganz rosa, als er sie erblickte und Eros, der älteste der Götter, eilte herbei um sich an ihrer Seite niederzulassen und nie mehr von ihr zu weichen. Noch heute zeigt man sich die Stelle, wo sie bei Paphos auf der Insel Zypern an Land ging, was zum augenblicklichen Aufblühen der Insellandschaft geführt hatte. So hatte sich Gaia also indirekt mit ihrem Racheakt eine Konkurrentin erschaffen, mit welcher sie in gewisser Hinsicht zu keiner Zeit würde mithalten können. Da sie sich aber ihrer eigenen Werte und der ihrem Wesen einwohnenden besonderen Schönheit, jenem zeitlosen Zauber abseits von Trieb und Verlangen, durchaus bewusst war, war ihr das damals vermutlich ziemlich egal.

Genauso wenig mochte sie sich aber über die sie betreffenden Folgen im klaren gewesen sein, als ihr Titanensohn Prometheus, der ja aus einem nicht näher zu bestimmenden inneren Trieb aus Tonerde Abbilder seines Geschlechts geschaffen hatte und nach der Katastrophe der weniger geglückten Version stolz ein besonders gelungenes Exemplar der Mutter mit den Worten präsentierte: „Mama, schau, ein Mensch!" Diese, von den Göttern nur verächtlich „Sterbliche[33]" genannten, Wesen sollten ihr die ärgsten Plagen und Misshandlungen in ihrem Aeonen währenden Leben bereiten, aber das wusste sie damals noch nicht.

Und auch Prometheus[34] ahnte, seinem Namen zutrotz, nicht, was ihm blühen würde, als er für seine Geschöpfe das Feuer von Helios' heiligem Wagen stahl, den Funken in einem Fenchelstängel zu ihnen brachte und sie, gewissermaßen als Akt der Wiedergutmachung, anwies, mit der nicht verlöschenden Flamme den Olympiern Brandopfer darzubringen. Doch kaum roch Zeus die duftenden Rauchsäulen, kaum sah er die zuckenden Flammen, das Züngeln des von des Prometheus' Geschöpfen gezähmten Elements, das ihm zu Ehren da unten loderte – da war es ihm auch wieder nicht recht und er schickte Pandora, die erste Frau, hinab zu den Sterblichen, als Strafe für den Raub des Feuers, mit dem Vermerk „Rückgabe nicht möglich!"

Von da an hatten nun alle Olympier immer ausreichend zu tun.

---

[33] Βροτοί Brotoi
[34] Wörtlich bedeutet sein Name Der-im-voraus-Bedenkende.

Zweiter Besuch: Hades und Persephone – oder die Untere Sonne

Nachdem wir nun schon nicht im Himmel begonnen haben, weil uns das Etwas, diese plumpe Welt, zunächst als Heimstatt der Pflanzen mehr interessiert hat, wollen wir uns jetzt mit dem Phänomen des Pflanzenwachstums als solchem auseinandersetzen. Wie kommt es überhaupt dazu, dass es ein Werden und Vergehen des vegetabilen Lebens, ein Sprießen, Wachsen und Gedeihen, ein Blühen, Fruchten aber auch ein Verwelken gibt? Wie lässt es sich erklären, dass es Jahreszeiten gibt, wie, dass das Grün grünt? Wer jetzt „Photosynthese, ist doch klar!" sagt, sollte das Buch wieder weglegen, es ist nichts für ihn. Horaz prägte das geflügelte Wort *per aspera ad astra* – in unserem Fall heißt das, nur, wer die Schrecken der Unterwelt kennt, weiß die Freuden des Olymp erst zu schätzen. Und doch bleiben letztere den meisten der Sterblichen verschlossen. Bekanntlich führen aber aus ihrer Welt mehrere direkte Wege in die der Un-Sterblichen, unsterblich nun aber nicht im Sinne der unsterblichen Götter, sondern jener, die als bereits Verstorbene nicht mehr in der Lage sind, zu sterben, und so wollen wir, ehe wir uns aufschwingen in den glänzenden Aether, zuerst hinabsteigen, die schreckliche Nachtmeerfahrt hinter uns bringen, um dem Herrn der Schatten und seiner liebreizenden Gemahlin unsere Aufwartung zu machen.

Wer war Hades?

Wie bei den Indogermanen allgemein üblich, stand an der Spitze der Götterhierarchie auch bei den Griechen eine männliche Trias. Religionsgeschichtlich sieht man darin den dreifaltigen Gatten der ursprünglichen Göttinnentrias, doch führen uns Analysen dieser Art zu weit ab[1]: Der Wolkenversammler Zeus, als der oberste Chef, Herr des Himmels, teilte sich die Herrschaft über die Welt mit seinen beiden Brüdern, Poseidon und Hades. Poseidon, der Wogenerschütterer erhielt Amphitrite, die Herrin des Meeres zum Weib und wurde somit der neue Meergott. Die Hellenen, als ein Volk von Seefahrern, zollten ihm den nötigen Respekt, und seine jähen Zornesausbrüche waren gefürchtet. Doch der Dritte des Bundes der Kroniden[2] war der finstere Hades. Dem Wortsinne nach bedeutet sein Name „der Unsichtbare" bzw. „der Unsichtbar-machende" und er steht als Widerpart des Himmelsherrn Zeus gleichermaßen, wie als Gegenpol zur Sonne. Manchmal wird er auch als die „untere,

---

[1] Vgl. die indoarische Trias: Brahma, Wishnu, Shiva, die germanische aus Wotan, Wili und We. Bei der kapitolinischen Trias der Römer schimmert die matriarchische Organisation noch durch, denn es wurde nur eine der Göttinnen durch ein männliches Wesen ersetzt, und so teilt sich Juppiter optimus maximus seinen dreitorigen Tempel mit Juno und Minerva.

[2] Als Kinder des Titanen Kronos trugen sie dieses Epitheton.

schwarze Sonne" bezeichnet, als unterirdischer Zeus. Hades hatte sozusagen das kürzeste Streichholz gezogen, als die drei Brüder darangingen, die ihnen zugefallene Welt unter sich aufzuteilen. Nicht nur, dass er abseits des Sonnenlichtes seine düstere Wohnstatt aufschlagen und sein freudloses Dasein fristen musste, von allem Anfang der Herrschaft der Olympier an, stand ihm das unerfreuliche Amt als Wächter zu. Denn einsam musste er nicht sein unterweltliches Regiment führen, schließlich saßen da ja zunächst die unterworfene Göttergeneration der Titanen und andere eher lichtscheue Subjekte, unterweltlich dem wahrsten Wortsinne nach, ihre zeitlich unbefristeten Strafen ab, und, erdgeschichtlich neueren Datums, befanden sich dort auch diverse widerspenstige Sterbliche in Ausnahmezuständen zur dauerhaften Sicherheitsverwahrung.

Lamium ssp. – Die verschlingende Geburtshelferin

Hier lohnt es sich, kurz auf unserem Abstieg zum Thron des Unterweltsherrschers innnezuhalten und einen vorsichtigen Blick in eine besonders abgelegene und finstere Ecke – und das will in Anbetracht der Gesamtsituation, in der wir uns hier befinden, etwas heißen – zu werfen, aus der uns zwei rote, lidlose Augen glühend entgegenstarren.

Ein schlangenartiges Ungeheuer, Lamia mit Namen, wartet dort ewighungrig aber vergeblich auf Beute. Einst war sie eine ausnehmend weise Göttin und offenbar hübsch genug, dass der unersättliche Zeus sie begehrte und verführte. Doch, wie so oft beim Wolkenversammler, nach kurzer Zeit war er ihrer überdrüssig, ließ willkürlich Verabredungen platzen und sich schließlich durch seine Sekretärin Iris verleugnen, sobald sich Lamia bei ihm anmeldete. Inzwischen war sie Mutter einer numerisch nicht überlieferten Kinderschar mit der sie der Kronide kaltlächelnd sitzenließ. Da sich das Modell der alleinerziehenden[3] Mutter noch nicht durchgesetzt hatte, verfiel Lamia in ihrer Verzweiflung in Raserei, tötete ihre Kinder und verzehrte sie anschließend. Dies hatte zur Folge, dass Zeus, nun plötzlich voller Familiensinn, die Weisheitsgöttin der ersten Stunde in einen nimmermüden, schlangenförmigen Drachen umgestaltete und in den Tartaros, den finstersten Teil des Hades verbannte. Lidlos starren ihre nimmergeschlossenen Augen ins Dunkle und will sie schlafen, nimmt sie die Augen heraus, die dann stellvertretend für sie weiter wachen. Einer anderen Version nach geriet Zeus über den Mord an seinen Kindern derart in Rage, dass er Lamia verschlang, nur damit sie später, als Athene, aus seinem Kopf wiedergeboren würde. Jedenfalls wird im Zusammenhang mit dieser Geschichte immer jemand verschlungen und Laimos[4] bedeutet auch Schlund, Rachen.

Dieser verschlingende Aspekt dürfte es wohl auch gewesen sein, der Linné auf den

---

[3] Auch so ein despektierlicher Eingriff seitens der „Recht"schreibreform: Diese Mütter sind in der Regel alles andere als allein erziehend, sie gehen meist nebenher einer beruflichen Tätigkeit nach, nur bei der Kindererziehung hilft ihnen niemand!

[4] τό λαιμόσ

Familiennamen der *Lamiaceae* brachte, was mit „Lippenblütler" doch eher verharmlosend übersetzt wird! Beobachten wir einmal etwa eine Hummel beim Eindringen in den Inbegriff des Lippenblütlers, *Lamium ssp.*, in unserem Fall *purpurea*, entsteht aus der Persperktive der Blüte ja durchaus der Eindruck, sie verschlinge das dickliche Brumminsekt. Dass es sich hierbei um ein ausgeklügeltes Schlüssel-Schloss-Prinzip der beiden Naturreiche Flora und

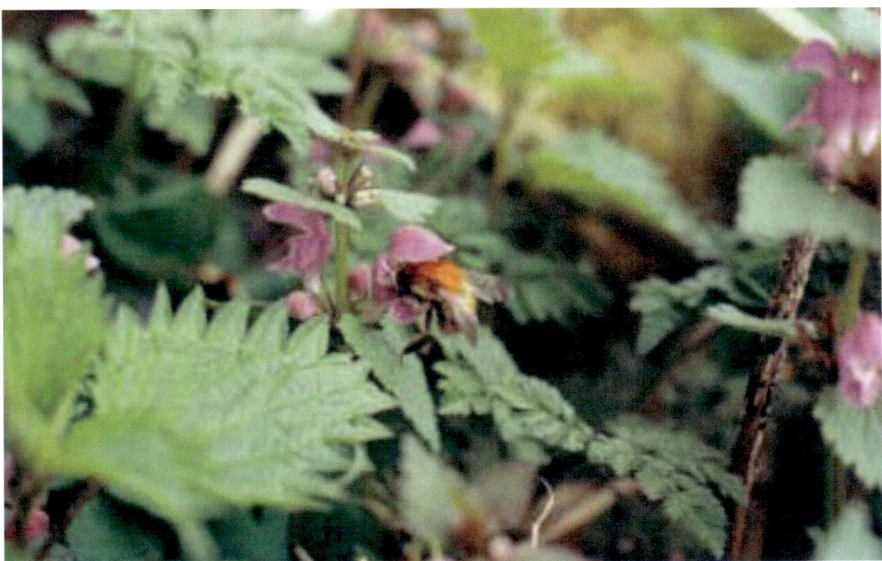

Hummel, von einer Lamie scheinbar verschlungen.

Fauna handelt, das nicht Fressen und Gefressen-Werden zum Gegenstand hat, sondern Fressen und Bestäubung, also der Fortpflanzung der Pflanze und der Energieversorgung des Insekts dient, darf uns hier nicht weiter interessieren. Dieses Bild des verschlingenden Schlundes stand Linné vor Augen, als er die ansonsten ja eher harmlose Taubnessel, eine Blume, die mit Hilfe ihrer gesägträndigen, an Urtica erinnernden Blätter Gefährlichkeit lediglich vorzutäuschen vermag, mit dem Namen dieses unterweltlichen Scheusals bedachte. Doch die farbenfrohen Blüten der Taubnesselarten, die in purpur, gefleckt, goldgelb oder auch in reinem Weiß die Augen der die Oberwelt bevölkernden Wesen erfreuen, sind eine letzte Reminiszenz an die vormalige Anmut und Schönheit der Göttin. Als schwarzer, negativ besetzter Gegenpol zur olympischen Athene zieht sie deren abgespaltene Schattenaspekte auf sich und wurde von den Gebärenden angefleht, ihre Kinder zu verschonen und die Entbindung zu erleichtern. Hier wird also neben der dreigesichtigen Hekate, den Eileithyien und Lochien auch Lamia angerufen, was sich anhand der medizinischen Indikationen für *Flores Lamii*, die im gynaekologischen Bereich angesiedelt sind, niederschlägt.

48 Zweiter Besuch: Hades und Persephone – oder die Untere Sonne

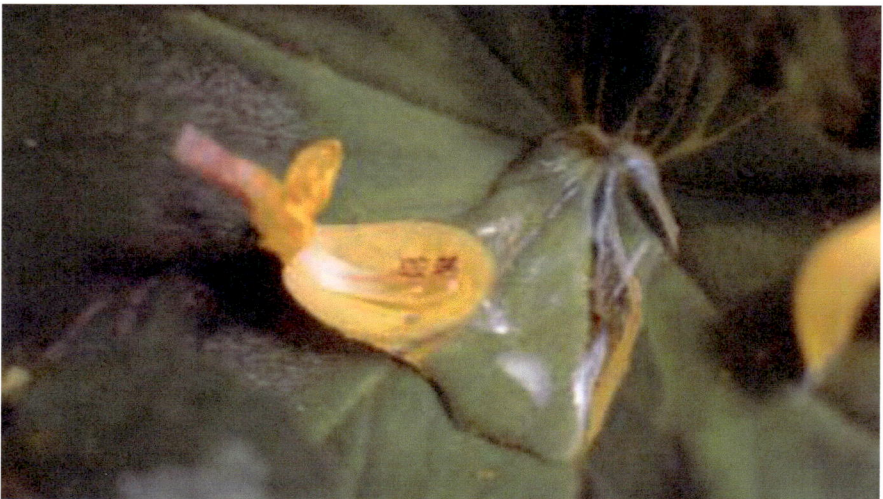

Blüte von Goldnessel. Auch wenn Chrysostomos - Goldmund passen würde, heißt sie Lamium galeobdolon.

Wir machen uns unterdessen, ans Dunkel gewöhnt, auf zum Thron des Hades. Zu den erwähnten Schreckgestalten hinzu gesellten sich nach ihrer Erfindung durch Prometheus jene, oben schon erwähnten, von den Göttern „Sterbliche" genannten Titanenabbilder, die Menschen. Andere Varianten des Menschheitsentstehungsmythos sind noch weniger schmeichelhaft als die schon zitierten, wonach Prometheus aus Rache an den Olympiern die Menschen aus den Verbrennungsrückständen der ersten Göttergeneration, aus Titanenruß nämlich, geformt hätte.

Was es mit den Sterblichen im Hades auf sich hatte, erzählen wir gleich, denn, anders als sonst üblich, kommt hier die Ausnahme vor der Regel: Einige wenige, ausgesucht perfide Frevler wie Tantalos, Sisyphos, Ixion, Tityos oder Orion, waren nämlich zu ewiger Verdammnis verurteilt worden und litten hier wahre Höllenqualen. Aber, wie gesagt, das waren die Ausnahmen!

Befallen nun den Leser, die Leserin Zweifel ob des Gesagten, müssen wir einräumen, dass auch wir das alles natürlich nur vom Hörensagen wissen, denn eine rechte Vorstellung von Hades kann man nun mal nicht haben. Bilder von Zeus mit den Blitzen und seinen in Legion gehenden Geliebten kennt man aus allen Epochen, Poseidon mit dem Dreizack fand sogar auf Umwegen über den Teufel eine zugegebenermaßen etwas verfremdete Darstellung in der christlichen Ikonographie, und ist ebenfalls bestens bekannt. Doch von Hades gibt es diesbezüglich nur wenig, und das hat seinen Grund: Kaum in seiner weitläufigen Wohnung eingezogen, musste Hades nämlich schon feststellen, dass ihm plötzlich alle aus dem Weg gingen. Die Götter mieden ihn begreiflicherweise, denn wer besucht schon gerne den Herrn der

Unterwelt zuhause? Doch nicht genug damit, da er als Vorsteher eines vorsichtig gesprochen recht komplizierten Haushaltes mit Bewohnern zweifelhaften Charakters gewissermaßen ständig im Amt war und sich keine Ausflüge gönnen durfte, findet man ihn auch kaum auf einer jener Darstellungen griechischer Künstler, zu welchen ihnen die Götter Modell saßen. Und wird er tatsächlich doch einmal dargestellt, so mit nach rückwärts gewandtem Gesicht, als „der, den man nicht ansieht". Auch bei den großen olympischen Festen fehlte er notorisch. „Ich kann das ganze G'schwerrl da drunten nicht allein lassen", war seine übliche Erklärung.

Die Wohnstätten des Hades genossen in der Antike etwa den Ruf des heutigen Sibirien. Jeder wusste, dass es so etwas gab, einige sogar wo und alles war sich einig, dass man dort nicht hinwollte. Anders als beim heutigen Sibirien stand aber für 99,78% aller „Sterblichen" fest, dass sie dermaleinst dorthin gelangten. Der Mensch der Antike sah dem Jenseits mit gemischten Gefühlen entgegen, denn so etwas wie eine Hoffnung auf eine bessere jenseitige Welt existierte nun mal nicht. Es sei denn, man hatte sich in einen der zahlreich kursierenden Mysterienkulte einweihen lassen, die ihren Adoranten dann exklusivere Zukunftschancen in den Gefilden der Seeligen versprachen oder man glaubte mit Pythagoras und den Seinen an Reinkarnation. Kein Wunder, dass das Leben des Durchschnittsgriechen bei völligem Fehlen eines positiven Jenseitsaspektes sehr diesseitsorientiert war. Hofmannsthals *Jedermann* bringt mit seinem berühmten, schreckensvollen „Wie graust's mir vor dem Tod!" diese Haltung noch gute 2800 Jahre später treffend zum Ausdruck.

Wenn wir oben die Negativauslese zuerst erwähnten, sei aber auch nicht verschwiegen, dass die Götter auch für Positivbeispiele Ausnahmen gewährten: Besonders weise Männer wie Thales von Milet, Solon von Athen, Bias von Priene und ihre vier weiteren Mitweisen, durften auf den Inseln der Seligen ihre Unsterblichkeit genießen. Doch das Gros der Sterblichen wurde, hatte der Todesengel Thanatos sie erst einmal mit seiner eisigen Hand berührt und waren ihre Seelen somit unsterblich geworden,[5] von Hermes in seiner Eigenschaft als Psychopompos[6] zu einem der Eingänge der Unterwelt verbracht. Ihre Lokalisationen waren zumindest teilweise bekannt, ja, manche Kartographen scheuten nicht davor zurück, Eingänge zum Hades in ihre damals noch recht phantasievoll gestalteten Weltkarten einzutragen. So gab es einen in Attika, bei Kolonos, durch welchen der blinde Oidipous entrückt wurde, einen auf Sizilien, und etliche auf den „schwefeldampfenden Inseln"[7] wohin es Odysseus und Aeneas im Verlaufe ihrer Irrfahrten verschlug.

Unerbittlich zog Hermes die widerstrebenden Seelen an seinem von zwei Schlangen umwundenen Heroldsstab hinter sich her, bis er sie bei Charon, dem alterslosen Fergen abgeliefert hatte. Dieser setzte sie über die drei Unterweltsströme, von welchen es keine Wiederkehr gibt: Dem Pyriphlegeton, den wir im Zusammenhang mit Achillea noch besser kennenlernen werden, schloss sich der Lethestrom an (aus ihm mussten alle trinken, um zu vergessen, was sie unter dem Licht erlebt hatten[8]), um schließlich den Styx zu überqueren, jenen Fluss,

---

5   Sofern man nicht an Reinkarnation glaubt, sind wir das ja schließlich alle, wenn wir das Zeitliche gesegnet haben…
6   Ψυχοπομπός = Seelengeleiter
7   Vermutlich Stromboli und die Liparischen Inseln.
8   Ἡ λήθη = Vergessensfluß; daher leitet sich auch unser klinischer Begriff Lethargie, das interesselose Vergessen-Wollen, ab.

bei dem die Götter schwören. Der Appell Jesu, „Du sollst nicht schwören", wäre auch für die hellenischen Götter sinnvoll gewesen, denn schwor ein Gott beim Styx, so musste er unter allen Umständen diesen Schwur halten, da er sich damit verpflichtete, andernfalls diesen Strom zu überqueren, mit anderen Worten, seine Göttlichkeit zu verlieren. Es scheint plausibel, dass für Hades bei der Festlegung dieser zwingenden Gesetzgebung eine Ausnahmeklausel eingeführt worden war, allerdings findet sich in den Quellen kein entsprechender Text – vielleicht eben auch nicht, und man sah ihn deshalb nie in der Gesellschaft der Götter? Demnach mieden also die Götter diesen allen beschönigenden Epitheta zutrotz doch eher unwirtlichen Ort wie der Teufel das Weihwasser.

Wer also die Unterweltströme überquert hatte und die Häuser des Hades „betrat", verlor weitgehend alles, was an seine weltliche Erscheinung erinnert hätte und wurde zum amorphen Schatten. Man kann sich darüber streiten, ob hier so etwas wie eine Seele weiterlebte, dagegen sprechen auch Aspekte aus dem Bereich der Humoralpathologie, wo die Psyche als feucht-warmer Hauch beschrieben wird, Qualitäten, die in der Unterwelt verlorengehen und sich zu kalt und trocken wandeln. Gestalt- und schwerelos, ohne Erinnerung und Emotionen schweben die Schatten in diesem düsteren, lichtlosen Umfeld fern von allem, was auch nur im Entferntesten an Freude oder sonst ein positives Erleben oder Gefühl erinnert hätte. Fast sind wir versucht zu sagen, glücklicherweise legten die Schatten all dies ab, denn, hätten sie Erinnerungsvermögen und Emotionen, führte diese Umgebung unweigerlich zu jenen Depressionen vom Lichtmangeltyp, die so gut auf *Hypericum* ansprechen. Doch ohne Licht keine Pflanze, so dass wir gerade den Sonnenliebling *Hypericum* dort vergeblich suchen! Inmitten dieser gestaltlosen, hauchförmigen Schatten thronte Hades, als Herr und Wächter über jene nach ihm benannten Gefilde und ihre Bewohner. Einzig den beiden Kreterkönigen Minos und Rhadamanthys, Verkörperungen jener auf Erden äußerst selten anzutreffenden Synthese aus Macht, Frömmigkeit und Weisheit hatten die Götter gewährt, unbeschadet den Hades zu betreten und so fungierten sie dort als Richter der Toten. Sie hatten bezeichnenderweise viel zu tun, waren sozusagen im Dauerstress des Überarbeiteten und hatten kaum Freizeit, sich einmal mit Hades über das Wetter oder dergleichen zu unterhalten.

Kein Wunder, dass er sich einsam fühlen musste.

Der Raub der Grünen Jungfrau

Wie wir schon sagten, alle mussten und niemand wollte dorthin, in die Hallen des Hades! Der Unterweltsgott wurde mehr gehasst als geliebt, mehr gefürchtet als verehrt. Sein Name kam dem Hellenen nicht über die Lippen und es gab 1001 euphemistische „alias" für ihn, wie „Eubulos" oder „Pluton"[9], wie es ja unter Menschen allgemein Brauch ist, dem Bedrohlich-Unbekannten, quasi als beschwörende Beschwichtigung und Entzauberung,

---

[9] Εὔβουλοσ, Πλούτων = der guten Rat Gebende, der Reiche.

positiv besetzte Namen zu geben. Wie etwa die Athener, die den Rachegöttinnen unter der Bezeichnung „Eumeniden" – die Sanftmütigen – ein Heiligtum weihten. Wurde der Name des Hades tatsächlich einmal ausgesprochen, dann so wie im Mittelalter der Gottseibeiuns, also verbunden mit abergläubischer, ja panischer Angst[10]. Dies machte Hades durchaus zu schaffen, denn anders als ich-schwache Subjekte, die eine innere Freude daran haben, andere zu ängstigen und zu schrecken, wie es den sterblichen Vertretern dessen, was man heutzutage so als „Unterwelt" kennt, eigen ist, war Hades eben nicht das Ekel, das seiner Persona[11] anhaftete. Auch er sehnte sich nach Liebe und Zuneigung. Nun war Hades aber, fast hätten wir nun gesagt, ein Mensch, nein, war er nicht, ein Gott, dem trotz des eben beschriebenen depressiv machenden sozialen Umfeldes, Emotionen und Gedächtnis nicht abhanden gekommen waren. Schließlich saß er dort ja nicht zur Strafe. Da in der griechischen Mythenwelt jedes männliche Wesen seine weibliche Entsprechung hat, wäre ein unverheirateter Unterweltsgott also nicht nur in psychologischer Hinsicht undenkbar und unvollständig. So empfand das auch Hades.

Und obendrein war er verliebt! Verzückt roch er an der brennroten gefüllten Blüte des Granatapfels. Persephone, eine der zahlreichen Töchter seines himmlischen Bruders und dieserart eine aus der unübersichtlichen Schar seiner Nichten, war es, auf die er mehr als nur ein Auge geworfen hatte, die er, wie die Blüte in seiner Hand sagen sollte, mit feuriger Verliebtheit verfolgte. Dem liebreizenden Mädchen, manchmal wird sie auch allein mit diesem Namen, Kore,[12] bezeichnet, oblag es, für das Wachstum der Vegetation zu sorgen, wobei sie mit grünem Daumen ausnahmslos alles, was da wachsen und gedeihen wollte, der Sonne entgegensprießen ließ. Wir dürfen in Persephones Blumengarten durchaus eine Parallele zum Garten Eden der Bibel sehen, so dass wir uns zu der Aussage versteigen wollen, dass wohl paradiesische Zustände auf der jungfräulichen Erde, als sie noch einzig Persephones sanftem, milden Regiment unterworfen war, geherrscht haben. Mit ihrem Glanz dachte Hades, sich seine unerfreuliche Umgebung anzureichern, gewissermaßen zu begrünen, und der Vater der Braut hatte sein Placet schon gegeben. Persephone allerdings war alles andere als erbaut von den Plänen ihrer Familie väterlicherseits und wandte sich an die Mutter um Hilfe. Sie hatte Demeter, jene große, Fruchtbarkeit der Äcker schenkende Göttin, zur Mutter, welche wohl am besten in die Zyklen des Stirb-und-Werde eingeweiht gewesen sein dürfte. Trotz dieser Kenntnisse unterstützte sie ihre Tochter und lehnte eine eheliche Verbandelung mit dem schrecklichen Hades rundweg ab.

Finster brütend saß der Abgewiesene auf seinem Thron in der Unterwelt. Die ihn umgebenden leeren Schattengesichter erschienen ihm noch nichtssagender als sonst und das Geschrei der Frevler nagte an seinem vegetativen Nervenkostüm. Krachend fuhr seine flache Hand auf die Armlehne des vorsorglich schon einmal aufgestellten aber leeren Thrones zu

---

[10] Harry Potter Leser kennen dies auch in der Fantasy-Welt J.K.Rowlings, wo „Lord Voldemort" auch nicht beim Namen genannt werden darf…

[11] Siehe bei C.G.Jung: Die Persona steht als Außenbild, das den Einzelnen als Vertreter einer bestimmten Berufsgruppe kenntlich macht, nur für einen Teil der Persönlichkeit. Jung dachte bei der Prägung dieses Begriffs an die antiken Theatermasken, und so muss sich ein an sich humorvoller Arzt nach außen hin immer ernst und gravitätisch verhalten, um seiner Rolle gerecht zu werden und ernstgenommen zu werden.

[12] Ἡ κόρη = das Mädchen, die junge Frau/Jungfrau

seiner Rechten nieder, dass Kerberos vor Schreck aufheulte und Sisyphos seinen Stein schon auf halber Höhe verlor. Alles, was Recht war! Er und sein Bruder, die Herrn über zweidrittel des Kosmos waren sich einig, und nun zickte die Jungfer! Hatte man Worte? Sie sollte sich nicht so anstellen, schließlich war er ja gerade auch nicht auf der Brennsuppe dahergeschwommen gekommen![13] Ja, war man denn im Matriarchat? In der eindeutigen Verneinung dieser, auch wenn sie eher rhetorisch gemeint sein mochte, dennoch sehr ernst zu nehmenden Frage, war er sich aber mit Zeus und den Sozio-Ethnologen einig und beschloss, Tatsachen zu schaffen.

Persephone indes hielt die Gefahr für gebannt und ging ihrer Lieblingsbeschäftigung, dem Pflücken ihrer geliebten Blumen, nach. Homer weiß von Krokus, Rosen, Iris, Hyazinthen und Narzissen zu berichten, die damals noch alle gleichzeitig blühten und weshalb Hades gelegentlich mit einem Narzissenkranz im Haar dargestellt wird – als sich unversehens vor ihr ein Erdspalt auftat und Hades, immerhin mit goldenem Wagen, daraus auftauchte, um die ihm zustehende Braut zu entführen. Gellend schrie sie auf vor Schreck, aber ebenso plötzlich wie er aufgetaucht war, hatte sich Hades wieder mit seiner süßen Beute in sein unterweltliches Reich zurückgezogen. Die Mutter, der das Fehlen der Tochter natürlich nicht verborgen geblieben war, rannte von Pontius zu Pilatus um Klarheit in der Geschichte zu erhalten. Zeus, der natürlich alles wusste, mauerte und gab sich desinteressiert, und auch die anderen konnten ihr nicht weiterhelfen, bis auf einen.

Hypericum – Tröster in der Finsternis der Seele

Helios, Sohn des Hyperion, war einer der wenigen Titanen, der unter den neuen Göttern noch Karriere hatte machen können. Der Hyperionide trat das Erbe seines Vaters als Lichtbringer des Tages an, und wird auch immer wieder mit dessen Namen angesprochen, so dass eine bruchlose Kontinuität des Sonnengottes aufscheint, wie es ja auch zu keinem Verlöschen der Sonne nach der Machtübernahme durch die Olympier kam. Einer seiner Beinamen bedeutet „der weithin Leuchtende" aber auch „der das dunkle Erhellende" und war, anders als der mehr luciferische Lichtbringer Prometheus, eben keine bei den Göttern in dubiosem Ruf stehende Lichtgestalt. Er galt als die Verkörperung der Rechtschaffenheit und wurde deshalb oft als Schwurzeuge angerufen. Kräuter, die unter seinem Signum stehen, wurden gerne als Berufskräuter[14] oder auch als Helfer der weißen Magie beim Austreiben von Dämonen verwendet. Als ausgesprochenes Sonnenkraut kann man Hypericum, unser Johanniskraut, weniger poetisch auch Hartheu genannt, bezeichnen. Die leuchtend gelben Petalen dieses einnehmenden, den Höchststand der Sonne anzeigenden Krautes wirken in ihrer strahligen Anordnung geradezu wie ein Spiegelbild derselben. Nicht zuletzt aufgrund

---

[13] Bajuwarisch für: „von edler Abstammung sein, materielle Sicherheit inclusive."
[14] So heissen einige Pflanzen heute noch: *Erigeron canadense* zum Beispiel Kanadisches Berufskraut. B. dienen zur Bekräftigung einer Aussage, quasi als Eideshelfer.

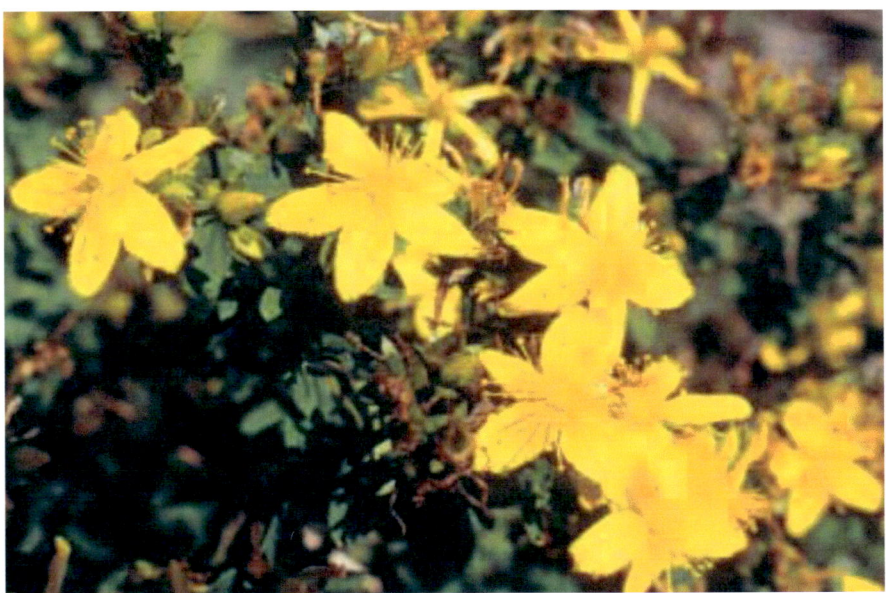

Hypericum perforatum; Sonnenpflanze als Lichtbringer bei depressiver Verstimmung

dieses strahlenden Charakters der Blüten dürfen wir Hypericum eindeutig der Sonne zuordnen, wenngleich es nie die Rolle der „Sonnenblume" in der alten Welt spielte. Diesen Platz füllte, bis die heute so genannte Pflanze im 16. Jahrhundert. aus Nordamerika zu uns kam, der Löwenzahn aus!

Hyperion/Helios[15] arbeitete mit der Fruchtbarkeitsgöttin Demeter und, wenn man so will noch intensiver mit ihrer liebreizenden Tochter Persephone zusammen. Helios schenkte der Welt das Licht und Persephones Ruf war es schließlich, der den zarten Pflanzenkeimen die Richtung wies, wohin sie sich recken sollten. Ohne Hyperions/Helios strahlendes, wärmendes Licht wollten die Pflanzen nicht wachsen, kam er ihnen jedoch zu nahe, verbrannten sie. So kam es durchaus auch auf ihn an, ob und wenn ja, wie das Pflanzenwachstum vonstatten gehen mochte. Seine unbedingte Verlässlichkeit, das Grün der Erde nicht zu versengen oder erfrieren zu lassen, genoss bei Göttern und Menschen gleichermaßen großes Ansehen. Wies bereits das Wachstum der nur-beseelten aber unvernünftigen Pflanzen schon nach oben, wie erst mussten die vernunftbegabten Menschenwesen auf seinen Anruf hin den Blick vom Boden weg, hinauf zum Himmel richten, wobei Helios, hierin durchaus vergleichbar mit Hades, sich ebenso dem unmittelbaren, direkten Blick der Sterblichen verweigert. Besonders Neu-

---

[15] Dieser Doppelnamen ist keine Erfindung von mir, so spricht schon Homer den Sonnengott an.

gierigen, die ihn durch ein Fernglas bei seiner alltäglichen Fahrt durch die Ekliptik betrachten wollen, raubt er sogar das Augenlicht, denn, bei aller Liebe und Rechtschaffenheit, zimperlich ist er auch nicht, wenn es um die Wahrung seiner Intimsphäre geht. Dies ist allerdings unter Menschen wie Göttern Allgemeinplatz. Die Römer brachten die grundsätzliche Wertschätzung, die Helios in der antiken Welt genoss, mit dem schönen Epigramm *Sol lucet omnibus*, die Sonne scheint für alle, egal ob gut oder böse, zum Ausdruck. Sein Licht spendet aber nicht nur Leben, sondern auch Trost. Blickten die Sterblichen auf zum Himmel und erblickten sie den strahlenden Glanz des Aethers, konnten sie sich für den Augenblick über ihr Schicksal, dermaleinst in den dämmrigen Hallen des Hades zu enden, hinwegtrösten.

Insofern nimmt es nicht wunder, dass eine Blume, in deren Gestalt sich der Sonnengott so spiegelt wie im Johanniskraut, zur Aufhellung psychischer Betrübnisse beitragen kann, insbesondere, wenn diese durch einen Mangel an Licht hervorgerufen wurden. Andererseits, so wird unentwegt gewarnt, führt eine Einnahme von Hypericum-Droge zu einer erhöhten Sensibilität der Haut für Sonneneinwirkung. Bei rechtem Lichte betrachtet, darf der Wert dieser Warnung jedoch als eher gering eingestuft werden. Schafft sich jemand, wie bei Lichtmangeldepressionen üblich, zur Herbst- oder Winterszeit Ersatz für das fehlende äußere Licht, indem er es durch das innere Licht in Gestalt eines Johanniskrautpräparates zu sich nimmt, muss er sich wegen bezeichneter Nebenwirkungen nur dann Gedanken machen, sofern er die Gletscherwelt zum Skifahren heimsucht. Depressionen, welche auch sommers, sozusagen unter den strahlenden Augen der Sonne weiter Bestand haben, sprechen in der Regel auf Hypericum auch nicht an und bedürfen des in Sachen Psyche geschulten Fachmannes. Helios schützt seine Intimsphäre, wie wir schon hörten, und so stellt er ja auch den sich um Anreicherung seiner Epidermispigmentierung bemühten Nordländer, der seine unansehnliche Blässe allzu vorwitzig ungeschützt seinen kräftigen Strahlen aussetzt, gnadenlos mit einer schmerzenden Rötung der Haut in den Schatten. Denn wer der Hybris verfällt, wer sich vermisst, die Götter herauszufordern, der wird bestraft! Doch auch wenn Helios soviel nackte Haut oft gar nicht sehen will, darf er durchaus als Freund des Menschen angesehen werden. Schließlich lindert das ihm eigene Hypericum-Rotöl nicht nur durch die Sonne hervorgerufene Verbrennungen!

Nach diesem ersten Kurzbesuch in den himmlischen Sphären, lässt sich unschwer erraten, wer die verzweifelte Demeter tröstete, Hyperion/Helios. Dieser Hort der Rechtschaffenheit ließ es sich natürlich nicht nehmen, den Göttern genau auf die Finger zu sehen und, wie wir noch sehen werden[16], eventuelle Verfehlungen sofort zur Anzeige zu bringen. Er war es schließlich, der seiner Kollegin im Vegetationsschutz den alles entscheidenden Tipp gab. Zwar räumte auch er ein, Hades sei doch, betrachte man die Verbindung einmal nüchtern und bei klarem Kopf, nicht zuletzt unter dem Gesichtspunkt der materiellen Sicherheit[17], gar keine üble Partie, äußerte aber durchaus sein Verständnis für den unerträglichen Schmerz und die rasende Wut der Mutter. So weit indes reichte seine Solidarität auch wieder nicht,

---

[16] Siehe „Besuch bei Aphrodite und Ares"
[17] Einer der Beinamen des Hades lautet Πλούτων Pluton, der Reiche. So ganz aktuell zu sehen beim Plutonium: Unterweltlich, wie kaum ein anderer Stoff, bringt es Tod und Verderben – und Reichtum dem, der's verkauft.

dass er, wie Demeter ihm vorschlug, seinen Dienst nicht mehr versehen und die Welt ins Dunkel getaucht hätte. Erpresserische Handlungen, erklärte er der vor Zorn schier irren Göttin, könne er nicht mit der für seine Grundsätze gültigen Moral vereinbaren, und riet ihr, es noch einmal im Guten zu versuchen. Demeter wurde also erneut, diesmal zum Zeichen, dass sie vor nichts zurückschreckte, mit einer brennenden Fackel in der Hand, bei Zeus vorstellig. Hartnäckig verlangte sie rücksichtslose Aufklärung in diesem besonders eklatanten Fall von Kindesentführung. Zeus bat sie, erst einmal wieder zur Tagesordnung zurückzukehren, schließlich stehe der Sommer vor der Tür. Doch Demeter setzte sich trotzig auf die Stufen, die zu seinem Thron führten. Nicht ohne ihre Tochter, ließ sie ihn wissen, gehe sie zu dem über, was er als Tagesordnung bezeichne. Als er einsehen musste, dass es ihr ernst war, gab der Göttervater schließlich, nach dem in der Politik üblichen Dementi, zu, von der Sache nicht nur gewusst, sondern sie gewissermaßen selbst eingefädelt zu haben – wobei er ausschließlich das Wohl Persephones vor Augen gehabt hätte, beeilte er sich zu versichern. Doch diese phrasenhafte Wendung erreichte Demeter schon gar nicht mehr. Mit einem vor Wut gelb eingefärbten Kondensstreifen an den göttlichen Fersen rauschte sie ab in Richtung Sizilien, um die Tochter wieder heimzuholen. Sie werde Herrn Hades persönlich besuchen und ihm heimleuchten, proklamierte sie schrill, im übrigen könne sich wer wolle um das Pflanzenwachstum auf der Erde kümmern! Doch sie musste einsehen, dass ein Abstieg in die Unterwelt für sie voller Gefahren war und suchte, da ihr die Götter nicht helfen wollten, Zuflucht bei den Menschen. Im attischen Eleusis kehrte sie ins Haus des dortigen Königs ein, der für sich und seine Erben eine einzigartige Chance witterte, und sofort daran ging, ihr einen luxuriösen Tempel zu errichten. Dies stimmte die Göttin zwar nicht um, doch sie richtete sich einstweilen einmal wohnlich dort ein.

Spätestens als das Getreide auf den Feldern verdorrte, und sogar die Ölbäume ihre Blätter fallen ließen[18], überkam Zeus der Verdacht, dass er wohl einen Fehler gemacht hatte und ließ Iris zu sich rufen.

„Ich will aber nicht schon wieder zum Styx hinunter", raunzte sie ihren obersten Chef an, noch ehe dieser überhaupt auch nur das Wort an sie gerichtet hatte. Es gehörte nämlich zu den weniger dankbaren Aufgaben der kleinen Götterbotin, in den Hades hinabzusteigen und Wasser vom Styx zu holen, wenn ein Gott sich soweit festzulegen gedachte, dass er „beim Styx!" schwor. Wie wir schon sahen, war das Haus des Hades alles andere als gastlich, und Iris legte verständlicherweise keinen gesteigerten Wert darauf, immer wieder dorthin hinabeilen zu müssen, um stinkende Brühe aus dem Styx auf den Olymp zu holen. Trotzig stemmte sie die zierlichen Fäuste in die Wespentaille. Zeus aber lächelte sie mit seinen Augenbrauen versöhnlich an[19], anstatt diese verwundert zusammenzuziehen.

„Wo denkst du hin, Kleines, keiner der Götter gedenkt im Augenblick einen Schwur zu leisten, so dass wir das gräuliche Styxwasser bräuchten."

---

[18] Als Hartlaubgewächse mit immergrünen Blättern war dies für sie tatsächlich etwas Besonderes! Diese Drohung Demeters ist wieder ein Exempel für die in Mythen so häufigen Anachronismen: Mit Demeters Versöhnung soll der Ackerbau beginnen, doch droht sie vorher schon mit Vernichtung der Ernten.

[19] Ein Topos der antiken Tradition: Man kann z. B. mit den Augenbrauen αἴ ὄφρυεσ = lächeln, da sie als Sitz der Gefühle galten.

Augenblicklich entspannten sich Miene und Haltung der Götterbotin und erwartungsvoll sah sie auf den Wolkenversammler.

„Nein, dein Auftrag ist wesentlich delikater, du sollst meine geliebte Schwester, Demeter in ihrem Trotz besänftigen, damit sich die Fluren wieder begrünen, und das Getreide für die Sterblichen wieder wächst."

Als sie zu zögern schien, riss jedoch bei Zeus, der begreiflicherweise ganz allgemein unter größter nervlicher Anspannung stand, der Geduldsfaden und er wedelte mit der mächtigen Hand in Richtung der lieblichen Iris, als ginge es darum, ein lästiges Insekt zu verscheuchen. „Nun mach schon, schwirr ab!" donnerte er, aber in sehr milder Tonlage.

Und Iris, froh nicht ein weiteres Mal den Schwurkrug holen zu müssen, breitete ihre goldenen Schwingen ins Sonnenlicht und schwirrte ab in Richtung Eleusis.

Iris germanica – Die Botin fürs Grobe oder Die Schutzgöttin der Augendiagnostiker

Ehe wir in unserer Geschichte weitergehen, besehen wir uns doch kurz diese liebliche Botin der Götter. Eigentlich ist sie normalerweise eher für die Geschäfte der Götter mit den Menschen zuständig und tritt meist bei kleineren Anlässen in Erscheinung. Doch hat sie auch einen großen Auftritt, als sie im Auftrag Heras den geflohenen Trojanerinnen um den im westlichen Meer herumirrenden Aeneas erscheint, und ihnen während eines Landgangs auf Sizilien befiehlt, die Schiffe zu verbrennen. Da Hera den Trojanern seit der in ihren Augen Misswahl des Paris noch immer zürnte, versuchte sie zu verhindern, dass Aeneas Alba longa, die Keimzelle für das spätere Rom, gründete, doch liefen ihre diesbezüglichen Bemühungen bekanntlich ins Leere.

In der späten Komödie wird Iris oftmals nicht sehr ernst genommen und ist als unbedarft-naiver Charakter Gegenstand zahlreicher Verführungsgeschichten. Dabei kann sie durchaus auf einen alten Stammbaum zurückblicken, Thaumas, ein Meergott der ersten Generation zeugte sie mit der Wasserdampfgöttin Elektra. Ihr Vater, der in unsere Sprache übersetzt der Bestaunenswerte heißt, vermachte sein schillerndes Wesen der Tochter, die so die Elemente Wasser und Luft in sich vereinigt und alle Farben reflektiert, je nachdem, woher und in welcher Intensität Helios sie mit seinen Strahlen ins rechte Licht rückt. Homer nennt diese liebenswerte, irisierende Naturerscheinung Chrysopteris[20], die Goldflügelige. Wo immer sie sich bewegt, entsteht ein Regenbogen, und da die Augenfarbe je nach Ausleuchtung veränderlich sein kann, bezeichnen wir ja auch die Iris des Auges als Regenbogenhaut.

Die nach Iris benannten Blumen *Iris germanica et ssp.* erinnern in ihrer dreigeteilten Gestalt an die leichtfüßige, auf mit Goldstaub bepuderten irisierenden Flügeln Raum und Zeit durcheilende Botin der Olympier. Sie gehören zu den einkeimblättrigen Pflanzen, welchen

---

[20] Χρυσοπτερισ

Iris germanica – Die Botin fürs Grobe oder Die Schutzgöttin der Augendiagnostiker 57

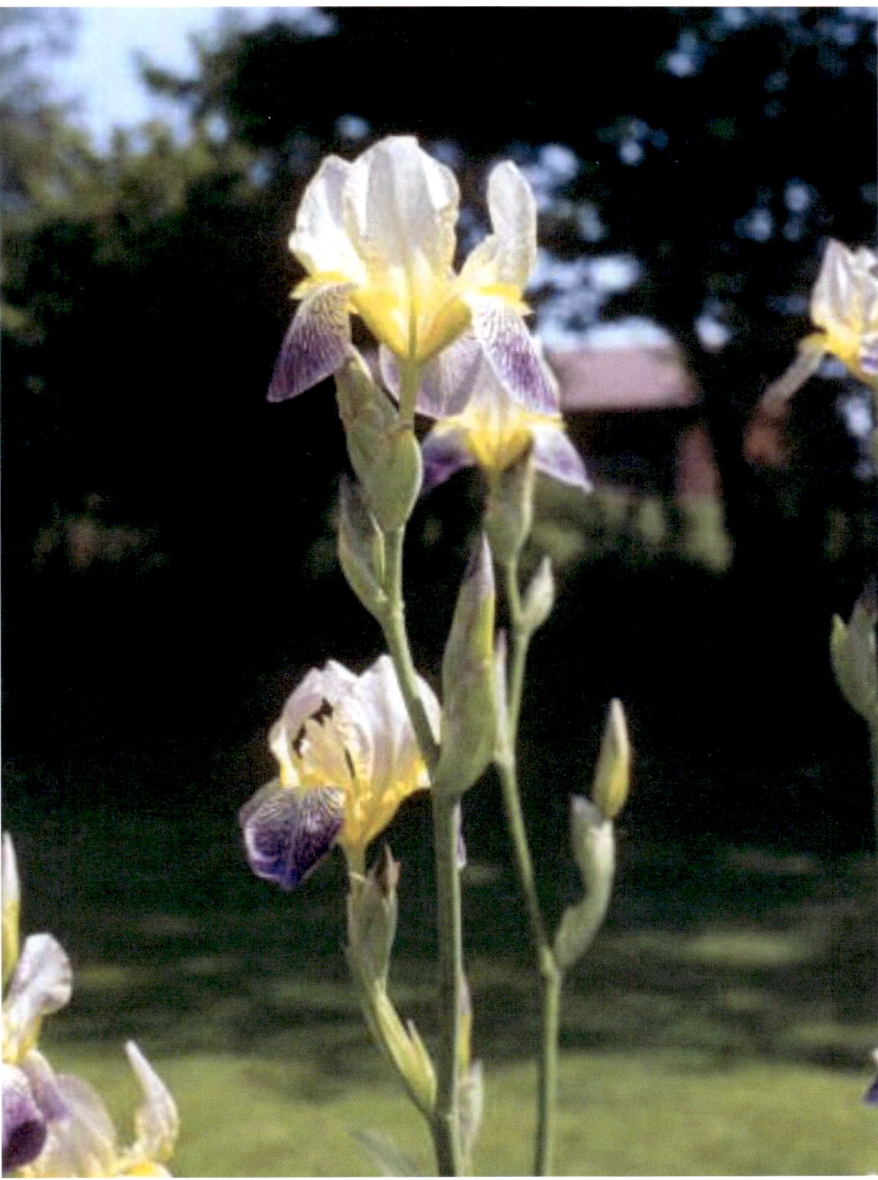

Von wechselnder Farbe kann die Blüte der Iris sein, wobei die äußeren Blütenblätter wie Flügel ausgebreitet erscheinen von Natur aus schon ein besonderer Hang zum feuchten Element eigen ist. Ihre Blätter sind parallelnervig und sie führen reichlich Säfte und aetherische Öle und gedeihen sogar im Sumpf und in der Flachwasserzone von Gewässern. Gegenwärtig gibt es etwa 40 000 Varietäten dieser polymorphen Gattung, die wegen ihrer an Schwerter erinnernden, langen und schmalen Blätter früher Gladiolen genannt wurden, was ja auch im deutschen Namen Schwertlilie[21] noch nachklingt. Ausser dass sie zur Wappenblume der Augendiagnostiker taugen würde, gelangte die Iris, die nun, allerdings in weiß, im Wappen der Bourbonen prangte, als *Fleur de Lys* ins Banner des Königreichs Frankreich.[22]

Auch medizinisch ist sie nicht uninteressant, da insbesondere ihre Wurzelstöcke reich an aetherischen Ölen sind und als Tee bei Verschleimungen der Bronchien und des HNO-Bereiches eingesetzt werden. Das aetherische Öl, übrigens eines der teuersten überhaupt[23], fördert beim Verdampfen in der Duftlampe die Kreativität und Konzentrationsfähigkeit, entspannt und beruhigt, und gilt extern angewendet bei Neuralgien und Phantomschmerzen als hilfreich. Hinter der als Veilchenwurzel bekannten Zahnungshilfe für Babys verbirgt sich eigentlich Iriswurzel, wobei wohl ihr veilchenartiges Aroma für diese Irreführung verantwortlich sein mag. Vielleicht lag es daran, dass Zeus über der Geschichte mit Demeter und ihrer beider Tochter, die ihn aus seiner Feiertagslaune aufschreckte, Kopfschmerzen bekam, dass später findige Homöopathen *Iris versicolor* als Mittel der Wahl bei Migraene, welche vor allem während der Freizeit und am Wochenende auftritt oder sich nach geistiger Überanstrengung einstellt, verordnen?

Wie dem auch sei, Zeus schickte also die kleine Botin Iris zu Demeter, die in ihrem neuerrichteten Tempel zu Eleusis Hof hielt. Eingehüllt in eine ebenso lieblich wie aufdringlich duftende Veilchenparfümwolke trat Iris auf die mürrische Göttin zu und schilderte ihr das Leid der Götter und Menschen in allen Farben, doch ungerührt blickte Demeter zum Boden, unter dem sie unerreichbar die Tochter wusste. Iris, die wohl so manchen Mann und Gott herumgekriegt hätte, sah sich machtlos angesichts dieses Walls aus Trotz, Schmerz und Trauer und unter Zurücklassung eines Regenbogens schwang sie sich wieder hinauf zum Olymp. Erst Hermes gelang es, die Göttin umzustimmen, die stereotyp nur immer „Nicht ohne meine Tochter" murmelte und sich nicht von der Stelle bewegte. Er brachte ihr die gute Nachricht, dass er mit Hades gesprochen habe, Persephone wieder freizugeben – und tatsächlich, an der Quelle Kyane, der dunkelblauen, auf Sizilien durfte die Mutter schließlich die so heftig vermisste Tochter wieder in die Arme schließen. Doch die Freude war nur von kurzer Dauer.

„Was kaust du da?" fragte sie voll böser Ahnung, und statt einer Antwort, die ihr voller Mund nicht zuließ, spuckte Kore ein paar Kerne aus. „Granatapfel", nuschelte sie, „schmeckt mega-super, süß und sauer zugleich!"

„Was hast du getan?" zischte aufgebracht die Mutter, „kann man dich denn keinen Augenblick alleinlassen?"

---

[21] Von lat. *Gladius* = das Schwert.
[22] Es gibt auch die Theorie, dass dafür das Bienenwappen der Merowinger einfach nur umgedreht wurde!
[23] Aus 100 kg Wurzeln werden 100 ml aetherisches Öl gewonnen. 1 kg kostet etwa 50 000 Euro!! Das heisst, 1 ml kostet etwa 125 Euro!

Kore bedachte sie mit einem verständnislosen Blick. „Die ganze Zeit über habe ich nichts zu mir genommen", verteidigte sie sich, „vor lauter Kummer, von dir getrennt leben zu müssen, brachte ich keinen Bissen hinunter. Als dann aber Hermes kam, um mich abzuholen, merkte ich plötzlich, wie sehr der Hunger an mir gezehrt hatte, und so nahm ich Hades' Abschiedsgeschenk dankend an…"

„Wie ich meinen Bruder kenne, hat er sicher die Hälfte davon gegessen", unterbrach die Mutter in jammervollem Ton die nur langsam sprechende, weil noch immer mit der endgültigen Elimination des Granatapfels beschäftigte Persephone. Diese bestätigte den Verdacht mit einem Kopfnicken.

Punica granatum – Der Durstlöscher als Falle

Hier haben wir nun eine Frucht vor uns, die weniger aufgrund ihres Namens als vielmehr durch ihr unmittelbares Auftauchen in unserem Mythos eine Rolle spielt. Selbst wenn sein Name eine bestimmte Richtung anzeigt, so ist der Granatapfel botanisch gesehen nicht mit den Äpfeln, welche ja zu den Rosengewächsen gehören, verwandt, sondern hat mehr mit den Nachtkerzengewächsen und den Myrtaceen zu tun. Nichtsdestotrotz nannten ihn schon die alten Römer *Malum punicum*, also Punierapfel. Er gedeiht als Strauch und als Baum vorderorientalisch und mediterran und die Beeren werden in Kapseln zusammengehalten, die am Ende dornenbewehrter Äste sitzen. Sind sie reif, platzt die Kapsel und lockt Tiere, vor allem Vögel an, die Beeren zu verzehren. Dabei werden die unverdaulichen Samen verschluckt und mit dem Kot andernorts wieder ausgeschieden. Dieses Aufplatzen der Frucht und das Hervorquellen der Samen stand Pate für die Namensgebung, denn *granatum* bedeutet „mit Körnern versehen" – heute assoziiert man bei „Granate" allerdings meist den militärischen Einsatz von Stahlkapseln, welche beim Zerplatzen ihren Inhalt splitternd im Umkreis verteilen, und dabei Tod und Verderben säen. Insofern schließt sich hier der Kreis mit Hades wieder. Doch, wie wir oben schon sahen, er roch an der Blüte dieses Strauches, weil er verliebt war. Das kam nicht ganz von ungefähr, denn der Granatapfel wird wohl nicht zuletzt wegen der intensiven roten Färbung und dem süßen Geschmack des saftigen Fruchtfleisches auch als Frucht der Liebes- und Ehegöttinnen Aphrodite und Hera bezeichnet. So schleuderte man bei Hochzeiten im antiken Hellas einen Granatapfel auf den Boden, damit er zerplatze und seine rotschimmernden Beeren verstreute, dabei dachte man an Reichtum, Überfluß und Fruchtbarkeit und wünschte dem Brautpaar Entsprechendes. Dass eine enge Beziehung des Granatapfels zu den Göttern der Unterwelt besteht, und Hades Persephone nicht irgendeine Zufälligkeit als Abschiedsessen reichte, wird auch deutlich anhand der zahlreichen Erwähnungen des Granatapfels als Totenopfer, nicht nur bei den Griechen, sondern bereits bei den westsemitischen Völkern, den Äygptern und den Indern. Granatapfelmotive schmückten auch den Tempel Salomons, wo er für Eintracht, die Zusammengehörigkeit der Vielen in einem Haus, stand. Diese Bedeutung kam ihm auch im römischen Kult zu, wo die Ehefrau des Oberpriesters, die *Flaminia*, bei bestimmten Opferriten einen Zweig des Granatapfelbaums auf dem Haupt tragen musste.

Hades hatte in seiner Not und Angst, die Braut nun wieder zu verlieren, ihr eine Falle gestellt. Der Verzehr eines Teiles der Frucht, von der auch er gegessen hatte, band Persephone wie mit einer magischen Goldkette an ihn. Allerdings hatte er wohl nicht achtgegeben und selbst den größeren Teil des Apfels, er hatte ihn wahrscheinlich aus Nordafrika, denn wo später Karthago gegründet werden sollte, wuchsen die besten Granatäpfel[24], gegessen, um genau zu gehen, zwei Drittel. Persephone musste, da half kein Weh und kein Ach, ein Drittel des Jahres bei ihrem Gemahl in dessen freudlosen Hallen zubringen – eine wahrhaft salomonische Lösung, mit der sich auch Demeter anfreunden konnte, und wieder daran ging, das Getreide für die nächste Ernte wachsen zu lassen. Doch dieses partielle Unterweltsdasein der Florengöttin hatte weitreichende Folgen. Mit jedem erneuten Abstieg in die Unterwelt verschwindet auch die Vegetation, scheint zu sterben, das Grün der Pflanzenwelt vergilbt, die Säfte ziehen sich zurück. Das Laub wird welk, die Welt wird kahl und trostlos, wird zum Abbild der Unterwelt, wo Kälte herrscht und Trockenheit. Wie ja alles Absterben immer ein Eintrocknen und Erkalten ist. Eine Ausnahme bilden hier die immergrünen und wintergrünen Pflanzen, wie zum Beispiel Viscum, Vinca, Thuja und die Koniferen. Sie haben in der Regel auch eine besonders intensive Beziehung zu den Unterweltsgöttern, vor allem zu Persephone.

In jenem Drittel des Jahres, da die Vegetation erstarrt, thront sie als Herrin über die Schatten der Abgeschiedenen neben Hades, den zu lieben sie sich inzwischen gewöhnt hat und schlürft genießerisch ein Granatapfelscherbet anstelle der olympischen Speisen und Getränke Nektar und Ambrosia. Spätestens dadurch wurde der Granatapfel populär. Schließlich kam auch das Wissen um seine extrem durstlöschenden Eigenschaften unter die Leute, und seitdem bereitet man aus der Frucht eine sirupartige Limonade, Grenadine oder Scherbet genannt, eine Sitte, die sich heute auch nördlich der Alpen durchzusetzen beginnt.

Dass Demeter mit der Lösung auch zufrieden war, zeigte sich nicht nur darin, dass sie das Korn wieder sprießen ließ; sie stiftete die Eleusinischen Mysterien, Ackerbaumysterien, die sich um die geheimnisvollen Zyklen von Stirb und Werde drehen. Ehe der antike Mensch sich einweihen lassen durfte, schwor er, nichts von dem, das er dort sah und hörte nach draußen in die Welt der Profanen dringen zu lassen. Es ist auch kein einziger Fall bekannt, dass jemand etwas ausgeplaudert hätte, weshalb die eleusinischen Mysterien zu den bestgehüteten Geheimnissen gehören. Schließlich schickten Demeter und Kore den jungen Triptolemos, einen der Söhne des Königs von Eleusis, mit einem Saatgefährt aus, alle Menschen in die Geheimnisse des Ackerbaues einzuweihen. Damit brachten sie ihren Willen zum Ausdruck, trotz Kores saisonal-passagerer Abwesenheit für die Menschen zu sorgen: Denn mit dem Beginn des Ackerbaus, der ja durchaus eine Gewalttat gegen die jungfräuliche Erde ist, beginnt die Unabhängigkeit der Menschen von den natürlichen Vegetationszyklen, und so kann man sagen, mit dem Jungfrauenopfer Persephones endet die paradiesisch-unschuldige Aera. Die sorglose Zeit im Garten ist auf ewig dahin. Doch angesichts Kores Selbstopfers kommen wir zu der Einsicht, dass dem Menschen auch die Müh' und Plag' im Sinne des Ackerbaus als Hauptquelle seiner Ernährung zugemutet werden darf, die ihm die versöhnte Demeter auferlegt. Mit dem Geheimnis um die Wiederauffahrt Persephones aus der Unter-

---

[24] So behauptet es jedenfalls Plinius, weswegen Granatapfel auf lateinisch auch *punicum malum* = punischer Apfel, heißt. Doch findet sich bei demselben Autor bereits *Malum granatum*, also Granatapfel.

welt lernten die Menschen aber auch, den Tod in einem andern Licht zu sehen, sie begriffen ihn als zum Leben gehörig. So steht die Frucht des Granatapfels, die Hades mit Persephone teilte, neben den Getreideähren im Zentrum des eleusinischen Mysteriums des Stirb-und-Werde-Prozesses.

Mentha – Die Unschuld vom Lande beim Boss der Unterwelt

Doch Hades wäre nicht Zeus' Bruder gewesen, hätte er sich mit einer einzigen Frau, welche ihn obendrein nur ein Drittel des Jahres mit ihrer körperlichen Anwesenheit erfreute, zufriedengegeben. Seine Verbindung mit der Vegetationsgöttin lehrte ihn zwar die Gesetze des Stirb-und-Werde zu erkennen und zu respektieren, aber selbst wenn Hades ein philosophischer Kopf gewesen wäre, irgendwann überkam ihn dann doch die Einsamkeit. Oben war Frühling, die Bienen summten mit den Hummeln um die Wette, die Blumen dufteten, die Vögel sangen und bauten ihre Nester, nur bei Hades war es so grau und nervtötend wie immer. Seine einzige Abwechslung bestand im Fehlen Persephones, und das sollte nun so bleiben bis zum Dezember, eine wenig berückende Perspektive. Hades warf einen Blick in die Runde. Die Frevler schwitzten und fluchten, die Titanen rüttelten an ihren Gitterstäben, Kerberos gähnte und Oknos hatte den Esel, der seit Menschengedenken hinter seinem Rücken das Seil, das er gerade flocht, auffraß noch immer nicht gesehen und knüpfte eifrig weiter. Hades rief Minos zu sich und flüsterte ihm ins Ohr, er dürfe für die nächsten paar Stunden mal so richtig die Sau rauslassen, denn er gedenke, sich ein wenig die Beine auf dem festen Boden der Erde zu vertreten. Minos gab ihm noch den gutgemeinten Rat, sich das Gesicht ein wenig mit Hypericumöl einzureiben, „wegen der Sonne, du weißt schon", doch Hades verzog nur den Mund zu einem schiefen Grinsen und schüttelte den Kopf.

„Noch einmal passiert mir das nicht, dass er", dieses Wort sprach er mit aller ihm als Unterweltsgott zur Verfügung stehenden Verachtung aus und begleitete es gestisch mit dem zum Himmel gereckten Mittelfinger[25], „mir auf die Schliche kommt. Heute verzichte ich auf den goldenen Wagen – schließlich lernt man aus Fehlern."

Er benutzte einen Maulwurfshügel zur Tarnung und erkundete mit seinem periskopartigen um 360 Grad drehbaren Kopf das Gelände, und wurde augenblicklich für seine Belange fündig: Eine hübsche, knackige taufrische Nymphe mit einem Blumenkranz in den langen blonden Locken beugte sich zu ihm herab. Sie hatte ein Körbchen um den Arm gehängt und sammelte gerade Kräuter. „Gelegenheit macht Liebe", kreierte Hades einen seitdem beliebten Spontispruch und ergriff dieselbige beim Schopfe. Ehe die Nymphe wusste, wie und was ihr von wem geschah, hatte der Unterweltsgott sie in sein Reich hinabgezogen. Sollte nun beim Leser, der Leserin der leise Verdacht aufkeimen, er hätte ihr die Unschuld geraubt, so ist dieser nicht völlig aus der Luft gegriffen. Doch, wie es scheint, hatte Hades sich und der Nymphe doch eher Zeit gelassen und fragte sie erst mal, wie sie denn heiße.

---

[25] Erfreut sich auch heute noch großer Beliebtheit, vor allem bei Autofahrern, Fußballern und dergl.

„Minthe", murmelte sie, der der Schock noch in den Gliedern saß, „für die Griechen, die Römer hier nennen mich Menta."

„Was für ein origineller Name", meinte er, „ich bin Hades, meine Freunde nennen mich auch Polydegmon"[26], log er, denn, wie wir wissen, hatte er ja keine.

„Du schaust aber komisch aus, mit deinem Uhuhals", kicherte Minthe, die inzwischen etwas zutraulicher geworden war.

„Tja, das kann nicht jeder", ging Hades über den Mangel an Diplomatie von Seiten der Nymphe glatt hinweg, „komm mit, ich zeig dir meinen Palast."

Wenngleich Blumenkinder zwar protzig zur Schau gestellten Reichtum in innerster Seele verabscheuen, einmal eine Nacht in einem Palast zu verbringen, mal zu sehen wie die Reichen wohnen, das wollte sie sich denn doch nicht nehmen lassen…

Und so ließ Hades den ganzen Sommer über seinen Charme spielen und umgarnte das Naturkind mit allem was ein Gott des Reichtums so aus dem Ärmel zu schütteln vermag. Wann immer Minthe meinte, es wäre jetzt aber höchste Zeit für sie, wieder an die Oberwelt zurückzukehren, zerstreute er ihre Bedenken mit einem „Wenn's am schönsten ist, soll man aufhören – und es wird noch schöner…"

Durchsetzung war nicht das ihre, schon gar nicht angesichts eines Herrchens, das seinen dreiköpfigen Hund darauf abgerichtet hatte mit dreizehn Knochen zu jonglieren und so ging das Jahr hin, und mit einem Mal stand Persephone vor den beiden. Mit vor Wut bebender Unterlippe machte sie auf der Schwelle kehrt, noch ehe Hades das übliche „ich kann dir das alles erklären" hätte herausbringen können. Mit der für Göttinnen, zumal eifersüchtigen und wütenden, eigenen Geschwindigkeit, die jeden Caesar[27] vor Neid hätte erblassen lassen, war Persephone enteilt und wieder zurück, ehe Minthe sich mit ihrem Negligé auch nur notdürftigst hätte bedecken können, hinter ihr her stampfte, fast noch wütender, Demeter. Hades rutschte angesichts der Schwiegermutter das Herz in die Chlamys, doch diese kümmerte sich gar nicht um ihn, ihr Zorn galt einzig der Rivalin ihrer Tochter. Mit eiserner Faust packte sie Minthe, die gellend schrie, an den Haaren, zerrte sie hinter sich her und zerriss sie, ohne auch nur ein Wort zu verlieren, in der Luft.

„Komm, Kore, wir gehen", sagte sie abschließend tonlos und sie kehrten dem lautlos weinenden Hades gemeinsam den Rücken. Während dieser sich auf die Knie warf, um vor seiner Gemahlin Abbitte zu leisten, hob er verstohlen die Teile der zerfetzten Geliebten auf und versteckte sie in seinem weiten Himation. Noch immer dufteten sie reinigend, frisch, und belebend und Hades hatte mit einem Mal eine Idee. So lange Mutter und Tochter noch gemeinsam grollten, schlich er sich zu seinen Geheimgängen, die sein Reich mit der Oberwelt verbanden, und verteilte die Teile Minthes gleichmäßig über weite Strecken in der Erde. Dann erst kehrte er betrübt in sein Reich zurück. Sicher nicht zuletzt, weil sie nicht anders konnte, sie musste schließlich den Winter bei ihm verbringen, beschloss Persephone, Gras über die Sache wachsen zu lassen und sich wieder mit Hades zu versöhnen und der Winter jenen Jahres war für die beiden wie die zweiten Flitterwochen. Als Kores Ruf jedoch im Frühling wieder die Vegetation hervorlockte, entging ihr nicht, dass mit einem Mal ein ganzer

---

[26] Πολυδέγμων, der viele Gäste empfangende, war tatsächlich ein Epitheton des Unterweltsgottes.
[27] Die *celeritas Caesaris*, die Schnelligkeit Caesars war sprichwörtlich im Altertum.

Strauß völlig neuartiger, eigenartig duftender Kräuter der Erde entstieg. Die Bienen flogen sie allzu gern an und es währte nicht lang, da vermehrten sie sich, kreuzten sich untereinander und immerzu neue und wieder neue Arten entstanden. Wenn aber heute jemand von sich behauptet, er kenne alle Minzen mit Namen, so ist eines gewiss, er ist entweder ein sehr spezialisierter Botaniker oder ein Scharlatan, denn…

> Wenn aber einer die Kräfte und Arten
> und Namen der Minze
> Samt und sonders zu nennen vermöchte,
> so müßte er gleich auch
> Wissen, wie viele Fische im Roten Meere
> wohl schwimmen,
> Oder wie viele Funken Vulcanus, der
> Schmelzgott von Lemnos,
> Schickt in die Lüfte empor aus den
> riesigen Essen des Aetna.

So dichtete Walahfrid Strabo, Abt auf Reichenau in seinem Hortulus im 9. Jahrhundert.

Als Persephone den neuen Duft, der über ihre Fluren wehte, bemerkte, erkannte sie den Zusammenhang und riet der Mutter, das neuartige Aroma zur Würze in den Biertrank[28] der Priester von Eleusis beizumengen, denn so, ohne Gefahr für die eheliche Treue des Gatten, mochte Minthe unsterblich fortexistieren. Zumal ihr Aroma die Lust am ehelichen Werk zu steigern vermag und dabei die Empfängnis verhindert[29]. Vielleicht lag es daran, dass die römischen Jungfrauen als Venuskrone einen Kranz aus Minzen trugen, wenn sie zu Festen gingen, oder taten sie das, um von der Wirkung des Weines nicht so leicht übermannt zu werden? Hat man jedoch das Kind mit dem Bad ausgeschüttet, und der Kopf brummt und schmerzt, so hilft das aetherische Öl der Minze auf Stirn und Schläfen äußerlich aufgestrichen in der gleichen Zuverlässigkeit wie chemische Präparate intern. Das beweist die Wissenschaft heute – doch schon Plinius wusste davon zu berichten. Dass Minze bei krampfigen Verdauungsbeschwerden hilfreich ist, ist allerdings neu, im Altertum verwendete man sie eher bei Stranguris, Hypermenorrhoe, Schnupfen und Mastodynie.

Was nun Hades und sein Ehgespons betrifft, war es vermutlich eine unauffällige, späte Rache der zerrissenen Nymphe, dass es, obwohl beide ausgiebig Granatapfel aßen und tranken, nicht zum erwünschten Kindersegen kam. Denn von irgendwelchen Nachkommen des Hades und der Persephone ist uns nichts bekannt. Der häufig dargestellte Ploutosknabe, der mehr oder weniger verspielt auf Eirenes, der Göttin des Friedens, Arm herumkraxelt, und ikonographisch als Jesuskindlein auf uns gekommen ist, ist lediglich der kindliche Aspekt des Hades, kein Nachkomme. Zur besseren Unterscheidung von Amor/Eros/Cupido hat er meist eine goldene Kugel in der Hand oder ein Füllhorn. Den Reichtum als kleines –

---

[28] Das war leider nicht neu, denn schon die Alten Ägypter würzten ihr Bier mit Minze.
[29] Das behauptet kein Geringerer als der Universalgelehrte Albertus Magnus. Dennoch sind Zweifel an seiner Aussage angebracht, siehe „Besuch bei Artemis".

unschuldiges – Kind darzustellen, das den Frieden zur Mutter hat, zeugt von der tiefen Einsicht der Hellenen in große Zusammenhänge, so eben auch, dass der Reichtum letzten Endes dem Totenreich entspringt, aus dem auch die Gesetze des Stirb-und-Werde kommen.

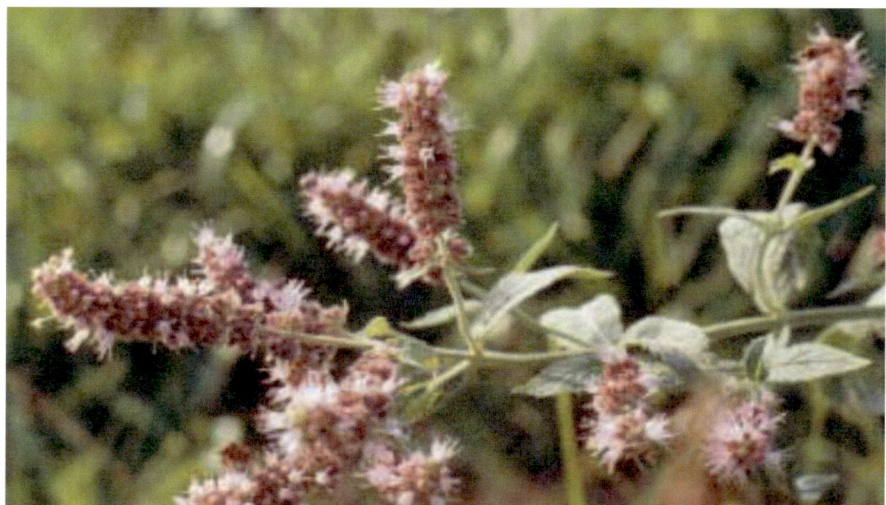

Emanation von Mentha mit ähriger Blüte – Mentha spicata

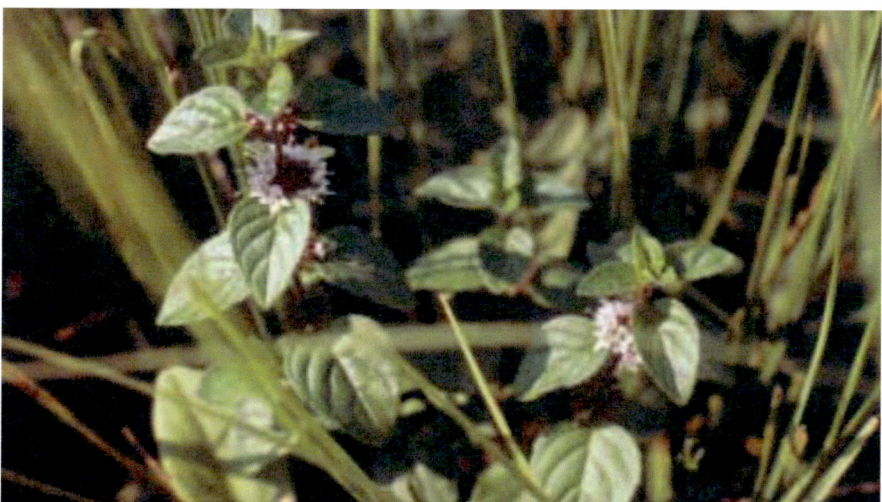

Hier mit quirlständigen Blüten – vermutlich eine Hybride, die zu bestimmen dem Spezialisten vorbehalten bleibt

Dritter Besuch: Heras weiter Mantel – Alchemilla

Meist ist, wenn in der griechischen Mythologie von der Parthenos, „der jungfräulichen Göttin" die Rede geht, entweder Artemis oder der Jungfrau-Aspekt der Unterweltsgöttin Persephone gemeint, was aber nicht heißen muss, dass nicht auch noch Dike, die Göttin der Gerechtigkeit, oder Pallas-Athene in Frage kämen. Der Parthenos-Mythos, um den es nun geht, handelt allerdings von einer Göttin, die man wohl zuletzt mit dieser Eigenschaft in Verbindung bringen würde, der Göttermutter Hera[1]. Doch zum Verständnis dieser speziellen Situation, der jungfräulichen Muttergöttin, müssen wir einen kurzen religionswissenschaftlichen Exkurs einschieben.

Auch wenn die Allerheiligste Dreifaltigkeit eine primär christliche Errungenschaft ist, gab es die Idee dreieiniger Gottheiten schon lange vor den Trinitätstheorien etwa eines Augustinus. Gerade die indogermanischen Religionen, und um eine solche handelt es sich im hellenischen Polytheismus, sind voller Trinitäten[2]. Die wichtigste männliche haben wir in den Gestalten der drei Brüder Zeus, Hades und Poseidon, nun schon kennengelernt, und wir fragen uns zurecht, wo bitte, nach Aufteilung der Welt dann das weibliche Element bleibt? Zum Einen natürlich, wie wir auch schon sahen, in Gestalt Gaias/Gès als feststehende, breitbrüstige Erde inmitten der Dynamik aus Himmel – Meer – Unterwelt. Aber die drei Götter bedurften ihrer weiblichen Ergänzungen, kein männlicher Gott ist in sich vollständig. Über die Schwierigkeiten, die sich Hades gegenübersah, als er eine Gemahlin für sich suchte, haben wir ja schon berichtet, doch oder gerade Zeus, als dem Oberboss aller Olympier blieb am Ende nichts anderes übrig, als wie weiland die Pharaonen im Niltal zu verfahren: Als er feststellen musste, dass sich etwas Ebenbürtiges von außen nicht in seinen Clan hineintragen ließ, da alle anderen göttlichen Emanationen unedler waren als er und die Seinen, blieb nur der Inzest. Zeus heiratete also seine Schwester Hera, welche dann auf dem Olymp die Aufgaben einer Göttermutter und Beschirmerin der Ehe versah[3]. Dass dies keine dankbare aber auch keine leichte Nebenrolle gewesen sein dürfte, die sie da auszufüllen hatte, können wir uns denken, und wir tun gut daran, uns Hera als durchaus energisch und durchsetzungsfähig zu imaginieren. Rufen wir uns einmal nur Macho-Gestalten mediterraner Prägung – in göttliche Gefilde extrapoliert – vor das geistige Auge, dann bekommen wir eine ungefähre Vorstellung, welcher Energien Hera bedurfte, um hier nicht unterzugehen. Man könnte nun sagen, dass das großkotzige und auftrumpfende Auftreten dieser

---

[1] Mit Hera hat der äußerst potente Zeus nur drei Kinder: Ares, Hebe (Jugend) und Eileithya (Geburtshelferin).
[2] Man denke nur an Brahma-Vishnu-Shiva oder Wotan-Wili-We
[3] Hera, wie es oft geschieht, eins zu eins mit Juno gleichzusetzen, ist nicht unproblematisch, genießt diese italische Göttin mit Jupiter und Minerva als Capitolinische Trias in einem gemeinsamen Tempel höchste Verehrung. Auch waren die Römer in Sachen Ehe, je nach Epoche ihrer 1 200-jährigen Geschichte mal strenger, so dass Augustus Ehebruch auch von Seiten der Männer ahndete, mal legerer, wie etwa in der ausgehenden Republik und dem späten Kaiserreich, wo dann eine Scheidung nur noch Formsache war und allgemeine Libertinage das öffentliche Leben prägte.

Über-Männer in der Öffentlichkeit einem diametral entgegengesetzten weichen musste, hielten sie sich innerhalb der vier Wände ihres trauten Heims auf. Zuhause hatten nämlich die Frauen „die Hosen an", auch wenn kein Hellene jemals seine Beine in eine solche Barbarentracht[4] gezwängt hätte… Überspitzt gesprochen könnte man sich zu der These versteigen, dass die attische Demokratie und vor allem die römische Republik nicht nur deshalb unter dem südlichen mediterranen Himmel entstanden, weil das Klima öffentlichen Debatten förderlich war, sondern wohl auch eine gewisse Herdflucht der Männer herrschte, da die *res publica*[5] der einzige Bereich war, in dem die Frauen ihnen nichts dreinzureden hatten!

Die infernalische Triade der Moiren

Und die Angst der mediterranen Männerriege vor „dem Weiblichen" ist ja nicht so ganz unbegründet! Ahnte man doch wenigstens, dass im Ur-Ab-Grund unberechenbare weibliche Wesen hausten. Auch wenn wir das hier nicht weiter vertiefen wollen, seien nur einmal die allgemein bekannten Gorgonen als eines unter vielen Beispielen erwähnt. Aber auch die Graien, die drei Göttinnen des Urmeers oder gar die drei Rachegöttinnen, die schlangenhaarigen Erinyen Allekto, Megaira und Tisiphone[6] sind weibliche Dreiheiten. In der drei liegt das Ungleichgewicht der ungeraden Zahl und steht für dynamische Abläufe und Beziehungen, wie wir es zum Beispiel in der berühmten Mond-Trias, Artemis – Selene – Hekate kennen. Doch die bei weitem bekannteste Ausprägung einer Göttinnen-Trias ist ihre Ausfaltung zu jenem infernalischen Trio der Schicksalsgöttinnen, wie wir sie ja auch bei den Germanen in Gestalt der Nornen[7] finden, deren Schicksalsfaden selbst der Magiergott Wotan nicht zu zerreißen vermag. Was für die Römer die Parzen, waren den Hellenen die Moiren, Klotho, Lachesis und Atropos genannt. Bei ihnen, die wie Marabu, Nachteule und Rabe in dunkelfiedrige Kleider gehüllt auf dem Wurzelwerk des Lebensbaumes kauern, lohnt es sich, einen kurzen Stopp einzulegen.

Klotho, die Spinnerin, die den Lebensfaden aus dem bunten Rocken des Zufalls und dem schwarzen der Notwendigkeit herausdröselt, reicht ihn weiter an Lachesis, die Zuteilerin, die sie zusammenspinnt zum unentwirrbaren, unzerreißbaren Strang des Schicksalsfadens, der einzig von Atropos, der düsteren, schwarzgesichtigen, zerschnitten werden kann, wenn nach den unerbittlichen Gesetzen der Tyche[8] und Anangke die Zeit erfüllt ist. So unerbittlich diese symbolische Handlung des Spinnens des Geschickesfadens auch sein mag, die Moiren spielen keineswegs Herrscherrollen, denn auch sie dienen nur einer höheren

---

[4] Die Hose als Beinkleid galt in der antiken Darstellung den Hellenen als Kennzeichen des Barbaren, wie z. B. des Persers, Kelten, Thrakers usw..
[5] Das Öffentliche, Sache der Allgemeinheit.
[6] Im römischen Herrschaftsbereich kennt man sie als Furien.
[7] Urd Werdandi und Skuld
[8] Eine andere Lesart lautet Heimarmene.

Macht. Innerhalb dieser infernalischen Trias genießt wohl Atropos, die älteste und düsterste, als die Moire des Todes, den schlechtesten Ruf. Sie ist die Unabwendbare[9], Unerbittliche, Unausweichliche, die älteste und kleinste dieser Göttinnentrias. Mit einem Wort: Sie war dafür zuständig, dass keiner seinem Schicksal entrann.

Belladonna – Das Glanzauge der Todesmoire

Mit Atropos bringen wir eine der beeindruckendsten Pflanzengestalten Europas in Verbindung: Die Tollkirsche, *Atropa belladonna*. Ihr lateinischer Name rührt nicht aus der Antike. Bei Dioskurides etwa hieß sie noch *Hakakabon*, und im Mittelalter nannte man das „Tollkraut" *Solanum somniferum*, Schlafbeere. Doch die Terminologie bedient sich auch nur partiell der antiken Sprachen, indem *Atropa* als Abwandlung des Moirennamens durchaus noch als altertümlich durchgehen kann, doch schon *Belladonna*, „die schöne Dame", ist den romanischen Sprachen der Neuzeit entlehnt[10], und bezieht sich auf eine gefahrlose Anwendungsmöglichkeit. Lokal appliziert weitet der Tollkirschensaft die Pupille zur starr reaktionslosen Mydriasis[11], womit das Glanzauge den Blick des Betrachters quasi bannt und ihn zwingt, hinzusehen. Das Auge, dessen Pupille dann schier die Iris aus dem Augapfel zu verdrängen scheint, wirkt anziehend, die Person sympathisch, so dass Assoziationen mit Liebeszauber anwendenden Hexen oder Kurtisanen nahelagen. Denken wir dabei jedoch an den unerbittlich bohrenden Blick der schwarzen Todesmoire, die denjenigen, den sie einmal erfasst hat, nicht mehr loslässt, bekommt der Blick in dieses Auge eine andere Dimension. Man kann nicht mehr wegsehen, unausweichlich, unabwendbar bannt der Blick der Atropos den Betrachter, wie die Schlange das Karnickel, bis ihr Gesandter, der Todesengel Thanatos seine eiskalte Hand nach dem Opfer ausstreckt.

Offenbar erschien Linné der Tod bei einer Belladonna-Intoxikation derart unausweichlich, dass er den Namen der Todesmoire mit diesem „Inbegriff der Zauberpflanzen" Mitteleuropas in Verbindung brachte. Auch wenn man diese Auffassung nicht hundertprozentig teilen mag, ist es völlig unangebracht, ihre Giftwirkung herunterzuspielen, wie es mancherorts geschieht, denn die lockend ansprechende „Kirsche" dieses Nachtschattengewächses birgt, dem Sicherheit vortäuschenden süßen Geschmack zutrotz, ein tödliches Gift in sich. Vor allem der unberechenbare, rasche Stoffwechsel von Kindern kann schon bei geringer Dosierung – unter Umständen genügt bereits eine Beere! – tödlich wirken. Es ist hier nicht der Ort, näher auf Toxizität und medizinische Indikationen von Belladonna einzugehen, vielleicht genügt das Stichwort: Grenzgängerin! Denn, so wie ihr Gift, das einen Grenzbereich zwischen Schlaf und Wachen abdeckt, weder richtigen Schlaf bringt noch dem normalen Wachzustand entspricht und so im Rausch mündet, einem Rausch, der etwa dem halbbe-

---

[9] Ἄτροπος = die Unabwendbare
[10] Bella, die Schöne dürfte Italienisch sein, denn lat. wäre *bellis* die korrekte Form.
[11] Wie in der Ophthalmologie noch heute Atropin eingetropft wird, um die Pupille zu erweitern.

wussten Aufwachzustand entspricht, besiedelt sie Grenzbereiche des Waldes. Gerade auf Rodungsinseln lässt sie sich gerne nieder. Wenn es ihr gefällt, hält sie sich mehrere Jahre am selben Ort auf und bildet dann regelrechte kleine Wäldchen innerhalb des Waldes. Unstetes Wesen, das sie ist, das man bei einem so statischen Vorbild, wie der am Baum sitzenden Moire, eigentlich gar nicht in ihr vermutet, verschwindet sie nach einiger Zeit spurlos. Doch bis dahin treibt sie jedes Jahr neu aus, und verwendet nicht unbeträchtliche Energie in einen unvollständigen Verholzungsvorgang, der im Herbst ein dürres Skelett übriglässt. Mit den unterschiedlich großen Blättern, die sie wie ein Mosaik geordnet der Sonne präsentiert, fängt sie das zeitlich auf der Lichtung meist knapp bemessene Licht optimal ein, wozu sie die Äste wie einen verkehrt herum aufgespannten Regenschirm oder wie eine auf dem Kopf stehende Pyramide anordnet. Zwar läßt sie die auf den Blattoberseiten hindrapierten Knospen noch vom Tagesgestirn quasi ausbrüten, dann aber dreht sie die lichtempfindlichen Blüten unter das Laubdach, versteckt sie förmlich und wendet erst wieder die Früchte voll dem Licht zu. Ihr dubioses Wesen wird auch daran deutlich, dass man zum selben Zeitpunkt Blüten, unreife Früchte und reife Früchte an einer Staude beobachten kann, so wie sie bereits während des Blühvorgangs zu welken beginnt. Ihre Gifte, Atropin, Scopolamin und Hyoscyamin aus der Gruppe der hochwirksamen Tropanalkaloide, finden sich überall in der Pflanze, werden aber in der Wurzel gespeichert, so dass sich ihre höchste Konzentration dort und nicht in den reifen Beeren findet. Sie bilden übrigens ein Antidot für die Toxine von Digitalis und Fliegenpilz, die gerne in der Nähe von Belladonna wachsen.

Wir lassen jedoch die drei Spinnerinnen, die ganz in ihr Werk vertieft, uns keines Blickes würdigen, in Ruhe weitermachen und kehren zurück zum Olymp.

Die fruchtbare Jungfrau

Triaden sind also Ausdruck dynamischen Wandels anstelle von in der Dyade festgefahrenen Antagonismen oder des Ewig-sich-selbst-seienden, keiner Veränderung bedürfenden Gottes eines monophysitisch verstandenen Monotheismus. Und als Ausdruck einer solcherart gesehenen Dynamik lässt es sich dann auch verstehen, wenn Hera, gewissermaßen als intrapersonelle Variante der olympischen Frauen-Trias Hera-Athene-Aphrodite, als eine drei-einige Göttin mit drei Emanationsformen in Erscheinung tritt: Hera Pais, das junge, unberührte Mädchen[12], Hera Teleia, die erfüllte Frau und Hera Chera, die Einsame. Versammeln sich die Olympier, etwa um für Bildhauer des Altertums Portrait zu sitzen, sehen wir die Ehefrau des Zeus in der Regel als Hera Teleia mit dem züchtig unter dem leichten Kopftuch hochgesteckten Haar und die beiden anderen Aspekte lassen sich vernachlässigen. Wenn wir sie dann so, ganz unprätentiös neben Zeus thronend erblicken, wird uns, sofern wir über ein wenig Sinn für unaufdringlich zur Schau gestellte Macht und Autorität verfügen, sofort

---

[12] Entsprechung von Hera-Parthenos.

deutlich, wie die Herrschaftsverhältnisse beschaffen sind. Wenn also von Zeus und seinen Brüdern als von den Herrschern der Welt gesprochen wird, ist dies, wie so oft *cum grano salis* zu bewerten, und wie aus den Geschichten noch zu ersehen sein wird, ist Zeus nicht nur insofern nicht allmächtig, als auch er dem über allem Geschehen waltenden Schicksal unterliegt, sondern bei aller scheinbaren Souveränität und Selbstherrlichkeit, immer einen Seitenblick voller Respekt auf Hera werfen muss, ehe er sich entscheidet, ob er sich wieder einmal in eine Dummheit stürzt, oder lieber davon Abstand nimmt. Allerdings konnte er sich zu letzterem, der inkorporierten Weisheitsgöttin Metis zutrotz, nur höchst selten durchringen[13].

Hera kommt dann aber in den Sagen des klassischen Altertums, vorsichtig gesprochen, eher schlecht weg, da den männlichen Dichtern einhellig das Verständnis für ihren mangelnden Humor in Hinsicht auf die unzähligen erotischen Eskapaden ihres Göttergatten Zeus fehlt. Eheliche Treue erwartete man in der, von einer mehr oder minder offen gelebten Bisexualität geprägten, griechischen Gesellschaft, natürlich nur von den Frauen, bezichtigte die Göttermutter gewissermaßen der moralinsauren Spielverderberei und tat Heras diesbezügliche Verletzlichkeit als kleinliche Empfindlichkeiten ab.

Doch kommen wir nun endlich zu der uns interessierenden Geschichte der Jungfrauenzeugung.

Hera hatte auf jeden Fall die ständigen Treueverletzungen von Seiten ihres Gatten gründlich satt und beschloss, ihrerseits zur Tat zu schreiten. Allerdings kann man sich außer einem ausgemachten Frevler, wie Ixion, auf den wir noch kommen werden, niemanden vorstellen, der das Wagnis auf sich genommen hätte, dem Göttervater Hörner aufzusetzen. Außerdem gab es zum Zeitpunkt der Handlung etwas derart Verwegenes wie Menschen noch nicht! Ungeachtet all dessen gebar Hera den Drachen Typhaon[14], der von Delphi aus die Götter terrorisierte, bis Zeus ihn mit seinem Blitzstrahl zerschmetterte. Was Zeus, nachdem er das Monstrum erledigt hatte, aber beunruhigte, war die Frage nach dem Woher, mit anderen Worten, die Vaterschaftsfrage. Hera tat auch tunlichst nichts, Licht in die Dunkelheit dieses seines Problems zu bringen und schürte geradezu seinen Argwohn, indem sie eine Reise nach Argos unternahm und demonstrativ in der Quelle Kanathos ein Bad nahm. Nach jedem Bad in dieser Quelle restituierte sich ihre Jungfräulichkeit gewissermaßen ad integrum, so dass sie erneut und jederzeit mit Zeus den Hierosgamos, die Heilige Hochzeitsnacht, wiederholen konnte.

Lilium candidum – die Blüte der Jungfrauen

Symbolhaft für diese Selbstreinigungskräfte der Göttin steht *Lilium candidum*, die weißglänzende Unschulds- oder Reinheitsblume schlechthin! Sie entstand allerdings erst später, als Herakles an Heras Brust sog und ein paar Tropfen verschüttet wurden. Ihr dauerhaft fär-

---

[13] Eigentlich nur ein einziges Mal, als er Peleus bei Thetis den Vortritt lässt.
[14] Andere Lesart Typhon.

bender klebriger gelber Pollen gilt als Weiß-Killer von Tischdecken und geklöppelten Vasenunterlagen aller Art, da einmal bestäubte Textilien, wenn überhaupt, nur schwer zu reinigen sind. Doch die Blüte ist imstande, die Befleckung ihres weißen Kelches selbst zu entfernen, so dass sie als *immaculata* in ihrem Weiß, das allen Waschmittelherstellern die Schamesröte ins Gesicht treibt, erstrahlt. Wegen ihres schwülstig-aufdringlichen Geruchs jedoch erfreut sie sich nicht überall gleicher Beliebtheit. Wir kennen sie heute vor allem als Blume der Marienverehrung[15], was darauf zurückgehen dürfte, dass die Lilie im Altertum der Himmelskönigin Hera, wohl in Gestalt der Hera-Pais, der unberührten Jungfrau, geweiht war. So wurde die weiße Lilie, neben der Rose, zur Königin der Blumen[16]. Aphrodite sah in ihrer unnahbaren Reinheit den Widerpart zur Rose, als Blüte der Verführung und sinnlichen Liebe, und verunzierte sie, indem sie ihr heimlich einen Stempel in Gestalt eines Eselsphallos einsetzte.

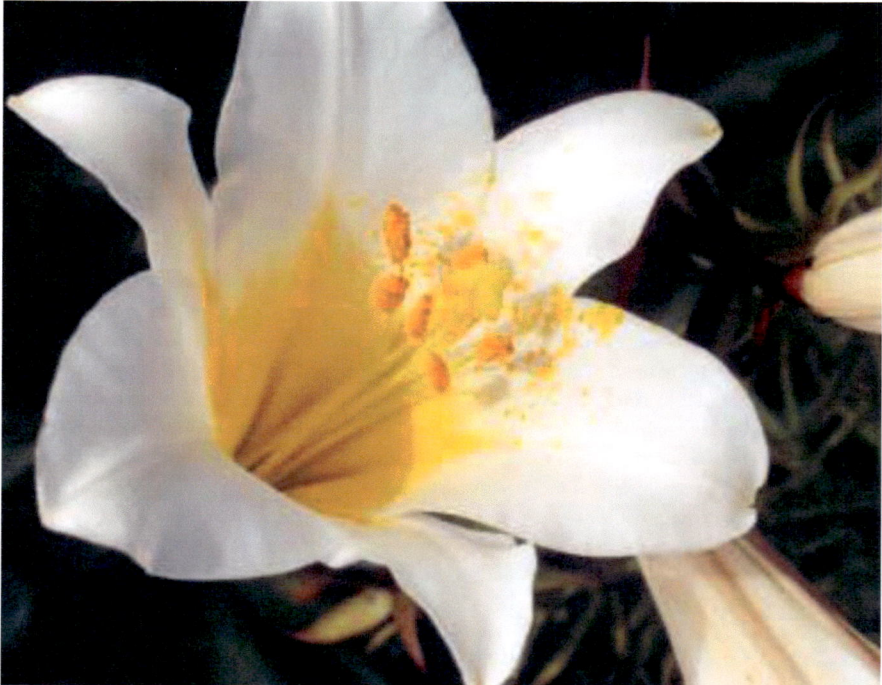

Lilium candidum – non immaculatum, dennoch Zier jedes (Kloster)Gartens.

---

[15] Man denke an diverse bildliche Darstellungen, etwa an Gustave Moreaus symbolistisch inspirierte „Erhöhung der Lilie" oder Da Vincis Verkündigungsszene, wo der Erzengel Gabriel Maria eine Lilie überreicht.
[16] Für die Römer war sie auch die *Rosa Junonis*, die Juno-Rose.

Die Geburt des Hephaistos – oder Kunstfertigkeit als Produkt von Keuschheit und Wut?

Zeus hingegen konnte also wirklich nichts Genaues über die tatsächliche Treue der Göttermutter wissen, die damit als Erfinderin der Binsenweisheit *mater semper certa, pater semper incertus* gelten dürfte. Zeus schäumte vor Wut und drang in die Gemahlin, was es mit dem Vater von Typhaon auf sich hätte. Hera aber schwieg beharrlich, wie das bei den damaligen Prominenten, die noch nicht ihre zweifelhaften Intimstorys und Bettgeschichten an jeder Straßenecke feilboten, üblich war. Natürlich könnten wir nun in die Rolle des scheinbar gehörnten Zeus schlüpfen, und annehmen, da wir bis heute nichts Sicheres über einen möglichen Erzeuger des Drachen wissen, Hera habe eben genossen und geschwiegen.

Doch die Geduld des Wolkenversammlers wurde bald darauf erneut auf eine harte Probe gestellt. Auf einmal bezog Hephaistos, ein kleiner, buckliger Schmied, im Olymp seine von Hera, die sich sofort zu ihrer Mutterschaft bekannte, luxuriös eingerichtete Werkstatt. Einmal mehr hielt sich Hera mit Erklärungen seine Herkunft betreffend mehr als nur bedeckt. Wie man sich vorstellen kann, begrüßte Zeus den olympischen Zuwachs nicht gerade überschwänglich, im Gegenteil. Er raunzte seine Frau bösartig an, was es mit dem rußigen Gesellen auf sich hätte und ging, ganz in seiner Eitelkeit empfindlich getroffener unbeherrschter Macho, auch noch auf der nonverbalen Ebene auf sie los, was dazu führte, dass der Sohn begreiflicherweise die Partei der Mutter ergriff. Er stellte sich schützend, den Hammer schwingend, vor sie, dem tobenden Stiefvater in den Weg. Doch da kam er bei Zeus gerade an den Richtigen. Kurzerhand packte der den Neuling am Bein und schleuderte ihn in hohem Bogen vom Olymp. Die Notwasserung des Schmiedegottes in der Nähe der Insel Lemnos führte zu einer massiven Luxation des Hüftgelenks bleibenden Charakters, so dass Hephaistos seitdem hinkt. Zeus jedoch kam nicht umhin, den Ungeliebten doch noch aufzunehmen und gab ihm dann keine geringere als die Liebesgöttin Aphrodite zur Frau.

Bis zu einem gewissen Grad lässt sich diese unerwartete Wendung mit der Peitho – der Überredungskunst – Heras erklären. Denn Hera verfügte bekanntlich über todsichere Mittel, die Gunst des Gatten jederzeit wiederzuerlangen. Nicht nur das Bad in der Quelle, das ihr jugendliche Taufrische bescherte, stand ihr zur Verfügung, sie besaß obendrein noch einen Unwiderstehlichkeitsgürtel, dessen Wirksamkeit sie übrigens, sozusagen vor den Augen des blinden Homer, auf dem Berg Ida mit Zeus unter Beweis stellte. Doch im Augenblick stand Hera nicht der Sinn nach Peitho und Verführung. Um endlich Frieden für sich und den Sohn zu haben, ließ die Göttermutter endlich die Katze aus dem Sack: Aus sich heraus, ohne männliches Zutun, „aus Zorn", wie sie sagte, hätte sie sowohl den Typhaon als auch Hephaistos geboren. Diese Kröte musste Zeus wohl oder übel schlucken und glauben, wo er nicht wissen konnte. Aber bis zu einem gewissen Grad hatte er sich die Blamage selbst zuzuschreiben, müssen wir doch in diesem Kontext wohl an Hera-Chera, die Einsame, die vernachlässigte Ehefrau denken, die, vielleicht um bessere Gesellschaft oder schöneren Schmuck zu bekommen, ohne männliche Beihilfe einen Sohn aus sich selbst hervorbrachte. Er sollte als Schmiedegott Karriere machen, wobei klar sein dürfte, dass die Erzeugerin eben nicht nur an den Waffen-, sondern durchaus auch oder sogar in erster Linie, an den Goldschmied gedacht haben dürfte! Hera nahm da für sich also nichts geringeres als die Tatsache einer vollzogenen Jugfrauenzeugung, wissenschaftlich *Parthenogenese*, in Anspruch! Sicher, ein starkes Stück! Doch sind wir Tausende von Jahren später noch immer auf die Aussage Heras, die, wie wir gleich anhand der Botanik erfahren werden, durchaus glaubwürdig ist, angewiesen.

Alchemilla – Perlenbecher der Fruchtbarkeit

Auch wenn sie keine Dornen hat, gehört *Alchemilla vulgaris*, der Frauenmantel, zur großen, weitverzweigten Familie der Rosengewächse. Sie tritt in mehr als sechzig Kleinarten auf, welche obendrein zur Bastardisierung neigen. Dies bedeutet, dass sie sich mühelos untereinander kreuzen (lassen), was die Bestimmung des Einzelexemplars nicht unbedingt erleichtert.

Im Volksmund erfreut sie sich zahlreicher freundlicher Benennungen, wenn sie unter anderem Frauentrost, Liebfrauenmantel, Venusmantel, Tauschüsseli, Himmelstau, Tränenschön oder Alchemistenkraut heißt. Als *Alchemilla* wird sie erstmals von Hieronymus Bock, einem der Klassiker unter den Kräuterbuchautoren des 16. Jahrhundert. erwähnt, andere wissenschaftliche Namen dieser Zeit, wie *Leontopodion* oder *Drosera* setzten sich nicht durch und wurden später auf andere Pflanzen übertragen[17]. Wenn im Folgenden von Alchemilla die Rede ist, geht es um den Gewöhnlichen oder Wiesen-Frauenmantel.

Nein, Dornen oder Stacheln dürften diesem feuchtigkeitsliebenden Kraut zu allerletzt stehen, hat doch die Alchemilla ihrem Wesen nach, wie der deutsche Name schon sagt, etwas Einhüllendes und Ummantelndes an sich, also nicht gerade Eigenschaften, die man mit einer bewehrten Pflanze, wie sie ihre Verwandten, Weißdorn und Rose darstellen, in Verbindung bringen würde. Ihr deutscher, wie eben auch einige der Volksnamen beziehen sich auf die Form des mehr oder weniger ausgeprägt gebuchteten Blattes, das an die Gestalt des altrömischen Radmantels, der Capa erinnert.

Wie dieser weite Mantel im Falle Heras die Gestalt einer würdigen Göttin vor neugierigen Blicken birgt, so umhüllt das Blatt des Frauenmantels ebenfalls eine Kostbarkeit: Einen Tautropfen, der von der Sonne beschienen, an eine Perle erinnert. Mit diesem Tau hat es eine besondere Bewandtnis. Vielleicht muss man nicht so weit gehen wie Hieronymus Bock, der den sprechenden Namen der Pflanze gleich beim Wort nimmt, indem er behauptet, die Alchemisten sammelten den Tau des Frauenmantels, ähnlich dem des Sonnentaus zur Bereitung des Steins der Weisen. Vielleicht heißt unser Frauenmantel aber bereits deshalb „Alchemistenkraut", weil er mit den ihm eigenen, scheinbar magischen Fähigkeiten, aus sich heraus Wasser zu produzieren, an einen mit der Kraft zur *creatio e nihilo* begnadeten Alchimisten erinnert, der im Stande ist aus „Nichts" „Etwas" zu machen? Andererseits ist die Alchemilla, wie wir noch sehen werden, überhaupt ein Wesen, das aus sich heraus so einiges hervorbringt!

---

[17] *Leontopodium*, wörtlich Löwenfüßchen, wird zum Edelweiß; *Drosera zum Sonnentau*.

Alchemilla – Perlenbecher der Fruchtbarkeit 73

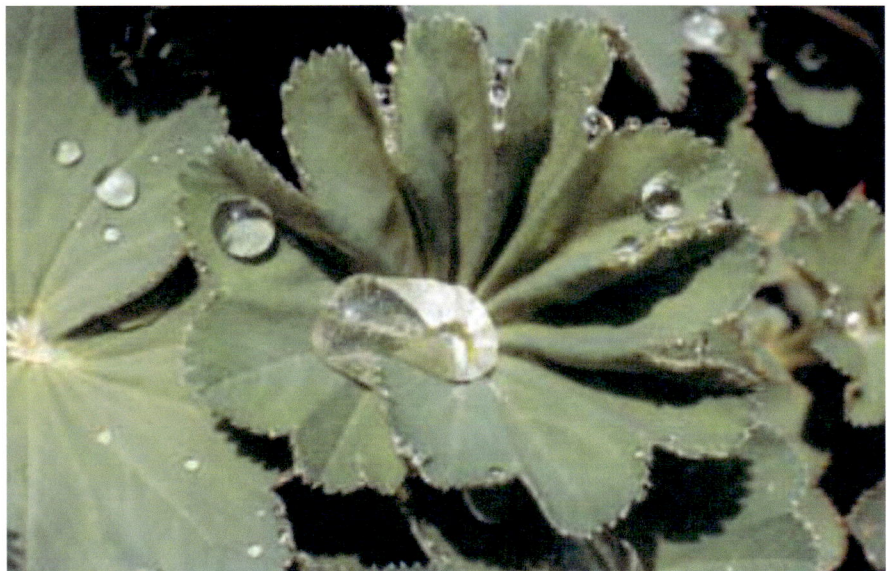

Frauenmantelblatt mit glitzerndem Tautropfen.

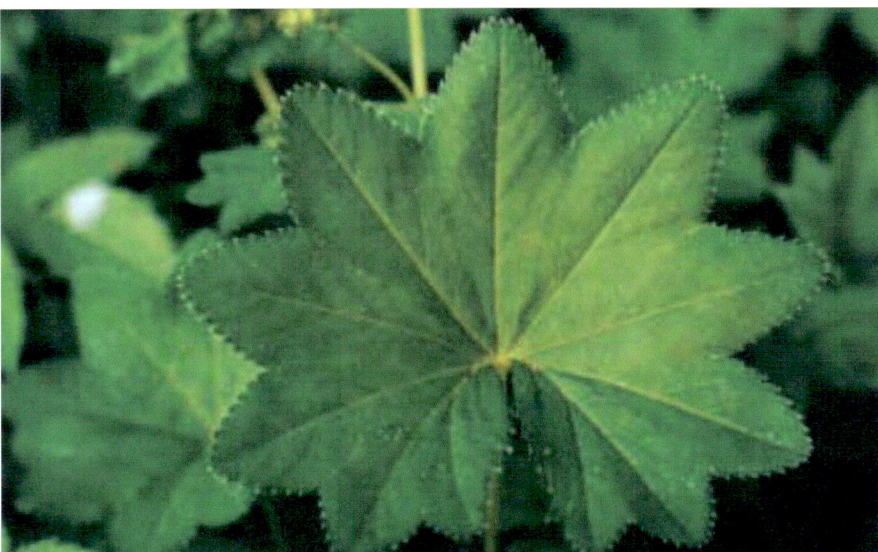

Die Blattspreite von Alchemilla vulgaris erinnert an die Capa der römischen Matrone, die dann zum Mantel Mariens wurde.

Zunächst jedoch interessiert nur das Wasser. Im Innern der weitausladenden, schüsselförmigen Blätter, befinden sich kleinste Gänge, welche Hydathoden[18] genannt werden. Sie schwitzen quasi überschüssige Flüssigkeit aus, die dann in Tropfenform für eine Weile malerisch am Blattrand für den Naturfotografen posiert, und an Morgentau erinnert. Der Botaniker bezeichnet dieses Phänomen als *Guttation*. Schließlich fließen diese kleinen Tröpfchen zur Mitte des Blattes, dem Ursprung seiner Auffächerung in sieben Nerven hin, wo sie eine Perle der Fruchtbarkeit bilden, die sie der Sonne darbringen.

Doch nicht nur der Sonne! In ländlichen Gegenden hält sich hartnäckig und somit wohl nicht unbegründet die Vorstellung, dieser von der Pflanze selbst hervorgebrachte Tau müsse einen Ausbund an Fruchtbarkeit darstellen. Frauen, welche schwanger werden wollen und „es einfach nicht klappt" gehen barfuß durch den Morgentau und schlürfen die Perlen von den Frauenmantelblättern. Anders als Hera im Mythos, bedürfen sie jedoch zur Erfüllung des Kinderwunsches noch immer eines Mannes! Doch damit ist das Thema Fruchtbarkeit beim Frauenmantel noch nicht ausgereizt! Das kleine Tränenschüsselchen hat weitaus mehr in petto...

Bei genauem Hinsehen – mit dieser Tätigkeit assoziierte man im griechischen Altertum übrigens den Skeptiker[19] – kann man an der Alchemilla eine außergewöhnliche Fähigkeit bemerken. Allerdings benötigt man dazu entweder einen sehr scharfen Gesichtssinn oder man benützt doch besser eine Lupe. Sieht man sich also die winzigen Blüten genau an, kann man erkennen, dass sie zum einen ohne eigentliche Petalen (Blütenblätter) auskommen und dass in den Blüten obendrein oftmals die Staubgefäße fehlen, und so ein in der Natur häufig beschrittener Ausweg des Willens zur Fortpflanzung, die Selbstbestäubung, versperrt bleibt. Da die Blüte nur geringe Nektarmengen produziert, wird sie auch nur selten von Insekten besucht, so dass sie vor einer scheinbar ausweglosen Situation steht. Doch unser Alchemistenkraut vermehrt sich trotzdem!

Aus primär diploiden Zellen entstehen, oftmals schon in der Knospe(!) fruchtbare Samen, die gewissermaßen einen Klon der Mutterpflanze hervorbringen. Bei aller wortwörtlich gelebten Skepsis, hier geht es also nicht um irgendwelchen Hokuspokus, sondern um den wissenschaftlich überprüfbaren Vorgang der Agamogonie.[20] Hinter diesem botanischen Fachwortmonstrum verbirgt sich nichts anderes als die durch Heras Pioniertat nun hinlänglich bekannte Parthenogenese. Bei der Alchemilla stellt die apogame Vermehrung sogar eher die Regel als die Ausnahme dar. Die reifen Samen werden dann „enterozoochor" vermehrt, das heißt, Tiere fressen das Kraut und scheiden den unverdaulichen Samen mit dem Kot wieder aus, der so gewissermaßen gleich in gedüngte Erde gelangt. Solange also die ehedem heiligen Kühe Heras[21] auf der Weide grasen dürfen und nicht unbeweglich in engen Boxen im Stall stehend dahinvegetieren müssen, dienen sie unter anderem auch der Ausbreitung des Frauenmantels!

---

[18] Von τὸ ὕδωρ, του ὕδατος = Wasser und ἡ ὅδος = der Weg.
[19] σκεπτο = ich schaue genau hin.
[20] Hegy: Flora von Mitteleuropa, Bd VII S. 28. Abzuleiten aus Griech. hó gamos = eheliche / geschlechtliche Verbindung, dem A-privativum am Wortbeginn, welches eine Verneinung ausdrückt und dem Suffix –gonie, das sich wieder von genesthai, „entstehen", ableitet. Also eine Entstehung ohne Zeugung.
[21] Hera wird bei Homer die „farrenäugichte = kuhäugige" Göttin genannt, wobei er wohl in erster Linie ihre langen Wimpern vor dem inneren Auge gehabt haben dürfte.

Wenn wir bisher unser Augenmerk auf den Gewöhnlichen Frauenmantel legten, so wandert nun unser geistiges Auge kurz die Abhänge der Alpen hinauf, und wir treffen in der montanen Vegetationszone, ab etwa 1 500 Metern, bis hinauf in die hochalpinen Regionen bis auf 2 800 Meter, wo nurmehr Polsterstauden ein kärgliches Dasein fristen, ihre zierliche Verwandte, *Alchemilla plicatula*, den Silbermantel.

Auf den ersten Blick gleicht sie mit ihren fingrig gegliederten Blättern viel mehr einer Potentilla, also einem Fingerkraut, doch zählt man nach, kommt man in der Regel auf sieben „Finger", was dann des Guten doch zuviel ist. Auch in dieser Art ergeben sich durch Vermischung mit nahen Verwandten unzählige Hybriden. Für die alpine Alchemilla, die als Droge etwas schwerer zu beschaffen ist, als ihre „vulgäre" Flachlandschwester, gelten im Grunde dieselben Kriterien, auch im Gebirge gibt es Jungfrauenzeugung und Guttationsperlen.

Alchemilla in der Naturheilkunde

Trotz der exorbitanten Anwendungsmöglichkeiten von Frauenmantel in der Naturheilkunde können wir hier nicht ausführlich darauf eingehen. Festhalten wollen wir, dass sich Frauenmantel vielfältig einsetzen lässt. Zunächst soll uns die interne Anwendung, also in Form von Tee, Tropfen oder Homöopathie interessieren. *Alchemilla vulgaris* ist eines der zahlreichen Mutterkräuter, und wenn in alten Kräuterbüchern von „Mutter" die Rede ist, meint der Schreiber in aller Regel das Organ Gebär-Mutter, den Uterus, jenes *vas bene claustum*, also gut verschlossenes, versiegeltes Gefäß, in dem das neue Leben heranwächst und gedeiht. Dass die Frau ihrerseits einen Beitrag zur Entstehung der Leibesfrucht beisteuert, war lange Zeit umstritten und wurde sogar von namhaften Wissenschaftlern des Altertums, wie Aristoteles gar rundweg verneint, da sie davon ausgingen, dass einzig aus dem männlichen Samen das neue Leben entstünde und die „Mutter" lediglich Trägerin, Gefäß war. Schon allein aus diesem Grund musste in diesen Zeiten eine Parthenogenese, wie oben beschrieben, als etwas Unerhörtes, Ungeheuerliches angesehen werden.

Hormonell-bezogene Wirkungsweise

Man kann sagen, Alchemilla verfüge über eine ausgleichende Wirkung in Hinsicht auf das Spiel der weiblichen Hormone. Vor allem hat sie eine Gestagen-fördernde, Gelbkörper-stimulierende Wirkung, was ihren Einsatz bei ungewollter Kinderlosigkeit und im Verlauf einer sogenannten Problemschwangerschaft nahelegt. Aber natürlich nicht nur dann, wenn die Schwangerschaft von Schwierigkeiten überschattet ist, empfiehlt sich Alchemilla. Sie leistet der Schwangeren in jeder Hinsicht wertvolle Dienste, da sie eben hormonelle Schwankungen ausgleicht und als Gebärmuttertonikum während der gesamten Gravidität fruchterhaltend wirkt. Zur Unterstützung einer problemlosen Schwangerschaft empfehlen sich auch Sitzbäder mit Alchemilla-Extrakten oder Teeaufgüssen des Krautes. Auch bei den lästigen Symptomen psychischer Art, die während des Prämenstruellen Syndroms den Betroffenen wie ihrer näheren Umwelt zu schaffen machen, sollten sie sich unter den Schutz des weitausgebreiteten Frauen-Mantels begeben! Alchemilla hilft die Regel zu Normalisieren. Auch in der kritischen Phase des hormonellen Umbruchs des Klimakteriums, wo männliche Hormone nicht mehr, wie bisher, in Oestrogen umgewandelt werden, ist Alchemilla oft hilfreich, denn sie verfügt über eine anti-androgene Wirksamkeit, womit sie der mit zunehmendem Alter einsetzenden Virilisierung[22] der Frauen entgegenarbeitet.

Desinfizierende Wirkungsweise

Die im Frauenmantel vorkommenden Gerbstoffe schützen die Pflanze selbst, vor allem im Zusammenspiel mit aetherischen Ölen, vor dem Befall mit Schimmelpilzen, Bakterien oder Viren, und so wirkt denn auch ein Extrakt, eine äußerliche Einreibung oder ein (Sitz)Bad mit Frauenmantelgalenika[23] gegen Mikroben aller Art. In diesem Zusammenhang kommen zwar vor allem die äußerlichen Anwendungsmöglichkeiten in Frage, doch wird zum Beispiel in den Tagen nach der Entbindung als Infektionsprophylaxe auch eine intern wirksame Teemischung aus Schafgarbenkraut, Frauenmantelkraut, Hirtentäschelkraut, Zauberstrauchrinde und Gänseblümchenblüten empfohlen.

Äußerlich wird Alchemilla vor allem bei Ausflußerkrankungen (= Leukorrhoe), Entzündungen und Infektionen des äußeren Genitales in Form von Sitzbädern oder als „Frauendusche" angewandt. Natürlich kann Alchemilla in schweren Fällen keine Antibiotika oder nystatinhaltigen Antimykotika ersetzen, doch sollten diese stark wirksamen Mittel nicht vorschnell verwendet werden.

Nachdem wir nun die Höhen und Tiefen der Frauenmantelbiotope angesehen haben und ihre medizinischen Einsatzmöglichkeiten kennenlernten, kehren wir zurück zu Zeus, der zuerst zum Blitzen bereit mit verschränkten Armen und zusammengezogenen Augenbrauen unsere haarsträubenden Geschichten angehört hatte, schließlich seine skeptische Körper- wie Geisteshaltung aufgab, und uns interessiert und offen sein Ohr lieh. Nun, da Zeus über den Umweg der Botanik den Beweis für eine Möglichkeit der Parthenogenese erhalten hatte, machte er sich, praktisch veranlagter Gott, der er nun mal war, sein neuerworbenes Wissen sogleich zu Nutze. Und so revanchierte sich der findige Göttervater prompt für die erneute Parthenogenese aus Heras Schoß. Aus Zeus Haupt entsprang, hinterkünftigerweise mit des Neuen, des Schmiedgottes Beilhieb Hilfe die Göttin der Weisheit. Kein Wunder, dass Hera im Folgenden mit dem erklärten Liebling ihres Mannes, der eulenäugichten Pallas-Athene, ein eher gespanntes Miteinander erlebte, schließlich durfte sie sich günstigstenfalls ihre Stiefmutter nennen, womit sich der Kreis schließt, und wir wieder bei den undankbaren Rollen sind, welche der Regisseur des großen Welttheaters der Göttermutter zugedacht hatte, in welchen wir Hera stereotyp immer wieder antreffen.

---

[22] lateinisch Vir- viris = der Mann.
[23] Galenika: Benannte nach dem griechisch-römischen Arzt Klaudios Galenos (129–199), der die Kunst der Konservierung und geschmacklichen Verbesserung (=Galenik) von Medikamenten begründete.

Vierter Besuch: Venus und Mars harmonieren oder Die weichen Seiten eines Helden

Schon mehrmals haben wir darauf angespielt, der unbestechliche, aufrechte Helios, das Licht des Tageshimmels, das alle Laster an dasselbe bringt, hätte einst Krieg und Liebe denunziert und so erscheint es sinnvoll, ehe wir Helios unsere Aufwartung machen, die eingangs zitierte These, allem Anfang wohne der Streit inne, nochmals zu überprüfen. Denn, anders als Herakleitos behauptet Empedokles, alles bestehe aus Anziehung und Abstoßung, Liebe und Hass[1]. Den Anhaltspunkt dazu verschafft uns eine Pflanze, die mehr in sich hat, als der äußere Anschein vermuten lässt.

Achillea millefolium – Schafgarbe

Dieses wenig auffällige, unscheinbare Kraut verfügt über Kräfte, wie sie der oberflächlich herumschauende, dahineilende Wanderer nie in ihr vermuten würde. Wahrscheinlich würde er sie auf den ersten Blick für ein Exemplar aus der artenreichen, schwer zu differenzierenden Familie der *Umbelliferae*[2]/*Apiaceae* = Doldenblütler halten und weiter seines Weges gehen. Wenige Meter weiter lassen wir ihn nun ein rötliches Exemplar der selben Art finden, das nun doch seine Aufmerksamkeit erweckt. Kopfschüttelnd bleibt er stehen und unterzieht die Blüten einer eingehenderen Inspektion. Erst beim genauen Hinsehen lässt sich nun seine vorschnelle Sicherheit erschüttern. Die Blüten der Schafgarbe haben aufgrund ihres zusammengesetzten Aufbaus mehr Ähnlichkeit mit beispielsweise der Arnika oder der Kamille, als etwa mit dem Wiesenbärenklau und somit gehört sie zur Familie der *Asteraceae* oder *Compositae*. Zugegeben, rein weiße Blüten[3] stellen in dieser weitverzeigten Familie eher so etwas wie einen entfernten Vetter vierten Grades dar, den die anderen, welche vorwiegend in Gelb prunken, lieber als nicht dazugehörig bezeichnen würden. Nicht nur der Umstand, dass sie in der Natur in zwei Farbvarietäten nebeneinander vorkommt, macht die Pflanze so absonderlich, sondern auch die in ihr versammelten Qualitäten, welche diametral Auseinanderstrebendes in sich vereinen.

---

[1] Empedokles von Akragas (482 – 423). φιλία καὶ νεῖκος Philia kai Neikos.
[2] Neuerdings wird dieser sprechende Name durch Apiaceae ersetzt. Vermutlich eine Maßnahme der wissenschaftlichen Botaniker, um ein einfaches Zuordnen von Pflanzen durch den Laien zu erschweren, denn, um mit dem Begriff Apiaceae etwas anfangen zu können, muss man zuerst einmal wissen, dass Apium graveolens der Dill ist und anschließend sollte man wissen, wie dieser blüht. Bei Umbelliferae, die Schirmchenträger war alles in einem Wort gesagt. Aber, warum einfach…
[3] Auf Anhieb fällt uns hier nur noch Petasites albus, die weiße Pestwurz ein, die ebenfalls weiß blüht.

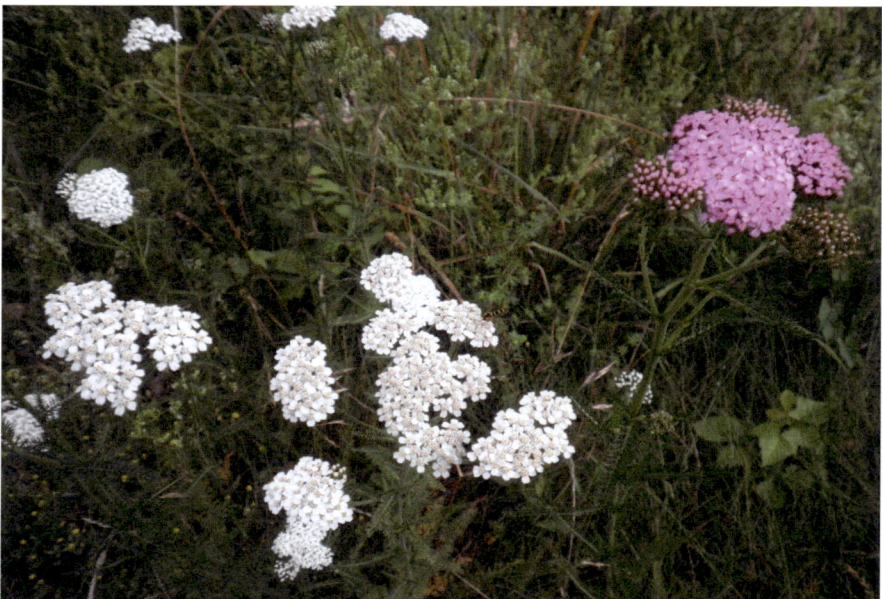

Weiße und rosafarbene Schafgarben friedlich nebeneinander.

Mit Hilfe des in der *Achillea* enthaltenen Blauöls behandeln Phytotherapeuten Magenschleimhautentzündungen, die mit einem Zuviel an Säure und krampfigen Schmerzen einhergehen, während die ebenfalls enthaltenen Bitterstoffe den untersäuerten Magen stärken und zu mehr Appetit verhelfen können. Darüber hinaus ist sie auch wirksam in der Frauenheilkunde, stillt Blutungen und lindert Schmerzen, also ein wahrer Tausendsassa, der zum Heilkräutervorrat zuhause gehören sollte.

Wir hören also von lindernden und stärkenden Eigenschaften gleichermaßen, doch die verständliche Befürchtung, diese könnten sich gegenseitig neutralisieren, indem sie zuerst vielversprechend ein polares Wirkprofil vorgaukelten, um schließlich im Weder-Noch zu versanden, darf als gegenstandslos verworfen werden. Wir haben also, wenn man so will, die Qualitäten der Venus und des Mars, beide gemeinsam in bester Kraft und Eigentümlichkeit vor uns. Ihre gebündelten Kräfte also, nicht etwa einen saft- und kraftlosen androgynen Hermaphroditen!

Kommen derart sich feindliche Grundprinzipien zusammen als Einheit vor, muss das als etwas Besonderes angesehen werden, was sich im Falle der Schafgarbe auch in der Gestalt der Pflanze niederschlägt. Hier müssen wir kurz einen Begriff einführen, der auch heute noch immer wieder für Verwirrung sorgt, die Signatur. In früheren Jahrhunderten verließ man sich in Sachen medizinische Anwendung pflanzlicher Drogen oft auf das Prinzip der Signaturlehre. Diesem liegt ein anthropozentrisches Weltbild zugrunde, und es bedient sich der Analogie als Schlüssel. Im Grunde wird postuliert, die den Menschen umgebende Natur wolle zu ihm sprechen, bzw. Gott der Schöpfer versuche über den Umweg der Geschöpfe den Menschen etwas mitzuteilen. So dachte man sich beispielsweise Pflanzen mit nierenförmigen Blättern als diuretisch wirksam oder schloss vom Vorhandensein eines gelben Milchsaftes auf dessen Beeinflußung des gelben Körpersaftes, der heissen, trockenen Galle. Dieses System, das immer wieder an neue Erkenntnisse angepasst wurde, sich also durchaus entwickelte und keineswegs statisch gesehen werden kann, führte sicher seine Benutzer oftmals in die Irre und verleitete sie zu zum Teil recht abenteuerlich anmutenden Spekulationen. Immer wieder jedoch funktionierte es auch! Gerade im vorliegenden Fall lassen sich derartig „schlüssige" Analogien durchaus herstellen. So verfügt die Schafgarbe über jene feinfiedrigen, nahezu filiform gestalteten Blätter, wie sie bei martischen[4] Pflanzen häufig anzutreffen sind und ihr Saft brennt auch auf der Haut, wie eine solche. Darüber hinaus werden ihre rötlichen Varietäten von manchen als ausgesprochen martisch angesehen, man denke nur an den roten Planeten und die aggressiv-vitale rote Farbe. Ihre Stängel sind derb, hart und kantig, geradegewachsen wie Speere, was ebenfalls auf den Kriegsgott verweist. Doch lässt sich mit ähnlich „zwingenden Gründen" ihre Affinität zur Venus „beweisen": Rosarot ist auch die Farbe der Liebe und die feinstrukturierten Blätter erinnern an die Augenbrauen der Liebesgöttin, und so hat sie eben auch venerische[5] Eigenschaften, wie das Lindern von Entzündungen und Stillen von Blut.

Für Mars spricht aber ihr alter Name. Noch der griechisch-römische Arzt und Verfasser eines epochalen Werkes, der ersten *Materia medica*[6], Dioskurides[7], nannte sie *Stratiotes chiliophyllos*[8]. Er lebte im ersten nachchristlichen Jahrhundert im Rom der Julisch-Claudischen Epoche der frühen Kaiserzeit und wirkte bis in die Neuzeit als höchste wissenschaftliche Autorität neben Galen noch nach. Mit seiner Nomenklatur bezog er sich auf die scheinbar ‚tausend' Blätter des Krautes, und ihre blutstillende Wirksamkeit, welche sie unverzichtbar für das Marschgepäck eines Kriegers des Altertums machte, womit sich schon die Brücke zum ersten Namen schlagen lässt. Das Wort *stratiotes* bedeutet einfach ‚Soldat' und deutet nochmals auf den martischen, wenn nicht gar martialischen Aspekt der Droge hin.

Andererseits findet sich aber auch ein alter Name, der an die milde, sanfte, erweichende, geschmeidig machende, kühlende, befeuchtende Kypris, lindernde Herrin des Stiers und der Waage gemahnt: *Supercilium veneris* zu Deutsch: ‚Augenbraue der Venus'. Betrachten wir einmal ein Einzelnes dieser Tausendblätter. Als Vorbild oder Abbild, je nach Standpunkt, kommen uns in seiner zartverästelten, filigranen Gestaltung, antike Darstellungen in den Sinn, wo säuberlich gezupfte, kess hindrapierte Augenbrauen die Stirn einer Göttin zum rei-

---

[4] Martisch als Adjektiv von lat. *Mars, martis*, dem röm. Kriegsgott. Das häufig zu findende ‚marsisch' ist schlichtweg falsch!
[5] Auf diesem Feld werden oft die seltsamsten Blüten gelesen, wenn dann von ‚venusischen' Einflüssen oder Eigenschaften die Rede ist. Auch Frau Venus muß sich gelegentlich beugen lassen, zumindest grammatikalisch, wo sie sich Venus, Veneris deklinieren lässt. Vom Genitiv leiten sich alle weiteren Begriffsbildungen ab!
[6] περὶ ὕλης ἰατρικῆς
[7] Διοσκουρίδης, Pedanios Dioskurides, Arzt aus Anazarba in Kleinasien (Kilikien) gest. 77 n.Chr. in Rom. Sein Name leitet sich von den Zeussöhnen Kastor und Polydeukes, den Dioskuren ab, welchen er ‚eides' = ähnlich, bzw. abbildlich von... gewesen sein soll.
[8] Hier Στρατιώτης χιλιοφύλχος, wörtlich: Tausendblättriger Soldat.

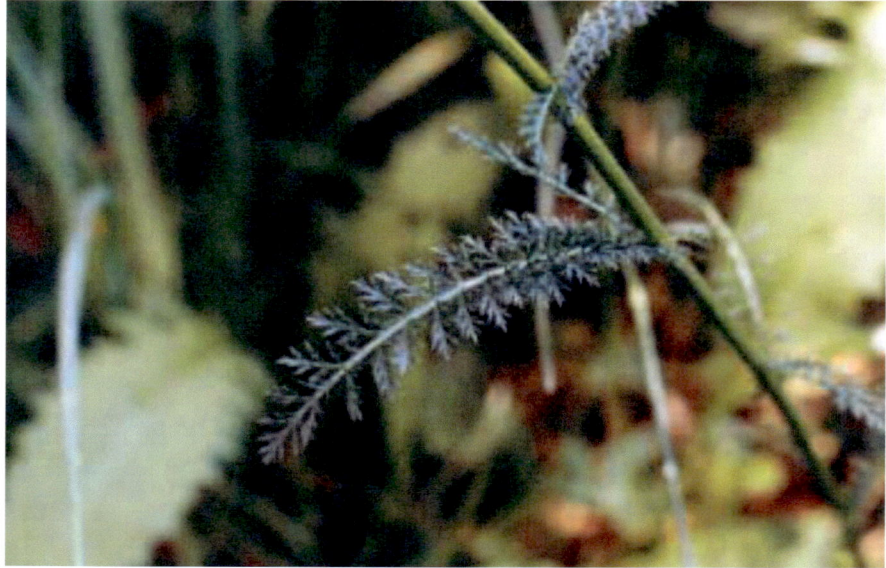

Die Augenbraue der Venus in ihrer irdischen Form als Schafgarbenblatt.

zenden Gesicht hin begrenzen, unter Umständen gar bekränzen, da zusammengewachsene Augenbrauen im Altertum als Schönheitsideal galten.

Hier, in der unscheinbaren Schafgarbe, findet sich also in eínem Kraut eine Conjunctio oppositorum, werden die Gottheiten der Liebe und des Krieges, Venus und Mars, zusammen unter das Joch gezwungen, wo sie sich nun einträchtig neben- und miteinander mühen. In ihnen walten die erwähnten Kräfte der Anziehung und der Scheidung, deren ewig wirkender Gegensatz, laut Empedokles, für alles Leben, ja für alles Sein verantwortlich ist. Pulsierend und erschlaffend, ganz nach dem Goetheschen Prinzip aus Systole und Diastole, halten sie den Kosmos und uns, als darin am Lebendigen teilhabende winzige Staubkörner, in Bewegung. Diese oszillierende Pulsbewegung schneidet immer wieder jene Ebene, welche von Harmonie aus den beiden Antipoden geprämt alles für einen Atemzug zum Stillstand. Dass so etwas nicht von Dauer sein kann, versteht sich quasi schon von selbst, denn diese Harmonie der Gegensätze wäre ja nicht lebensfähig, und der vielzitierten Homöostase, Ausgewogenheit der Körpersäfte, ist also nur eine In-vitro-Realität zuzugestehen. Außerdem wäre sie dem schon erwähnten agonalen Wesen der Griechen mehr als fremd… Wenn wir bisher von Venus und Mars, ihren Eigenschaften und Wirkungen, ihren *Influencae* gesprochen haben, wollen wir sie von jetzt an, da wir das humoralpathologische Paradigma verlassen und in die Welt der griechischen Mythen zurückkehren, sie besser nicht mehr mit ihren lateinischen, sondern mit ihren ursprünglichen, griechischen Namen ansprechen: Ares und Aphrodite.

Die Rache des Schmiedes oder Kann denn Liebe Sünde sein?

Wir erinnern uns, Aphrodite, war jene Göttin, welche die fatale Schönheitskonkurrenz auf dem Berg Ida für sich entschied und ihre Abkunft aus Zypern macht es mehr als wahrscheinlich, dass sie wohl keine primär hellenische Gottheit gewesen sein wird, sondern ihr Kult aus dem vorderen Orient, vie Zypern, nach Europa gelangte. Sie stellt letzten Endes eine Olympisierung der mesopotamischen Ischtar beziehungsweise phoinikischen Astarte dar, aber das braucht uns nicht weiter zu interessieren.

Cypripedium calceolus – Gesundheitslatschen für Aphrodite?

Hier müssen wir, ehe wir den Faden der Geschichte einfädeln, noch einmal kurz in anschauender Hinwendung an eine Pflanze verharren. Aphrodites kyprische Heimat schlug sich jedoch nicht nur in ihrem Beinamen Kypris und im wissenschaftlichen Namen der ihr heiligen Karpfenfischchen, den *Cypridae*, nieder, auch in der Botanik wird ihr eine der schönsten Blumen unserer Breiten, für viele die schönste schlechthin, geweiht. Diese gefährdete und streng geschützte Orchidacea blüht im späten Frühling und ist von stattlichem Wuchs. Man findet sie in größeren Büschelchen in Auwäldern und an anderen feuchten Standorten. Leider ist ihre Blühphase recht kurz, so dass eine gewisse Gunst der Göttin dazugehört, wenn sie uns den Anblick ihrer floralen Vertretung in den irdischen Niederungen in Blüte gewährt. Ihr deutscher Name ist ebenso schlicht wie einfallslos, und hört man unvoreingenommen „Frauenschuh" denkt man unter Umständen zuerst an die Holzpantinen der Waschfrauen verjährter Epochen oder an für Orthostase sorgende Birkenstocklatschen, statt an die Samtpantöffelchen einer venezianischen Kurtisane. Aber was soll man von Naturwissenschaftlern, die den possierlichen Koalabären mit „Kletterbeutler" eindeutschen schon anderes erwarten? Erst die unmittelbare In-Augenscheinnahme der Pflanze in ihrer natürlichen Umgebung, die Herz und Sinn auch noch der gelangweiltesten und überreiztesten Großstädter erreicht, und ihnen staunend bewundernde Entzückenslaute abnötigt, öffnet den Sinn für den etwas umständlich klingenden wissenschaftlichen Namen: *Cypripedium calceolus*.

Dröseln wir ihn einmal auf. Ein *calceus* wäre ein Schuh, doch Linné, dem bewusst war, dass damit ein funktionales Fußsohlenschongerät zwecks Fortbewegung in schwierigem Gelände gemeint war und der selbstredend auch wusste, dass Aphrodite lieber barfuß ging, hatte nun eben nicht *calceus*, sondern den Diminutiv, *calceolus*, das Schühchen, Pantöffelchen, gewählt, also ein Kleidungsstück, das mehr zum Accessoire, als zum Fortbewegungsmittel taugt, und bot ihn nicht irgendeiner x-beliebigen Frau, sondern dem zierenden Inbegriff ihres Geschlechts, jenem „ewig-weiblichen-das-uns-hinanzieht" zur Anprobe. Der Gattungsname *Cypripedium* macht uns deutlich, Kypris als Beiname der Aphrodite und *pedium* Füßchen, also ein apartes Schühchen für das zierliche liebreizende Füßchen der Aphrodite, das sie kokett unter dem scheinbar züchtig bis auf den Knöchel herabwallenden Peplos hervorstreckt, wobei der

82   Vierter Besuch: Venus und Mars harmonieren oder Die weichen Seiten eines Helden

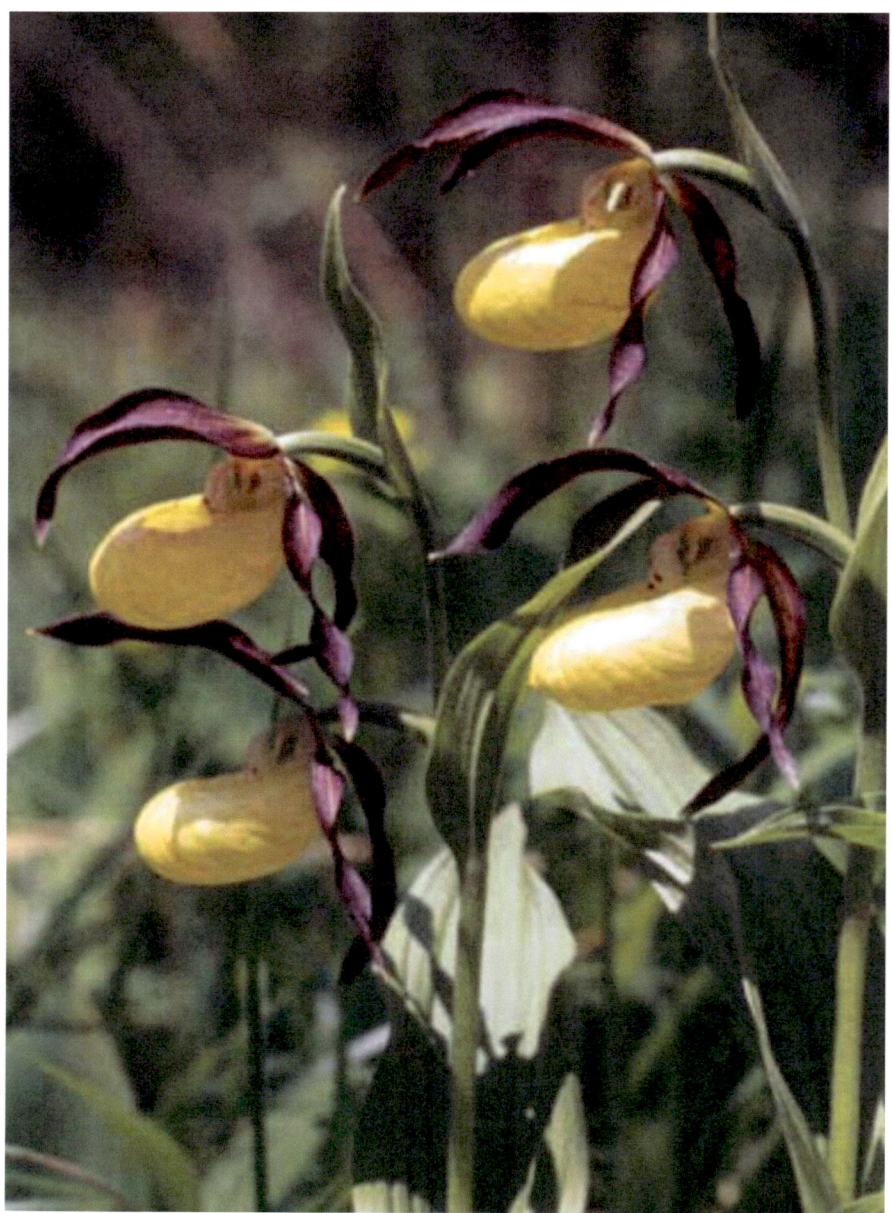

Cypripedium calceolus, der Liebesgöttin irdisches „Fußkleid"

reichliche Faltenwurf vor allem dazu dient, den verführerischen Schlitz im Kleid – vorerst – zu verstecken. Kein Wunder also, dass Homöopathen *Mitchellandia*, eine nordamerikanische Art aus der Frauenschuhfamilie verwenden, um nervlich übererregte, vegetativ und hormonell aus der Balance geratene Frauen wieder zu erden. Doch nun zurück zu Aphrodite..

Dass eine ledige Göttin von ihren Reizen mehr Unheil im Olymp anrichten könnte als alle chthonischen Hexen und Vorzeitungeheuer zusammen, versteht sich fast schon von selbst und so musste sie ‚an den Mann gebracht werden'. Dieses beneidenswerte Los fiel jedoch nicht, wie so oft kolportiert, dem Ares in den Schoß, sondern einem andern. Aphrodite hatte als Ehgespons mit dem rußigen Hephaistos Vorlieb nehmen müssen, denn ihr Stiefvater Zeus verkuppelte sie schlichtweg mit seinem hinkenden Adoptivsohn aus Heras Parthenogenese im Zorn[9]. Auch ganz hellenische Tradition, zog sie zu ihm, in dessen olympische silberhammerklingende Wohnwerkstatt. Die Liebesgöttin tröstete sich über diese für sie eher schmähliche Partie vielleicht nicht zuletzt aufgrund der zu erwartenden Pretiosen hinweg. Schließlich galt Hephaistos auch als der Schirmherr der Goldschmiede, und da sie gewiss nicht nur als Aphrodite-Urania, Göttin der himmlischen Liebe sondern auch als Aphrodite-Pandemos -die unerbittliche Herrin der eher triebbestimmten Liebe – verehrt wurde, auch mit Hilfe des einen oder anderen Liebhabers, wie etwa dem schönen Adonis, auf den wir später noch kommen werden, musste sie sich gelegentlich etwas herausputzen.

Doch die Liebe ist älter als Aphrodite, gilt doch Eros als der älteste aller Götter, der Orphischen Tradition nach als Urgrund allen Seins, seine Gleichsetzung mit dem geflügelten *Cupido* ist nichts als verharmlosende Stilisierung! Seinem Wirken konnte sich von je her nichts und niemand entziehen. Nicht einmal Zeus selbst, und so beglückte, wie ja allgemein bekannt, auch der Göttervater jede erreichbare Weiblichkeit: Göttinnen, Nymphen, Menschenfrauen und verwandelte sich zu diesem Behufe in alles was da kreuchte und fleuchte. Gelegentlich soll es gar vorgekommen sein, dass er sich ins eigene eheliche Gemach verlief, und nicht zuletzt einem dieser ehelichen Abenteuer des großen Kroniden verdankt der unbeliebteste aller Götter, Ares, der blutige Herr des Krieges seine Entstehung. Er ist also eines der wenigen Kinder, die Zeus, die Feder sträubt sich, das Wort zu nennen, regulär, also ehelich mit der Gattin, zeugte. Wie wir schon hörten, spielte er also nicht die Rolle von Aphrodites Ehemann, sondern nur die ihres Liebhabers. Und so werden ja die ihm innewaltenden Kräfte normalerweise als der huldreichen Kypris oppositionell und nicht adjuvant angesehen.

Unabhängig von ihren olympischen Wohnstätten, verfügen die Götter auch über Exklaven, meist bei ihnen besonders nahestehenden Menschen. So wie Apollon zu den Thrakern und den Hyperboreern reiste und Aphrodite sich gern auf Zypern aufhielt, hatte auch Hephaistos, eingedenk seiner frühesten Kindheit eine Dependance auf der Insel Lemnos, und wird deshalb in den Hymnen oft als der lemnische Schmelzgott betitelt, da er den dortigen Barbaren, den Sintiern, sein Leben verdankte. Als Zeus ihn vom Olymp geschleudert hatte, war er in unmittelbarer Nähe dieser Insel ins Meer gestürzt. Ihre Bewohner fischten ihn auf und pflegten ihn gesund. Aus Dankbarkeit beehrte er sie immer wieder mit göttlichem Besuch, wobei er die dortigen Frauen reichlich mit Schmuck bedachte.

---

[9] Siehe Dritter Besuch: Heras weiter Mantel: Alchemilla. Es gibt noch weitere Versionen, die hier nicht alle berücksichtigt werden können!

Ares hingegen kam gerufen und ungerufen in alle Teile der Oikumene, und es ist überhaupt ein erstaunliches Faktum, dass sich in der an sich so kriegerischen griechischen Welt kein spezieller Ort fand, an dem man Ares hätte suchen können, hätte ihn tatsächlich mal jemand vermisst… Tatsächlich nahm er bei weitem nicht jene eminent wichtige Stellung in der kultischen Verehrung der Hellenen ein, wie etwa sein römischer Kollege Mars, und so existierten auch kaum Aresheiligtümer[10]. Wie alle anderen Götter hatte auch Ares ein begehrliches Auge auf Aphrodite geworfen und rannte bei ihr, dank seiner virilen Erscheinung und seiner direkten, unkomplizierten Art offene Türen ein. Bezeichnenderweise machte der Kriegsgott keine Fisimatenten[11], sondern kam, wie man so sagt, sogleich zur Sache. So wälzten sich also Ares und Aphrodite in inniger Umarmung auf ihrem und Hephaistos' Ehebett. Allerdings gab es einen Zeugen der ruchlosen Tat. Der allsehende, vordergründig redliche Sonnengott Helios hinterbrachte seine pikanten Beobachtungen Zeus höchstselbst. Vermutlich schlug als Motiv seiner Denunziation wohl auch ein wenig die Tatsache zu Buche, dass er selbst als Liebhaber unberücksichtigt geblieben war. Schließlich hatte er, wenn wir so sagen dürfen, jede Nacht, also gerade zu den besten Zeiten für die Werke der Aphrodite, frei und doch findet sich nichts in den alten Sagen über eine Affäre der Liebesgöttin mit der Sonne. Zeus wiederum sah sich, seit er Themis[12] verschlungen hatte, in seiner Eigenschaft als oberster Wächter göttlichen Rechts unter Zugzwang, befahl den Stiefsohn zu sich und zog ihn, als rechtliche Vertretung seiner Ehefrau sozusagen, für die sittliche Verwahrlosung derselben zur Rechenschaft. Hephaistos wurde weiß vor Wut, was für einen ohnehin von der Natur mit einer gewissen Grundröte versehenen, darüber hinaus am heißen Blasebalg rußgeschwärzt schwitzenden Gott nun doch etwas besonderes ist. Der Gehörnte sann auf Rache, und er wäre nicht umsonst zusammen mit Athena Ergane der Patron von Erfindungsreichtum und handwerklichem Geschick gewesen, wenn er nicht sofort gewusst hätte, was hier zu tun sei. Sollten sich die beiden unterstehen! Flugs eilte er in die Werkstatt, ein Gewebe zu schaffen, das es ihm ermöglichen sollte, sie in flagranti zu ertappen.

„Ich besuche mal wieder meine lieben Adoranten und meine treuen Verehrerinnen auf Lemnos, Schatz", rief er, mit ausgepolsterten Säcken behangen wie ein Nikolaus, seinem Eheweib zu und verließ, bemüht um eine gleichgültige Miene, stapfend wie im Schmierentheater eben üblich die Halle.

„Lass Dir ruhig Zeit, Süßer", winkte Aphrodite hinterher und schlüpfte in ihre gelben Samtpantöffelchen mit den dunkellila Schleifchen und zog vorsorglich Ares rote Lieblingsdessous an, um ihren Galan situationsgemäß zu empfangen. Letzterer hatte die ganze Zeit schon, sozusagen hinter der Tür auf einen Ausflug des Ehemanns gewartet und fiel nun mit derselben ins Haus. Als das lasterhafte Paar nun erneut seinen unzüchtigen Trieben nachgab,

---

[10] Sicher gibt es den einen oder anderen Ares-Tempel, doch keiner kann sich mit den berühmten Heiligtümern der übrigen Olympier messen. Im Atlas der Klassischen Archäologie von M. I. Finley findet sich s.v. *Ares* kein einziger Eintrag!

[11] Phonetische Wiedergabe von frz. Visite ma tente „Besuch' mein Zelt…", was von gesitteten napoleonischen Soldaten mit „eindeutigen Absichten" bei deutschen Fräuleins verwendet wurde. Wer keine Fisimatenten machte, verfuhr also weniger gesittet…

[12] Themis galt als die Göttin des göttlichen Rechts, der Gerechtigkeit, und hat so mit jeglicher Form menschlicher Justiz nichts gemein!

fühlten sich die beiden mit einem Male von einer unsichtbaren Fessel umschlossen, welche sie zur Gestalt der Eryximachischen Walze[13] aneinanderheftete. Unfähig sich zu befreien, hielt sie das kunstvoll geknüpfte Netz fest, welches hauchdünn und doch unzerreißbar, hart und doch biegsam und flexibel, wie das Gewebe einer Spinne beschaffen war. Der heimlich zurückgeeilte Hephaistos schrie gellend um Hilfe und rief alle Götter zu Zeugen, welch schreckliches Unrecht ihm hier im eigenen Hause bereitet würde. Die Götter, nicht die Göttinnen, das wird ausdrücklich betont, eilten herbei, um den Tatort in Augenschein zu nehmen. Doch anders als der Kläger erwartete, brachen sie nicht in Wutgeschrei oder Rufe der Empörung aus, vielmehr zeigten die Götter, was sie von der Sache hielten: Sie lachten! Der Olymp widerhallte von jenem sprichwörtlichen ‚homerischen Gelächter', also jenem *asbestos gelos*[14], wie es in der Ilias heißt, jenes unauslöschliche Gelächter, welches durch Mark und Bein geht und alle gleichermaßen traf: Sie verlachten die Ehebrecher, die so töricht waren, dem buckligen Schmied in die Falle zu gehen und obendrein verlachten sie natürlich auch den gehörnten Hephaistos. Kein Wort von Schuld und Sühne war zu hören, und so konnte sich der Schmiedgott natürlich nicht zufrieden geben. Von Statur dem Rumpelstilzchen ähnlich und auch in vergleichbarer psychischer Verfassung stampfte er mit dem Fuß auf und plärrte Zeus an, wenn die Sache sich derart verhielte, dann werde er die beiden nicht wieder freilassen, und er, der Göttervater, könne dann sehen, was passierte auf, über und unter der Welt, wenn Liebe und Krieg gefesselt lägen. Darauf hin erst ließ Zeus sich herbei, seiner Pflicht nachzukommen, das Brautgeld an den Hahnrei zurückzuerstatten[15]. Damit galt die Ehe als gescheitert, doch findet sich nichts in den Quellen, was auf eine tatsächliche Scheidung von Handwerk und Liebe hindeuten würde. Die Begegnungen von Ares und Aphrodite blieben jedoch, wie meist in den Sagen, nicht folgenlos: Die beiden später so genannten Hunde des Krieges, Phobos kai Deimos,[16] Furcht und Schrecken, die ewigen Begleiter des Ares, welche er an Ketten mit sich führt, sind seine Kinder mit Aphrodite. Und noch einen Denkzettel trug er von dieser Affäre, die ihn dennoch nicht gereut haben mochte – denn was könnte ein Gott des Krieges wirklich bereuen? – mit sich: So mächtig und grausig, die Hände beschmiert vom Blut der Gefallenen, und schrecklich in seinen Waffen Ares auch aussehen mag, immer noch hängt er an einem Faden aus dem Netz des Hephaistos. Das andere Ende ist jedoch nicht an Aphrodites Bett befestigt, sondern Tyche[17], die Göttin des Zufalls oder Glücks, hält es in Händen. Sie ist es, die letztlich das Tun des Kriegsgottes bestimmt. Selbst in vollem Lauf, den Speer erhoben und wütendes Kriegsgeschrei auf den Lippen kann Ares jederzeit von Tyches Gängelbändchen ausgebremst werden, so dass er der Länge nach hinschlägt, lächerlich für alle Götter und Sterblichen.

13 Der Arzt Eryximachos vertrat in Platons Symposion die These, der Mensch sei als eingeschlechtige Walze mit zwei einander zugewandten Gesichtern, von den Göttern erschaffen worden. Seit seiner Trennung sehne er sich nach der Wiedervereinigung.
14 Ἄσβεστος γέλως = unauslöschliches unaufhörliches Gelächter. Inbegriff olympischer Heiterkeit, die offenbar auch die Schadenfreude für die reinste hält…
15 Im antiken Hellas übliche Sühne für Ehebruch, welcher übrigens nur Männer als Geschädigte kannte. Die Schuld am Ehebruch trug also allein die Ehe-frau!
16 Φόβος καὶ Δεῖμος = Furcht und Schrecken. So werden auch die beiden Monde des Mars genannt.
17 Τύχη; Sie wird mit verbundenen Augen dargestellt, manchmal hat sie als Attribute Schwert und Waage in Händen. Ikonographisch lebt sie heute in der Allegorie der Justitia fort.

Dieser Tatsache trugen verantwortungsvolle Feldherren zu jeder Zeit Rechnung, da sie wussten, dass einzig das Glück den Ausgang einer Schlacht bestimmt, und es deshalb ratsam ist, Schlachten zu vermeiden. Als Caesar beim Überschreiten des Rubicon jenes berühmte *alea iacta est(o)*[18] aussprach, bezog er sich auf diesen Glücksfaktor, den er, dem *Fortuna* immer hold war, auf seiner Seite wusste und deshalb den Waffengang mit dem Senat nicht scheute.

Nicht nur die Verbindungen aus Göttern mit Menschen, Nymphen und dergleichen Zwischenweltgeschöpfen zeitigten genealogisch bedeutsame Folgen, erst recht die erotischen Begegnungen untereinander. Deutlicher als aus dem dritten Resultat dieser, für die beteiligten Götter doch so blamablen Affäre, kann der Satz von der Anziehung der Gegensätze sich nicht beweisen lassen. Schließlich ging aus der Liebschaft der Aphrodite mit Ares auch ein ausnehmend einnehmendes weibliches Wesen namens Harmonia hervor, was „Die Verbindende, Vereinigende" bedeutet. Derart bezaubernd war sie ihrem Wesen nach, dass sie nicht nur einen der größten Helden der Frühzeit, den aus Phoinikien auf der Suche nach seiner geraubten Schwester Europa nach Hellas gelangten und dort bleibenden Kadmos, zum Gemahl erhielt, sondern obendrein ihr Brautwagen von einem Eber und einem Löwen, die gemeinsam an der Deichsel gingen, gezogen wurde. Tiere also, wie sie nicht jeden Tag zusammengespannt werden konnten um für andere zu schuften! Doch für die schöne Harmonia ließen sie sich erweichen. Pikanterweise erhielt sie von ihrer Mutter eine goldene Halskette, die ausgerechnet der gehörnte Hephaistos verfertigt hatte. Den verheerenden Auswirkungen nach zu urteilen, welche dieses sprichwörtliche Danaergeschenk[19] über die Herren der Kadmeia[20] brachte, wird wohl der eifersüchtige, geprellte Gatte so manchen ruchlosen Rachegedanken in die Kettenglieder verwoben haben. Von den vier Töchtern des Paares widerfuhr keiner ein gütiges Geschick. Semele verbrannte, Agaue zerriss ihren eigenen Sohn und auch Autonoes Sohn[21] fiel der Wut der Artemis zum Opfer. Ino indes verwandelte sich in eine Meergottheit. Polydoros, der einzige Sohn dieses göttergleichen Paares herrschte über Theben, und wenn wir hier nun eine lange Geschichte kurzraffen und mit dem Ausblick enden, dass Oidipous[22] ihr Urenkel wurde, schwant wohl der Leserin / dem Leser allmählich, dass sich dazwischen nichts Erfreuliches zutrug. Wie sich die Gegensätze vorübergehend vereinigen ließen, so drifteten die Qualitäten in den Folgegenerationen bereits wieder auseinander und auf lange Sicht hin setzten sich die Gene des Ares, die Krieg und Zerstörung mit sich brachten, durch.

---

[18] Nun muss (also) gewürfelt werden! Nicht etwa „die Würfel sind gefallen!"
[19] Natürlich gab es die Danaer, welche für den Namen derartiger, Unglück bringender Gaben Paten standen, die Helden von Troja, zu diesem Zeitpunkt noch gar nicht…
[20] Name der Königsburg Thebens, der Hauptstadt des mittelgriechischen Boiotien.
[21] Aktaion, den wir noch persönlich kennenlernen werden, siehe Neunter Besuch: Actaea spicata.
[22] Wir verwenden hier die griechische Schreibweise. Latinisiert heißt der Erfinder des gleichnamigen Komplexes Ödipus.

Wie Achilleus zu seiner Ferse kam oder
Die weichen Seiten des stahlharten Helden

Aber unsere Schafgarbe hält noch anderes in der Hinterhand.

Nicht nur, wie anhand ihrer Wirksamkeit und den beiden alten Namen angedeutet, steht sie für die unauflösbare Einheit der aneinandergefesselten Gottheiten Ares und Aphrodite. Im ersten Teil ihres Namens, *Achillea*, findet sich auch der Name jenes Heroen wieder, den wirklich alle kennen: Achilleus, der heute meist als Achill oder Achilles abgekürzt wird.

Der Zorn dieses Helden ist es, den Homers Ilias zum Thema hat, nicht den Untergang Trojas, wenn er Eingangs des ersten Gesanges eine der Musen anruft.

„Singe, Göttin, den Zorn des Peleiaden Achilleus, der zum Verhängnis unendliche Leiden schuf den Achaiern…" Was war an diesem Mann so besonders, dass Homer ein Epos von vierundzwanzig nicht gerade knapp bemessenen Gesängen allein seinem Zorn widmete, und die Geschichte mit Erfüllung seiner Rache enden lässt, nicht mit der Eroberung der Stadt am Hellespont?

Wie der germanische Siegfried ist Achilleus relativ unverwundbar. Allerdings gilt diese Einschränkung nicht einer so empfindlichen Zone wie der Herzregion, welche bei Siegfried heimtückisch von hinten getroffen werden kann, was dann auch unweigerlich tödlich sein muss, sondern für jene Körperstelle, die heute noch seinen Namen trägt, die Achillessehne bzw. Achillesferse. Ursächlich für diese Eigenschaft des späteren Helden war ein kleinkindliches Trauma, ausgelöst von der liebenden Mutter. Die schon bekannte Tiefseegöttin Thetis[23] gebar Peleus nach der üblichen Frist einen Sohn. Von einem Orakel über dessen spätere Karriere als Held in Kenntnis gesetzt, versuchte sie alles mögliche, seinen unvermeidlichen Heldentod, wenn er schon nicht zu verhindern war, dann doch wenigstens so weit wie möglich hinauszuschieben, oder die mordliche[24] Tat wenigstens zu erschweren. Wenn wir uns gerade verkniffen, das Wort ‚menschenmögliche' zu schreiben, dann aus gutem Grund: Thetis als Göttin verfügte schlichtweg über andere, übermenschliche Möglichkeiten! Kaum dass das Kind die ersten wackeligen Schritte gehen konnte, trug sie es an einen Ort, über den und über ihre dort gemachten Erfahrungen selbst abgebrühte Naturen, wie Herakles oder später Odysseus, nur mit einer ihre Geschichte begleitenden Gänsehaut sprachen, das Totenreich in der Unterwelt. Um den Seelen der Abgeschiedenen eine Rückkehr in die Welt der Sterblichen zu verunmöglichen, wachte dort nicht nur der dreiköpfige Höllenhund Kerberos, sondern drei unüberquerbare Unterweltsströme umflossen die Grenzen. Einer davon, der Pyriphlegeton, ein Feuerstrom, hatte den meisten nicht bekannte Nebenwirkungen. Thetis nahm den Knaben an den bis dato noch nicht näher benannten Fersen und hielt ihn, gewissermaßen zur Abhärtung, kopfüber in die Flammen des schwer auszusprechenden Unterweltsflußes. Dieser Vorgang machte die Haut des Achilleus, abgesehen von besagter Ferse, eisen-, oder für seine Zeit wohl wichtiger, bronzefest. Dass Thetis der Geheimhaltung der empfindlichen Stelle mehr Gewicht beimaß als später Kriemhild, die den völlig falschen

---

[23] Siehe Prolog „Der Zankapfel"
[24] Dieses schöne und eher selten gebrauchte Adjektiv verdankt die deutsche Sprache Richard Wagner.

Männern traute, und Siegfrieds ‚Achillesferse' zu allem Überfluß auch noch für den Mörder bestens sichtbar kennzeichnete, dürfte sich von selbst verstehen. Aber innerhalb des Götterkollegiums machte die Mär von der überbesorgten Mutter wohl doch die Runde, so dass es dann entsprechender göttlicher Tücke bedurfte, den Helden zu Fall zu bringen. Doch dazu später mehr!

Wie alle wissen, entwickelte sich der Knabe prächtig und wurde später zum Inbegriff des jugendlichen Schlagetots, Hitzkopfes und Draufgängers, des Helden eben. Weniger vordergründig doch durchaus bemerkenswert sind Eigenschaften Achills, die ihn in einem für unsere Zeit angenehmeren Licht erscheinen lassen.

Linné hätte ja irgendein blutstillendes Kraut mit dem Namen des Achilleus versehen können, wenn es ihm allein um die martischen Aspekte einer Pflanze gegangen wäre, doch gerade in dieser Heldenfigur schlechthin, diesem eisenfesten Speerschwinger finden sich erneut auch die Aspekte der Venus. Auch Achilleus kennt weiche Momente, die abseits der Sentimentalität angesiedelt sind, ja phasenweise wird das männermordende Element komplett verdeckt – insbesondere, wenn wir uns der weiteren Kindheit des Helden zuwenden, der nicht, wie Herakles, schon in der Wiege Schlangen erwürgte.

Eine Tiefseegöttin hat so ihre Probleme bei der Aufzucht luftatmenden Nachwuchses, und so übergab Thetis den kleinen Achilleus König Lykomedes von Skyros zur Erziehung. Nicht ohne Hintergedanken, denn der Vater Peleus, der ihn wohl zu einem Krieger erzogen hätte, wird außen vor gelassen. Als Thetis den Kleinen in Pension gibt, schärft sie dem Pflegevater ein, alles, was an Waffen nur erinnern könnte und damit das Unglück von dem Kind fernzuhalten, es besser im Weben, Sticken, Stricken und dergleichen weiblicher Hexenkünste mehr zu unterweisen. So wurde Achilleus primär zum weiblichen Selbst-Verstehen, also in die Mädchenrolle hineinerzogen, lebte mit den Mädchen im Parthenon[25], dem Jungfrauengemach, zu dem kein Mann Zutritt hatte.

Folgendes Faktum macht einmal mehr deutlich, wie wenig sich Mythen um lineare Formen kümmern, statt eines entweder-oder, gilt ein sowohl-als-auch. Denn nichtsdestotrotz saß er nebenbei auch dem unsterblichen Kentauren Cheiron als Adept der Kunst der Medizin zu Füßen, der so manchem Recken beibrachte, wie man bei Verwundungen erste Hilfe leistet.

Wie der Name schon sagt, war Cheiron eher für Chirurgie[26] zuständig und hatte noch unbefriedigende Kenntnisse der inneren Medizin, was zu dieser Zeit aber nicht störte, da es auch sonst niemanden gab, der sich in diesen Bereichen wirklich auskannte[27]. Dass sein Schützling Achilleus auf die bei ihm erworbenen speziellen Fähigkeiten später zurückgriff, zeigt sich anhand einer bildlichen Darstellung, die ihn beim Versorgen einer Wunde, die sich sein Busenfreund Patroklos in der Schlacht zugezogen hatte, zeigt. Wir können davon ausgehen, dass die Binden mit blutstillenden Kräutern behandelt waren, sicher war auch Schafgarbe darunter. Hier wird einmal mehr deren lindernder, venerischer Aspekt deutlich.

---

[25] τὸ παρκήνον.
[26] Χείρων = frei übersetzt der geschickt Hantierende; ‚Chirurg' bedeutet dem Wortsinne nach also ‚Handwerker'.
[27] Alles Krank-Sein wurde bei Homer von außen kommend, als Wunde, gesehen und bezeichnet.

Wie Achilleus zu seiner Ferse kam oder Die weichen Seiten des stahlharten Helden 89

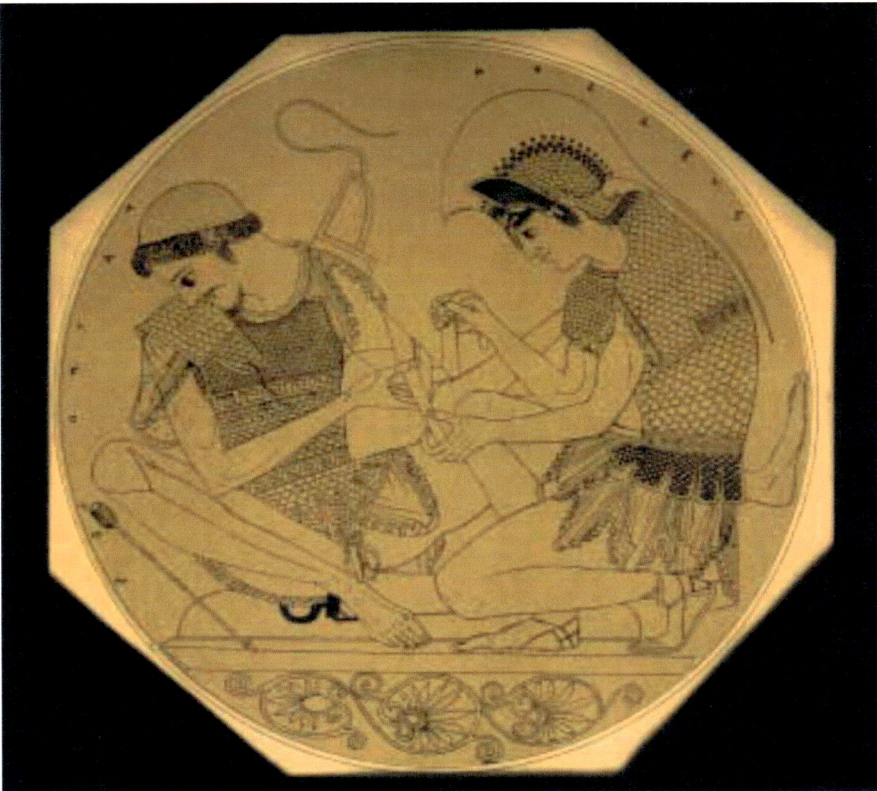

Achill verbindet den verwundeten Patroklos; diese Szene wird von Homer nicht besungen. Der Maler dieser Szene auf der von Sosias ca. 530 getöpferten Schale ist nicht überliefert.

Doch ehe es überhaupt dazu kommen konnte, musste aus dem friedlich strickenden, die Lyra spielenden und heilige Tänze aufführenden Knaben ein Krieger gemacht werden.

Das depolarisierende, vereinigende Wesen der Achillea kommt hier, zu Beginn der Heldenkarriere ihres Namenspatrons, deutlich zur Anschauung. Achilleus, wie alle jene Kuroi[28], die als Ehrenstatuen auf uns Heutige gekommen sind, trug das schulterlange Haar als in mühevoller Kleinarbeit erstellte Lockenfrisur, die vielleicht sogar mit einem Stirnreif oder – band hindrapiert wurde. Der ephebenhafte Körper des Jünglings mag sich von den durch Sport und Spiel geformten Mädchengestalten auf den ersten Blick gar nicht abgehoben haben, zumal die antike Mode alles betonen mochte, nur nicht das Vorhandensein einer Taille. So bedurfte es eines Kunstgriffs den von seiner Mutter zum Kriegsdienstverweigerer be-

---

[28] Von ὁ κοῦρος = der Jüngling, bereits im waffenfähigen Alter.

stimmten, ansonsten jedoch durchaus ruhmsüchtigen Knaben zur Heerfolge zu verleiten. Doch warum war es unabdingbar, aus Achilleus einen Helden zu machen?

Die Entführung Helenas durch Paris galt als *casus belli* und ganz Hellas rüstete zum Feldzug übers Meer gegen Troja, die mächtige, als uneinnehmbar geltende Stadt auf der kleinasiatischen Seite des Hellespont. Kalchas, der Seher der Griechen sah den glücklichen Ausgang der Unternehmung mehr als nur in Frage gestellt, sollte Achilleus nicht im Heer der Danaer[29] kämpfen. Wie bei Sehern üblich, stand aber auch er ratlos dem Problem gegenüber, wie nun dieser dazu bewogen werden sollte, zumal sein ‚Gesicht' noch zwei Klauseln enthielt: Erstens, dass Achill nicht vom Krieg zurückkehren würde und zweitens, dass ihm die Kenntnis der ersten nicht vorenthalten werden dürfe. Beklommene Betroffenheit machte sich im Heer der Griechen breit. Brauchte man Grips und Überredungskunst, verließ man sich auf Seiten der Achaier[30] gemeinhin nicht auf die Rabauken vom Format der beiden Aiasse oder des Diomedes, oder die herrschsüchtigen Polterer wie Menelaos, oder schlimmer noch, dessen Bruder, den Heerkönig Agamemnon. Dieses Feld überließen sie, die lieber das Schwert schwangen, als dass sie den Mund aufmachten, dem später so weitgereisten, vom Zorn des Wogenerschütterers so hart geprüften König von Ithaka: Odysseus. Er wird als der Listenreiche bezeichnet, was dazu führte, dass Generationen von Buchhaltern und Beamten ihn sich nur mit einem Leitz-Ordner unter dem Arm vorstellen können. Verkleidet als Kleiderhändler gelang es ihm, das Vertrauen des königlichen Pflegevaters zu gewinnen und Zutritt zum Parthenon zu erhalten. Allerdings wäre er nicht Odysseus gewesen, hätte er nicht unter den Stoffballen ein Schwert und einen Helm in die Mädchenräume eingeschleust. Kaum war er im Innern dieser männerabwehrenden Gemächer verschwunden, als sein Freund Palamedes, der draußen wartete, einer ebenfalls bereitgehaltenen Tuba schmetternde Alarmsignale entlockte und rief, Feinde seien gelandet und wollten den Palast des Königs angreifen. Odysseus blieb nur noch, das Schwert und den Helm scheppernd zu Boden fallen zu lassen und der als Mädchen verkleidete Achilleus stürmte herbei, zückte die Klinge, blickte kampfeslüstern um sich und versicherte Odysseus, er werde die Invasoren augenblicks ins Meer zurückwerfen.

All die weiblichen Beschäftigungen hatten also die wahre Bestimmung Achills, als Krieger zu leben und zu sterben, nicht unterdrücken können, und nebenbei gesagt auch nicht seinen männlichen Kern. Die Tochter des Königs, Deidamia war von ihm schwanger als er mit Odysseus und Palamedes gen Troja zog![31]

Und auch dort zeigte er sich nicht nur von der bekannten Seite, wo ihn Homer natürlich auch als im Blutrausch taumelnd und vor Rachsucht schier irrsinnig tobend schildert, sondern dieser stahlharte, wenn es sein musste, eiskalte Mann, ließ auch seine weichen Seiten zu und stand zu seinen Tränen des Schmerzes um den gefallenen Freund und zum Mitleid mit dem bittenden Priamos. Alles, was heute vom „neuen Mann" gefordert wird, die weichen Aspekte zu sehen und zuzulassen, ohne dabei zum ‚Softi' zu werden, findet sich schon in

---

[29] Nachkommen der Danae. Ein häufig bei Homer gebrauchtes Synonym für die Griechen.
[30] Noch ein Synonym für Griechen
[31] Die Frucht dieser Verbindung hieß Pyrrhos (der Rothaarige) und wurde von den Griechen dann Neoptolemos genannt. Er vollendete, was sein Vater begann, denn er war bei der Eroberung Trojas dabei!

diesem ältesten Denkmal der abendländischen Literatur. Tränen, gerade wenn sie von verschlossenen, gefassten Naturen vergossen werden, also von Menschen, welchen sie nicht alltäglichen sind, haben eine tiefe Wirkung auf jene, die zu ihren Zeugen werden, sagt Goethe, und gerade bei Achill vermutet man sie nicht. Er lebt ja nach seinem Sieg über Hektor, den Feldherrn der Trojaner, seinen Triumph voll aus, bindet den Leichnam des Erschlagenen an seinen Streitwagen und schleift ihn dreimal um die Stadt, dabei schwört er, ihn den Hunden und Geiern zum Fraß vorzuwerfen. Ohne Anstrengung vermag der Leser hier ein gerüttelt Maß an Maßlosigkeit erkennen und seit vielen Jahrhunderten schütteln abgeklärtere Naturen, die dem Rachsüchtigen emotional nicht ganz folgen können, die Köpfe. Doch dann erfährt die Geschichte eine Wendung: Der greise Vater Hektors, König Priamos, rüstet nachts einen Wagen, fährt zum Lager der Griechen und kann, von den Göttern geleitet, ungesehen bis zum Zelt Achills vordringen. Hier müssen wir kurz erwähnen, dass sich Griechen und Trojaner nicht wesentlich voneinander unterschieden, sie verehrten dieselben Götter, hatten dieselben Sitten und Bräuche und sind ohne Hilfe eines Dolmetschers in der Lage, miteinander zu reden. Bei allen Sympathien, die Homer den Danaern entgegenbringt, sie sind nicht automatisch „die Guten" und die Trojaner „die Bösen", die es zu verteufeln gilt. Die heute so beliebte Metapher, „sich auf Augenhöhe zu begegnen" hatte derzeit volle Gültigkeit. Auch wenn Achilleus Hektors Leichnam aufs Grausamste schändet, darf dies nicht als Ausdruck der allgemeinen Geringschätzung der Gegenseite gesehen werden, sondern als erzählenswerte Maßlosigkeit im Zorn, resultierend aus seiner persönlichen Verlusterfahrung. Priamos ist, anders als wenige Jahrhunderte später die Perser, für die Griechen kein Barbar, sondern ein gleichwertiger Mensch. Vor diesem Hintergrund wird es verständlicher, dass es dem König der Trojaner möglich ist, sich vor dem schlaflos grübelnden Helden zu Boden zu werfen, seine Knie zu umfassen und indem er flehentliche Tränen vergießt, um Herausgabe des geschändeten Leichnams zu bitten. Und der steinharte Held wird weich, noch im Sterben attestierte ihm der unterlegene Hektor, der ihn um eine ehrenvolle Bestattung seines Leichnams vergebens bat, „ein Herz aus Stein" hebt den alten Mann zu sich herauf, umarmt ihn und sie beweinen gemeinsam ihre lieben Toten: Achill den von Hektor im Zweikampf getöteten Patroklos und Priamos den von Achill gefällten Sohn. Und so vereint das gemeinsame Leid die feindlichen Parteien, die Tränen die Generationen, und selbst Momos schweigt in Augenblicken wie diesen.

Auch wenn Homer mit der Leichenfeier für Hektor und mit der Darstellung der weichen Seite des wütenden Achilleus, quasi als Ende des Peleiden-Zornes, seine große Dichtung beendet, möchte man doch wissen, wie dieser Held dann tatsächlich zu Tode gekommen ist. Die schon einmal zitierte Filmversion mit Brad Pitt gehört in dieser Beziehung einmal mehr in den Bereich für den das „frei nach…" verantwortlich zeichnet. Achilleus erlebte die Eroberung Trojas nicht mehr und fiel, wie so oft in der griechischen Dichtung, seiner Hybris, also der Selbstüberschätzung, die die Grenzen zwischen dem Mensch-Sein und der Göttlichkeit nicht anerkennt, zum Opfer. Achill vermisst sich, das Skaeische Tor aus den Angeln zu heben, um so den Achaiern Zugang zur heißumkämpften Stadt zu verschaffen. Eine von Göttern gebaute Mauer lässt sich von keinem Menschen, nicht einmal von einem Heroen, bezwingen und so scheucht Apollon höchstselbst den Frevler mehrmals verbal zurück. Bezeichnenderweise versagt Achilleus hier, im Angesicht des Gottes der Selbsterkenntnis und verletzt einen der Grundsätze apollinischen Seins *Gnothi se auton*[32]: „Erkenne dich selbst" und erkenne, dass du ein Mensch bist. Und so überstrapaziert er sein eigenes Vermögen gleichermaßen wie die Geduld des Gottes. Als Apollon einsehen muss, dass der jugendliche Held nicht weichen will, lenkt er einen Pfeil des Paris in die vermutlich nur unter Göttern bis dahin bekannte empfindliche Stelle des Helden, die Ferse. Ein Pfeil, der an einer derart abseitigen Körperregion eindringt, kann nur dann tödlich sein, wenn er vergiftet ist oder, wie andere Versionen der Sage es vorschlagen, es Apollon selbst ist, der einen seiner Pfeile auf Achilleus abschießt. In beiden Versionen aber erliegt der Held dieser unscheinbaren Wunde augenblicklich, was im Falle der ersten Version an ein hochwirksames Schlangengift denken lässt. Doch auch der Schütze des todbringenden Pfeiles überlebte diesen größten Krieg der Heroenzeit nicht, an dessen Historizität Puristen zweifeln und dessen Ende die Mythenerzähler mit dem 5.6.1209 v. Chr. in einen minutiösen chronologischen Rahmen stellen.[33] Gemäß den Regeln der Homöopathie, Gleiches mit Gleichem, fiel auch Paris einem Giftpfeil zum Opfer. Aber zurück zu Achilleus. So fand also der Held sein Ende in der maßlosen Übersteigerung seiner harten, martischen Seite

Und anders als bei Homer, der ein versöhnliches Ende wählt, und Achilleus als differenzierteren Charakter entwirft, bleibt sein Bild auf lange Sicht hin das eines Rabauken, Schlagetots und Frevlers. Dem tragen auch die jenseitigen Richter Rechnung, wenn sie ihn nicht zu den elysischen Gefilden der Inseln der Seligen zulassen, sondern ihn zu einem Fürsten der Unterwelt machen, wo er sich bei Odysseus, der dort als Lebender eindringt, bitter über dieses Los beklagt: Was nützt mir aller Ruhm!? Lieber wäre ich ein Knecht und wandelte im Licht der Sonne als hier Herr der Schatten zu sein!

---

[32] Γτώθι σ'αὐτων
[33] Gemäß der These: Ob Homer lebte, weiß man nicht, dass er blind war, ist sicher.

Fünfter Besuch: Am Hof des Königs von Smyrna – oder die beleidigte Liebesgöttin

Dass sich Aphrodite nur einmal einen Seitensprung mit Ares geleistet hat, können wir anhand der Dreizahl ihrer Kinder als abwegig ansehen, doch sie wäre nicht die Liebesgöttin, hielte sie ein eintöniges Leben in nervenaufreibender Monogamie mit einem eifersüchtigen, hinkenden Bastler auf die Dauer durch. Und wenn Hephaistos sich jeden Abend mit Veilchen, den Lieblingsblumen seiner Gemahlin, bekränzt hätte – was er, abgesehen davon, sicher nicht tat – irgendwann wäre doch die Langeweile bei ihr durchgebrochen. Wie es dazu kam, dass sie ihre „große Liebe" kennenlernte, erfahren wir in der folgenden Geschichte.

Die Liebe der spröden Myrrha

Der Myrrhenstrauch *Comminphora molmol*, genauer gesagt, sein harziger Saft, ist uns in erster Linie als wertvolle Spezerei bekannt. Ihr ursprünglicher Name, *Murru*, der aus dem Aramäischen stammt, bedeutet „bitter", das Somalische *molmol* gar „sehr bitter", was also eindeutig auf den Geschmack der Droge hinweist. Vor allem aber ist sie uns als eine der symbolträchtigen Gaben der „Weisen aus dem Morgenland" geläufig, wo sie den dritten Rang hinter Gold und Weihrauch einnimmt. Sie bringt wohl nicht so sehr Exegeten, die in der Bitterdroge eine Leidensankündigung sehen, als vielmehr jene Eltern in Verlegenheit, die ihren Kindern erklären sollen, was denn an Myrrhe so kostbar sein soll, dass sie zu einem der „Weihnachtsgeschenke der ersten Stunde" wurde? Wohl vor allem wegen ihres Herkunftslandes am Horn von Afrika, das im Altertum Punt hieß und heute die Gegenden Eritrea und Somalia umfasst, assoziiert man Myrrhe immer mit dem „schwarzen König", egal, ob man diesen nun Balthasar oder Kaspar nennt. Würde man jedoch versuchen, die Bekanntheit dieser Droge allein anhand ihrer heutigen medizinischen Anwendungsmöglichkeiten zu erschließen, würde man wohl auf Unverständnis stoßen. Insbesondere wäre das Staunen darüber groß, dass Myrrhe im Altertum geradezu astronomische Preise auf den Märkten erzielte. Mit dieser Interjektion wollen wir jedoch keineswegs den Wert der Myrrhe schmälern, oder sie in ihrer Bedeutung herabsetzen. Die adstringierende Myrrhe ist durchaus ein ausgezeichnetes Desinficiens, wirkt abtötend gegen Bakterien, Pilze und Würmer und wird auch heute noch als Zahnpflegemittel, vor allem aber bei Aphthenbefall, Gingivitis, Mundsoor oder auch Intestinalmykosen erfolgreich eingesetzt. Vor allem aber wird sie bei obigen Indikationen wegen ihrer schmerzstillenden Wirkung sehr geschätzt, welche durch eine Substanz namens *Curzaren* zustandekommt und im Gehirn Schmerzrezeptoren (Opiatrezeptoren!) blockiert. Diese Wirkungsweise nutzte man schon in biblischer Zeit in

Israel, wo Myrrhe zum Tode verurteilten Delinquenten gegeben wurde, da der Extrakt gegen Tobsuchtsausbrüche und bei Schmerzen als sehr wirksam galt. Doch nicht allein deshalb war Myrrhe im Altertum ein Handelsgut, welches sich die Karawanenführer durchaus in Gold aufwiegen lassen konnten, denn, wie der Weihrauch verbreitete sie bei Erwärmung intensive Wohlgerüche, wie sie den Göttern immer schon gefielen[1]. Deshalb wurde sie in der Antike allgemein zu Räucherungen[2] und als Rauchopfer verwendet. Der sagenhafte Vogel Phoinix (Phönix), dessen äußerlich sichtbare Erscheinung sich in einem Fünfhundert-Jahre-Zyklus beständig erneuert, sammelt, ehe es soweit ist, Myrrhenharz, Weihrauch und Zimtrinde, um sich sodann in den wohlriechenden, duftenden Flammen selbst zu verbrennen. Myrrhe diente im alten Ägypten als Parfüm. Wir wissen von Fettkegeln, die wohlhabende Ägypter beiderlei Geschlechts auf ihren Perücken trugen, welche beim Schmelzen den feinen Duft nach Myrrhe verbreiteten. Bekannter dürfte sein, dass sie zusammen mit anderen Spezereien zur Einbalsamierung Verstorbener diente, was deren Mumifizierung begünstigte. Doch nicht nur in Ägypten, auch die Bibel berichtet uns in der Ostergeschichte, dass die Frauen zum Grab Jesu gingen, um den Leichnam mit Balsam, dazu gehörte bestimmt auch Myrrhe, zu behandeln. Auch zur Zeit des Trojanischen Krieges ehrten die Griechen ihre heldenhaften Gefallenen, indem sie ihre Leichen, ehe sie auf den Scheiterhaufen gelegt wurden, mit allerlei wohlriechenden und, weil aetherische Öle beinhaltend, leicht entflammbaren Substanzen bestrichen. Wenn wir nun darangehen die folgende Geschichte, eine Liebesgeschichte obendrein, zu erzählen, wird dem Leser, der Leserin nach den einleitenden Worten wohl schon schwanen, dass es sich hierbei nur um eine jener Geschichten mit paradigmatisch tragischem Ausgang handeln kann. Warnung: Sollte der Leser/die Leserin dieses Buch den Kindern als Gute-Nacht-Geschichten vorlesen wollen, überblättern sie also diese durch und durch nicht jugendfreie Geschichte! (Allerdings wollen wir hier nicht erörtern, ob sich die übrigen Geschichten für den subsumierten Zweck eignen…)

Wo sich heute die türkische Millionenstadt Izmir ans Aegaeische Meer drängt, lebten vor mehr als 2 500 Jahren ionische Hellenen, welche die Stadt als Smyrna gegründet hatten. Damals waren die Griechen noch fern der Demokratie und Könige herrschten über die meisten Poleis[3]. Ob nun Prinzessin Smyrna nach der Stadt oder die Stadt nach ihr benannt ist, lässt sich aus der zeitlichen Distanz nicht mehr einwandfrei eruieren, doch, so glauben wir jedenfalls, muss der Beantwortung dieser Frage in Hinsicht auf die weitere Geschichte nicht oberste Priorität eingeräumt werden. Insbesondere als sie dann im weiteren Verlauf der Geschichte immer als Myrrha angesprochen wird und als solche ja auf uns gekommen ist. Allerdings geht aus der namentlichen Kongruenz mit der Stadt wohl hervor, dass die junge Dame der Augenstern ihres königlichen Vaters gewesen sein muss, und es mag ihm schwergefallen sein, sie, als die Zeit reif dafür war, unter die Haube zu bringen. Dies in doppelter Hinsicht, zumal er, wie alle liebenden Väter, sich ein Leben ohne seinen Sonnenschein eher

---

[1] Daran hat sich übrigens nach Einführung des Monotheismus nichts geändert. Mohammed sagt, dass Allah neben inbrünstigen Gebeten vor allem Wohlgerüche schätze…
[2] Wer Myrrhe verräuchert, wird sensibler für seinen Körper, da Myrrhe erdet und die Energie aufs Körperliche lenkt.
[3] Plural von Polis = der Stadtstaat

trist imaginiert haben dürfte, sich also alles andere als gerne von ihr getrennt haben wird, worin wohl unbewusst der Keim zur Tragödie schlummerte. Darüber hinaus machte auch sie es ihm nicht wirklich leicht, da sie, wie bei Prinzessinnen, zumindest wenn sie in Märchen oder Sagen auftauchen, oftmals üblich, nicht ganz von ihrer Bedeutung uneingenommen gewesen war. Wer auch immer kam, um sie zu werben, er wurde dankend, oder auch nicht, abgewiesen. Die abschlägig Beschiedenen ließen, kaum wieder daheim, durchblicken dass der nicht nur wegen des reichen Vaters sondern auch ob ihrer Schönheit heftig umworbenen Prinzessin keiner gut genug, ja, dass Prinzess' Myrrha nichts weiter als eine eingebildete Gans wäre. So besehen, kann man fast so etwas wie Verständnis für drastischere Maßnahmen aufbringen, die andernorts abgelehnten Heiratskandidaten drohten. Es mochte nicht allein daran liegen, dass Myrrha intellektuell nicht mit der blutrünstigen Turandot hatte mithalten können, denn über etwaige Rätselaufgaben, die sie den Bewerbern stellte, ist nichts bekannt. Genausowenig wie von sportlichen Wettkämpfen, wie sie die ebenso blutrünstige Läuferin Atalanta ihren Heiratskandidaten auferlegte, vielleicht war Myrrha einfach nur ein mit der eigenen Bedeutsamkeit überfordertes junges Mädchen, auch so etwas sollte es geben, auch in der mythischen Vorzeit… Vom Zwischenresultat her betrachtet, hielt sie jedoch einem Vergleich mit den beiden, die durchgefallene Kandidaten kurzerhand köpfen ließen, stand: Sie blieb unverheiratet und – vorerst – Jungfrau.

Letzteres war vor allem der Göttin der Liebe, Aphrodite, ein Dorn im Auge, hegte sie doch keine allzu großen Sympathien für jene der Männerliebe abholden, stolzen Spröden. Für Frauen dieser Art, wie etwa Anaxarete, die von Aphrodite in eine Statue verwandelt wurde, weil sie sich Zeit Lebens nicht für eine Ehe entscheiden wollte, obschon es ihr möglich gewesen wäre zu heiraten, hielt die Unterwelt der Hellenen übrigens eine besonders triste, graue Ecke bereit, wo sie in einem fort tanzen mussten, und spätere Helden berichteten, wenn sie ihre Hadesfahrt hinter sich gebracht hatten, voller Mitleid von dieser Begebenheit[4]. Aphrodite erwog dies alles bei sich, es wäre glatter Frevel, welkte diese Schöne dahin, ohne… Aber, vielleicht war auch wirklich für Myrrha der Richtige noch nicht dabei? Vielleicht aber hatte sie schlichtweg nur irgendwelche Minderwertigkeitskomplexe, wer mochte das so genau wissen? Denn allem Anschein nach pochte hinter der abweisenden Fassade ein unsicheres Herz, ein Herz, das mehr an ihrem Vater hing, als es beiden guttat. Doch davon wusste Myrrha noch nichts, genauso wenig wie die, anders, als der Gott der Christen, alles andere als allwissende Aphrodite. „Nun", so raffte Aphrodite sich auf, „der Holden mochte geholfen werden". Und so gab sie dem Mädchen die Regung ins Herz, sich einmal genau anzusehen, vielleicht würde das ihr Selbstbewusstsein von der Bedeutung, die sie als Person hätte, ablösen und somit heben?

Unversehens fand sich Myrrha noch am selben Abend vor dem übermannsgroßen Kupferspiegel wieder, den ihr der letzte Freier als Werbegeschenk hatte zustellen lassen, entkleidete sich und löste ihr reiches, goldblondes Haar, das sie in gepflegten, glänzenden Wellen bis zur Hüfte herab umwallte. Schmachtend betrachtete sie ihr Abbild, das ihr aus

---

[4] Carl Orff hatte auch einen Blick auf diese Jammergestalten werfen dürfen/müssen, denn er widmete ihnen ein Bühnenstück mit dem Titel „Der Tanz der Spröden."

der blankpolierten Metallscheibe schmeichelnd entgegenblickte. Als ihre Amme das wohlriechende Sandelöl brachte, um ihr Haar damit zu parfümieren, meinte sie:

„Dein Haar, Myrrha, ist deiner würdig, Prinzessin, kein junges Fräulein zog ich auf, dessen Haar sich an Schönheit mit dem deinen vergleichen ließe."

Doch Myrrha befand diese Diagnose als unzureichend, sie wiegte sich in den Hüften und vollführte eine Volldrehung, so dass ihr langes Haar ihre weibliche Gestalt wie lange Schlangen umflog. „Mein Haar ist einer Göttin würdig!" zwitscherte sie.

Die Amme erschrak und streckte die zum Abwehrzeichen übereinander geschlagenen Finger der Faust in Richtung des Mädchens. „Versündige dich nicht", kreischte sie mit Altweiberstimme, „versuche nicht den Neid der Götter!"

Doch Myrrha war nicht mehr zu bremsen, denn wen die Götter verderben wollen, den schlagen sie mit Hochmut zuerst, heißt es – doch Aphrodite hatte es ja eigentlich gar nicht böse mit ihr gemeint, aber auch Göttern unterlaufen bisweilen Dosierungsfehler. „Das Haar der liebreizenden Aphrodite selbst kann an Schönheit mit dem meinen nicht konkurrieren", lachte Myrrha, „das wird sie mir zugestehen müssen. Mag sie mit den Zähnen knirschen vor Neid, es wird ihr nichts helfen. Wenn es jemals eine Sterbliche gab, deren Haar schöner war als das ihre, dann bin das ich!"

Die Amme, ahnend, dass es kein gutes Ende nehmen würde mit der Kleinen, schlug die Hände über dem Kopf zusammen und riet ihr, sogleich eine Pilgerfahrt nach Zypern zum Heiligtum der paphischen Göttin zu unternehmen, um die derart Düpierte mit Taubenopfern zu besänftigen. Aber, selbst wenn Myrrha bereut hätte, Reue hatte ja in der Antike nicht den Stellenwert wie im christlichen Moralcodex, es hätte ihr Schicksal nicht mehr zu wenden vermocht: Aphrodite hatte den frevelnden Vergleich der anmaßenden Jungfrau natürlich gehört, wie ja alle menschliche Hybris wie auf aetherischen Schwingen vor die Götter gelangt, und ging in sich, wie man sich angesichts dieses Affronts zu verhalten habe. Eine ignorative Behandlung schied von vornherein aus, denn was wäre im Falle der Wiederholungstat? Da reichte man so einem Gör den kleinen Finger, und dann das!? Wütend zog sie die schöngezupften Brauen zusammen, doch nur um augenblicks die Stirn wieder zu glätten, wusste sie doch am besten, dass häufiges Furchen derselben schlimme, bleibende Falten nach sich zog! Sie hatte ja der vordergründig so arroganten Myrrha durchaus gewünscht, ihren Sexappeal besser einschätzen zu lernen, aber das schlug dem Fass die Krone ins Gesicht. Sie schmetterte ihren Bronzespiegel an die kristallene Wand ihres Gemachs, dass es donnerte, nur um das ikonographisch so wertvolle Attribut sogleich wieder an sich zu nehmen.

„Ich, und neidisch, hast du Worte", wollte sie mit kippender Stimme von Eros, der gerade Gänsefedern für seine Pfeile verlas, wissen. „Dabei braucht sie sich gar nichts einzubilden auf ihre reineclaudemarmeladenfarbenen Haare!"

Doch der von Gestalt einem etwas zu groß geratenen Putto ähnelnde Gott blickte nur zu ihr auf, und zuckte die Achseln.

„Nun, hässlich ist sie tatsächlich nicht", nuschelte er, einen halben Kiel im Mundwinkel, „also, wenn man mich so ließe, wie ich wollte…"

„Das interessiert gegenwärtig niemanden im Umkreis", giftete sie in Richtung des Knaben, der sie mit einem seiner unschuldigsten Augenaufschläge bedachte. Spätestens in diesem Augenblick war sich Aphrodite klar darüber, dass etwas geschehen musste, und zwar rasch! Und so kam sie zu dem Schluss, dass sie eine derartig grobe Beleidigung nicht einfach auf sich sitzen lassen könnte. Sie gab Eros die nötigen Instruktionen, was auf dessen pausbäckigem Kindergesicht sein boshaftestes Grinsen hervorzauberte, als er die gemeinsame Wohnung auf dem Olymp verließ, und blickte versonnen in ihren runden Handspiegel mit dem kreuzförmigen Griff. Also, alles, was da Recht war, schüttelte sie das hübsche Köpfchen und zupfte an einem Strähnchen, das allzu vorwitzig abzustehen schien. Letzten Endes spotteten doch die ewigjungen, freudenvollen Götter, jeglichen Vergleichs mit den Sterblichen, oder etwa nicht? Sie ließ den Spiegel auf den Schoß sinken und rief vorsichtshalber nach den Chariten, die mit Schminktöpfchen und Salbölen, kleinen Kämmchen aus Schildpatt, goldenen Haarspangen und Lockenwicklern aus Perlmutt herbeieilten, die Göttin einmal wieder so richtig aufzudonnern.

Eros unterdessen begab sich, unsichtbar wie immer, auf seinen unschuldig weißen Schwanenflügeln nach Smyrna und schwebte ins Gemach Myrrhas, die noch immer, berauscht vom Anblick der eigenen Schönheit, vor dem Spiegel verharrte. Scharfschütze, der er war, wusste er, dass der Pfeil sitzen musste, denn er hatte nur einen einzigen im Köcher. Myrrha griff sich kurz an die Brust. Wie ein Blitz durchzuckte sie mit einem Male die Erkenntnis, was es mit ihrer Liebe auf sich hatte – warum sie all die Kandidaten ablehnte. Ein Wesen, göttergleich wie sie, konnte nur in den Armen eines Gleichartigen ihr Glück finden! Eine rote Welle überzog ihr Gesicht. Verlegen, ob die Amme nicht etwa Gedanken lesen könnte, blickte Myrrha, noch immer unter den Augen des für sie natürlich weiterhin unsichtbaren, nichtsdestotrotz jedoch maliziös grinsenden Eros, zu der Zitternden, und entließ sie mit einer herrischen Handbewegung für die Nacht. Dieselbe brachte sie schlaflos zu, wälzte sich hin und her und stand morgens in aller Frühe von ihrem zerwühlten Lager auf.

So fand sie Kinyras, der Vater, der wie jeden Morgen gekommen war, sich nach ihrem Befinden zu erkundigen. Sie eilte ihm entgegen und zog ihn unsanft am Chiton in Richtung ihres Bettes, denn sie spürte ein unstillbares Verlangen, sich, indem sie sich in die Arme des Vaters warf, in dieselben des Inzests zu begeben. Der Pfeil des Eros hatte auf Aphrodites Anordnung hin in ihr nämlich die schrecklichste und verwerflichste Begierde erweckt, und als der schon halb entkleidete Kinyras erkannte, was vor sich ging, raffte er alles an sich und verließ fluchtartig den Raum. Von da an mied er jeden intimeren Umgang mit der doch so über alles geliebten Tochter und ließ nichts unversucht, ihr neue Freier vorzustellen. Doch, wie bisher, wies sie alle zurück und stellte den Vater zur Rede. „Der Mann, der mich glücklich machen kann, muss sein wie Du", verkündete sie ihm ein ums andere mal. Doch sie musste erkennen, dass sie ihn niemals auf diese direkte Art und Weise gewinnen konnte, und so besann sie sich auf eine List.

Als die Mutter, die sonst in der Geschichte vorsichtig gesagt, eher farblos erscheint, wegen kultischer Verrichtungen neun Nächte lang abwesend war, eröffnete Myrrha ihrer Amme, sie habe ein junges, hübsches Mädchen in ihrem Sklavinnenvorrat, das die Stelle der Mutter im nun verwaisten Bett des Vaters einnehmen sollte.

„Du musst sein Schlafgemach aber total verdunkeln, es soll nämlich eine Überraschung für ihn sein", schärfte sie ihr ein. Dass freie Männer und erst recht Könige sich Konkubinen halten durften, so viele sie sich leisten konnten, war in der Antike allgemein üblich, und so fand die ahnungslose Amme nichts Verwerfliches am Vorschlag der so um das Sich-rundum-wohl-befinden des einsamen Vaters besorgten Tochter und führte, Gipfelpunkt der ganzen Charade, ohne es zu wissen, die verschleierte Königstochter ins verdunkelte Schlafgemach des Vaters. Der fand an der reizenden Idee seiner Tochter, schließlich war er doch auch nur ein König, durchaus Gefallen, und spielte ihr Spielchen mit. Es wurde schon der Verdacht geäußert, dass er sich nur allzu gerne von seinem Unbewussten diesen Streich spielen ließ, als er mitmachte, doch wird dieser vom weiteren Verlauf der Handlung entkräftet. Allem Anschein nach war er tatsächlich eher naiv in dieser Hinsicht, jedenfalls gelang es Myrrha acht Nächte lang, den eigenen Vater im wahrsten Wortsinne hinters Licht zu führen. Doch in der Nacht, ehe seine Frau wieder zurückkehren sollte, wollte er endlich wissen, wer es denn gewesen war, die ihm so lustvolle Stunden bereitet hatte, und er stellte heimlich ein Lämpchen unter das Bett, das er in einem günstigen Augenblick mit dem Feuerzeug[5] entflammte. Den Schrecken des entsetzten Vaters kann man sich wohl nicht abgründig genug vorstellen, als ihm diese Apokalypse[6] seines Sexuallebens zu Teil wurde. Er brüllte wie ein Stier, bedachte Myrrha – man ist versucht zu schreiben, ‚verständlicherweise' – mit Verbalinjurien, die Regionen unterhalb der Gürtellinie zum Gegenstand hatten, griff nach der, bei antiken Königen immer bereitliegenden Waffe[7], und versuchte gleichzeitig, allerdings vergeblich, mit der anderen Hand der Tochter habhaft zu werden. Myrrha kreischte auf und als sie erkennen musste, dass ihr der eigene Vater, das durchaus in Tötungsabsicht gezückte Schwert in Händen, zu Leibe rückte, nahm sie die Beine unter die Arme und floh. Im Hinauseilen rief sie ihm noch zu: „Du wirst doch nicht dein eigen Fleisch und Blut zusammen mit deinem Enkel morden wollen?" Mit dieser Aussage, die unberücksichtigt ließ, dass Kinyras' Enkel zugleich sein Sohn sein würde und auch weitere verwandtschaftliche Verwicklungen, auf die wir noch zurückkommen werden, nicht näher erörterte, offenbarte Myrrha dennoch deutlich genug die Folgen der inzestuösen Handlungen: Sie war schwanger! Dergestalt ‚guter Hoffnung', oder bevorzugen wir angesichts des wütend das Schwert schwingenden Vaters besser die Umschreibung ‚in anderen Umständen befindlich', eilte sie aus dem Palast, löste noch einmal ihr Haar und streckte die Arme flehend zum Himmel.

„Ihr Götter! Ich will nicht mehr leben, denn ich habe gefrevelt", rief sie unter Tränen, gewiss nicht ohne Pathos aber auch nicht ohne wirkliche Angst und, wie man gleich sehen wird, auch nicht völlig ohne Liebe. „Ich will es meinem Vater nicht antun, die eigene Tochter morden zu müssen, doch will ich auch nicht sein ungeborenes Kind töten, indem ich mich von der Klippe stürze. Mit meiner Art zu lieben bin ich allen rechtschaffenen Menschen ein Gräuel, so will ich ihnen weder im Leben, noch im Reich des Hades im Tod weiter begegnen!"

Man kann nun über die griechischen Götter denken, wie man will, sicher finden sie nicht in all ihrem Tun unsere Zustimmung, aber schlechte Götter wären sie, läge ihnen etwas daran, ob wir es gut finden, was sie tun, schließlich sind sie die Götter und wir, mit und

---

[5] Bereits das Altertum kennt „Feuerzeuge" aus Flint und Metall, die sich, ein wenig Geschicklichkeit vorausgesetzt, auch einhändig betätigen ließen.
[6] von ἀποκαλύπτειν = enthüllen.
[7] Darin dem freien Durchschnittsbürger der USA heute nicht unähnlich, wo allerdings das Schwert durch eine meist automatische Feuerwaffe ersetzt wird.

auch ohne Moral nichts weiter als sterbliche, aus der Laune eines Titanen ins Dasein geworfene Geschöpfe, günstigstenfalls zu ihrem Zeitvertreib dienlich. Und man kann die Götter auch verstehen, dass sie sich ungern mit diesen ewig unzufriedenen Erdenbewohnern einließen, die obendrein nicht einmal ihre Geschöpfe waren, sie also keinerlei Veranlassung haben mussten, sich für sie verantwortlich zu fühlen, so dass sie die Grenze zwischen ihrer und unserer Welt gemeinhin mit Hilfe der Naturgesetze hermetisch verschlossen hielten, aber dann und wann geschahen dann doch Wunder…

Selbst ein so mimosenhaftes Wesen wie die Liebesgöttin, die allerdings, wie wir noch sehen werden, auch ganz andere Saiten aufziehen konnte, überkam Mitleid mit der vormals so spröden Königstochter. In ihrer Eigenschaft als Aphrodite eleeimon[8] besah sie sich das Jammerbild. Ganz frei von Schuld an der Misere war sie ja gerade auch nicht, wie sie sich eingestand, und so beschloss sie, ihre ursprünglich ja gar nicht üble Absicht doch noch in letzter Instanz zu verwirklichen. Noch ehe der Vater die flehentlich weinende Myrrha zu erreichen vermochte, veränderte sich plötzlich auf drastische Art und Weise ihr Erscheinungsbild: Die Füße krallten sich mit Wurzeln ins Erdreich, ihre Arme und das sie umflatternde Tuch erstarrten zu knorrigen Ästen, der schwangere Leib wurde zum Stamm und als wiewohl klebriges aber dennoch wohlriechendes Harz rannen Myrrhas Tränen über Stamm und Gezweig. Doch einen kleinen Denkzettel musste sie der verwandelten Prinzessin noch verpassen. Anders als das üppige, glänzende Haar des Originals es eigentlich vorgeben möchte, belaubt sich der Strauch nur schütter mit sprödem Hartlaub.

Kinyras erschrak vor dem göttlichen Zeichen und warf sein Schwert von sich, das jedoch unglücklich den Stamm auf halber Höhe traf. Doch kein Blut mehr, nur noch milchiger Saft, der an der Luft sogleich zu Harz eintrocknete, trat aus der Wunde, um diese augenblicklich wieder zu verschließen. Von Ehrfurcht und Reue ergriffen sank der König in die Knie und küsste die raue Rinde nahe der Wunde, wobei ein Tropfen des Harzes in seinem Bart kleben blieb. Vorsichtig schabte er das weitere Harz ab, das er schließlich als Versöhnungsopfer für Aphrodite verbrannte. Doch keine neun Monde später, der Hauptstamm des Strauches war in unnatürlicher Weise angeschwollen, vernahm Kinyras in seinem Palast unvermutet ein berstendes Geräusch, wie wenn der unerbittliche Rammsporn einer Triere den Rumpf eines feindlichen Kriegsschiffs zerfetzt, und aus dem Baum hervor trat ein Jüngling, der im Innern des Myrrhenstrauches über das Säuglings-, ja Kindesalter hinaus gereift war.

Sollte nun der Eindruck entstanden sein, die tragische Liebesgeschichte sei zu einem glücklichen Ende gelangt, so müssen wir leider diesen frommen Hoffnungsschimmer zerstreuen. Denn der so wundersam aus dem Baum ans Licht der Welt getretene Jüngling war kein anderer als Adonis, und die Geschichte findet mit ihm als Protagonisten nun ihre Fortsetzung. Myrrhas verwandelte Gestalt hingegen steht ausdauernd, gewissermaßen ohne zu altern, noch heute, und ihre unzähligen strauchartigen Nachkommen, die über alle warmen Länder verteilt gedeihen, künden von ihrer Fruchtbarkeit.

---

[8] Ἐλεείμων = die Barmherzige. Daher unsere liturgische Anrufung. Kyrie eleison!

Der schöne Adonis

Kinyras bedachte den aus dem Baum gesprungenen Jüngling mit einem skeptischen Blick. Den Göttern sei es gedankt, dachte er bei sich, besonders ähnlich sieht er mir nicht. Aus dem Weiteren geht eindeutig hervor, dass sich die Tochter damals also nicht in den Schönsten der Sterblichen verliebt hatte, sondern wohl in den ihr am wohlgesonnensten. Auch wenn Adonis die eigene Mutter Schwester und den eigenen Vater Großvater nennen musste, er sicher nicht ganz ungewollt, dennoch in abwegiger inzestuöser Vereinigung gezeugt war, erstrahlte sein Antlitz in reinerer Schönheit als das aller Götter, geschweige denn Menschen. Den Neid der Götter fürchteten damals alle, Adonis hingegen hätte besser daran getan, sich vor ihrer Liebe, oder was sie dafür hielten, zu hüten. Kaum war er aus dem Baum hervorgetreten, als er auch schon, sicher nicht zuletzt aufgrund der doch eher ungewöhnlichen Art seiner Geburt, die Blicke sämtlicher Olympier auf sich zog. Er muss allerding ein Schönling jener Art gewesen sein, die dem durchaus der homophilen Sexualität keineswegs abholden männlichen Part der Götterwelt nicht zusagte, denn es findet sich kein Wort, dass der in dieser Hinsicht durchaus zur Hyperaktivität neigende Apollon, ganz zu schweigen von Zeus selbst, sich für den Beau interessiert hätten. Diesen Mangel an homosexuellem Interesse bügelten die Begierden, die Adonis bei der olympischen Damenwelt erweckte, mehr als nur aus. Von dreien ist bekannt, dass sie sich offen gegenseitig den Vorrang, den Neuankömmling aus der Welt der Sterblichen für sich zu beanspruchen, streitig machten. Artemis, die jungfräuliche Jägerin, die ihm weiß Gott nichts zu bieten hatte als Jagdvergnügen und Naturerleben in Wald und Flur, die blumenfreudige Persephone, die in ihrer oberirdischen Phase noch ohne festen Partner war und, last but not least, Aphrodite, die hier in allen Facetten zu schimmern wusste, ihn als Chryse[9] bezauberte, als Urania[10] ihm die Schönheit platonischer Liebe zu vermitteln wusste, aber auch als Kallipygos[11] mit ihren sinnlichen Reizen bestimmt nicht geizte, oder sich zuletzt als Porne[12] vor direkter, derber Verführungskunst nicht zurückhielt. Kein Wunder, dass sie schließlich Adonis für sich gewann und sich mit ihm als Liebhaber zurückzog. Aber dennoch geht aus dem Charakterbild, das die Mythendichter von ihm zeichnen, hervor, dass er sich wohl auch eine Zeitlang versuchsweise Artemis angeschlossen haben dürfte, denn sein Jagdtrieb, diese letzten Endes verhängnisvolle Leidenschaft, blieb auch an der Seite der Liebesgöttin fester Bestand der Freizeitgestaltung dieses Inbegriffs eines schönen Jünglings. Und so kam es, wie es kommen musste. Wenn nun eine aus einem vormals vielleicht sogar harmonischen Damenkleeblatt, das einen Mann umschwärmt, erhört wird, müssen notgedrungen die beiden andern leer ausgehen. Und es erstaunt dann nur wenig, wenn diese, gerade als Göttinnen, die in Sachen Liebe ohnehin eher unerfüllt gewesen sein dürften, nun voller Neid und Missgunst das Messer wider das turtelnde Paar wetzten. Persephone und Artemis mieteten sich also irgendwo im grünen

---

[9] χρύση = die Goldene
[10] Οὐρανία = die Himmlische
[11] καλλιπύγος = die mit dem schönen Gesäß
[12] πόρνη = die Hure, alles gängige Kultbeinamen Aphrodites

Herzen der Peloponnes, in Arkadien also, eine konspirative Wohnung, trafen sich dort inkognito und heckten einen todsicheren Plan aus, der, wenn sie schon selbst nichts davon hätten, wenigstens auch der lachenden Dritten die Suppe ordentlich versalzen sollte. Artemis erschuf einen Eber, der stärker war als der berühmte Eber von Kalydon[13] und gewitzter als sein erymanthaeischer Artgenosse[14]. Sogleich verhielt sich das Tier artgemäß und ging daran, die Saaten der Bauern zu durchwühlen. Geschickt wich er den Fallen der Jäger aus und stampfte immer wieder Jünglinge, die es sich zur Aufgabe gemacht hatten, das Land von dieser Plage zu befreien, gnadenlos in den Boden. Als Adonis vom Unwesen, das dieses Monstrum trieb, hörte, gab es für ihn kein Halten mehr.

„Die Hauer dieser reissenden Bestie lege ich dir heute Abend zu Füßen", versprach er seiner Geliebten. „Und aus seinem gewaltigen Schädel machen wir uns eine Riesenportion Schweinskopfsülze, zu der wir dann deine Freundinnen einladen können", fügte er völlig arglos hinzu. Aphrodite hingegen erwachte nur kurz und nicht zu vollem Bewusstsein aus ihrem Schönheitsschlaf, und hörte nur mit halbem Ohr hin, um gleich wieder einzunicken. Zu spät erwachte sie vollständig, obwohl ihr Kollege Morpheus sie mit Hilfe eines warnenden Traumes, der ihr den drohenden Tod ihres Liebhabers in aller Ausführlichkeit vor Augen führte, hochschreckte. Nicht ohne ein schadenfrohes Lächeln auf den Lippen brachte ihr Persephone die Nachricht, dass Adonis soeben bei ihrem Gatten Hades vorstellig geworden sei, wo er sozusagen um Aufnahme in die weiträumigen Hallen des Unterweltsgottes ersuchte.

Artemis hingegen legte ihr die versprochenen blutigen Eberzähne zu Füßen und berichtete mit dem ihr eigenen kargen Wortschatz, sie habe den Tod des Adonis durch einen wohlgezielten Pfeilschuss gerächt.

Aphrodite fiel, wie vom Schlag gerührt in Ohnmacht, als endlich die Jagdgenossen des Adonis seinen leblosen Körper, der aus vielen Wunden blutete, vor sie brachten. Die Kraft und Gerissenheit des Ebers im Verein mit der Ruchlosigkeit der beiden Göttinnen hatten ihr die Liebe ihres – zeitlich ja unbegrenzten – Lebens zerstört!

„Mit euch bin ich fertig!" schleuderte sie den beiden verdruckst dastehenden Heuchlerinnen entgegen. „Macht, dass ihr verschwindet!"

Und dann machte sie sich daran unter Tränen den entseelten Körper für eine würdige Bestattung bereit zu machen. Mit dem Göttertrank Nektar verschloss sie alle sichtbaren Wunden, so dass keine Blutkrusten den Leib entstellten, auch verscheuchte sie aus dem Gesicht die panisch verzerrten Züge der Agonie und bestrich schließlich den, nun wie friedlich schlafend aussehenden, zur vollen Schönheit wiederhergestellten Jünglingsleichnam mit den üblichen Einbalsamierungsessenzen, worunter Myrrhe den ersten Rang einnam. Und so kehrte Adonis zurück in den Mutterschoß, eingehüllt nicht nur in die Tränen der Geliebten, sondern auch der Mutter, in welchen nun diese unziemlich empfangene Frucht ihres Leibes ruhte.

Was der Trauernden dabei entging, war die Tatsache, dass dort, wo ihre göttlichen Tränen den Boden benetzten, zarte, weiße Blumen wuchsen, Anemonen, die seither als Symbol für

---

[13] Er ist zugleich Täter und Opfer in der Sage vom gleichnamigen Tier, das Meleagros und Atalanta erlegen.
[14] Ihn zu erhaschen, ohne ihn zu töten, war eine der Aufgaben des Herakles, also sicher kein Kinderspiel.

Abschied und Tod stehen. Doch hatte das Schicksal auch einige rote unter die weißen gemischt, wie um anzudeuten, dass die Tränen der Göttin auch wieder versiegen würden.[15]

Doch die Geschichte ist noch immer nicht zu Ende, denn ein Mord wie dieser musste ein Nachspiel haben, in dem sich nun wieder eine der zahlreichen Ungereimtheiten des Mythos ereignen, die natürlich ihren Ursprung in mancherlei Parallelerzählungen haben, die irgendwann zu einer Sage zusammengefasst wurden. Zum einen wird der sterbliche Held, von Aphrodite heftig beweint und betrauert, endgültig begraben[16], andererseits lebt er, durchaus körperlich weiter als dreigeteilter Vegetationsgott, der sowohl die Oberwelt als auch die Unterwelt mit seiner Schönheit erhellt. Letzteres geht auf ein Urteil des Zeus zurück, der, von den Göttinnen bedrängt, einen Schiedsspruch fällte, dergestalt, dass der mit seinem Tod unsterblich gewordene Adonis den ewigen Bogenlauf des Zodiakus dreiteilt. Dabei steht es ihm ein Drittel des Jahres frei, nach seinem Belieben die Zeit zu verbringen, man findet ihn dann in der Regel als Jagdgenosse der Artemis, mit der er als ihr „bester Freund" eine eher kumpelhafte Gemeinschaft pflegt, ein weiteres erfreut er sich seiner eigentlichen Geliebten, Aphrodite, die ihn dann begreiflicherweise nicht mehr loslässt, und das letzte Drittel bleibt er der Persephone verfallen. Dabei ist jedoch das Persephone-Drittel jener Teil des Jahres, den sie ohnehin in der Unterwelt bei ihrem eifersüchtigen Gatten zubringt, also weiterhin kaum eine Chance für eine, wenn schon nicht liebende, so doch lustvolle Vereinigung von Persephone und Adonis besteht. Ovid schließlich hat uns eine dritte Version überliefert, nachdem Aphrodite aus dem Blut des gefällten Geliebten eine Blume wachsen ließ.

Adonis vernalis – Adonisröschen

Dass aus einer Vegetationsgottheit, die zuerst aus einem Baum geboren wurde, schließlich eine Blume hervorgehen muss, scheint schon fast zwingend in der Konsequenz des Mythos.

Die im Mythos aus dem roten Blut des gefällten Adonis erwachsende Blume ist natürlich *Adonis aestuvalis*, das Sommer-Adonisröschen, denn die Sage vom zeitweilig in der Unterwelt verweilenden Sonnen-Mannes mag wohl orientalischen Ursprungs sein, so dass der Held den heißen Sommer, während dessen die Sonne alle Vegetation versengt und ausdörrt, unter der Erde verbringen muss, doch auch in unseren Breiten muss die Sage ihren auf die Vegetation bezogenen Hintergrund nicht einbüßen. Allerdings sind die Sommer nördlich der Alpen selten von einer derartigen Intensität, dass die Vegetation abstirbt, oder besser gesagt, einzieht, um dann im milden Herbst wieder hervorzutreten. Hier ist es der eisige Frost des Winters, der den Pflanzen ihre Vegetationspause aufzwingt, sie in ihre unterweltlichen Wurzelelemente hineindrückt, wo sie besserer Zeiten harren. Hier ist es das Frühlings-Adonisröschen, das den Lenz und den kommenden Sommer bewillkommnet. So ist dieses seltene, schöne Hahnenfußgewächs eine rechte *Sponsa solis*, eine Sonnenbraut. Adonis bein-

---

[15] Im Orient gelten rote Anemonen als Sinnbild für rasch trocknende Tränen.
[16] Der Leichenbrand ist nicht über die gesamte Antike hinweg üblich, es findet sich auch Körperbestattung.

haltet Herzglykoside, *Adenidoside*, welche vor allem bei tachykarden Dysregulationen eingesetzt werden, und, man höre und staune, besonders beim nervösen Herzen, welches durch emotionale Erschütterungen aus dem gleichmäßigen Rhythmus geworfen wurde. Adonis kann man also getrost als Spezificum bei Herzneurose ansehen. Also nicht nur ihr Vegetationsrhythmus hat seine Wurzeln im Mythos, auch die medizinische Anwendung bei „gebrochenem Herzen" bzw. bei durch Verlust oder auch nur befürchteten Verlust des Lebenspartners aus dem Rhythmus geworfener Herztätigkeit, denn die verwegenen Liebesgeschichten von Myrrha und ihrem Vater, ihrem Sohn und der Liebesgöttin stehen ja als zeitlose Paradigmata für schuldhafte und schuldlose Verstrickungen.

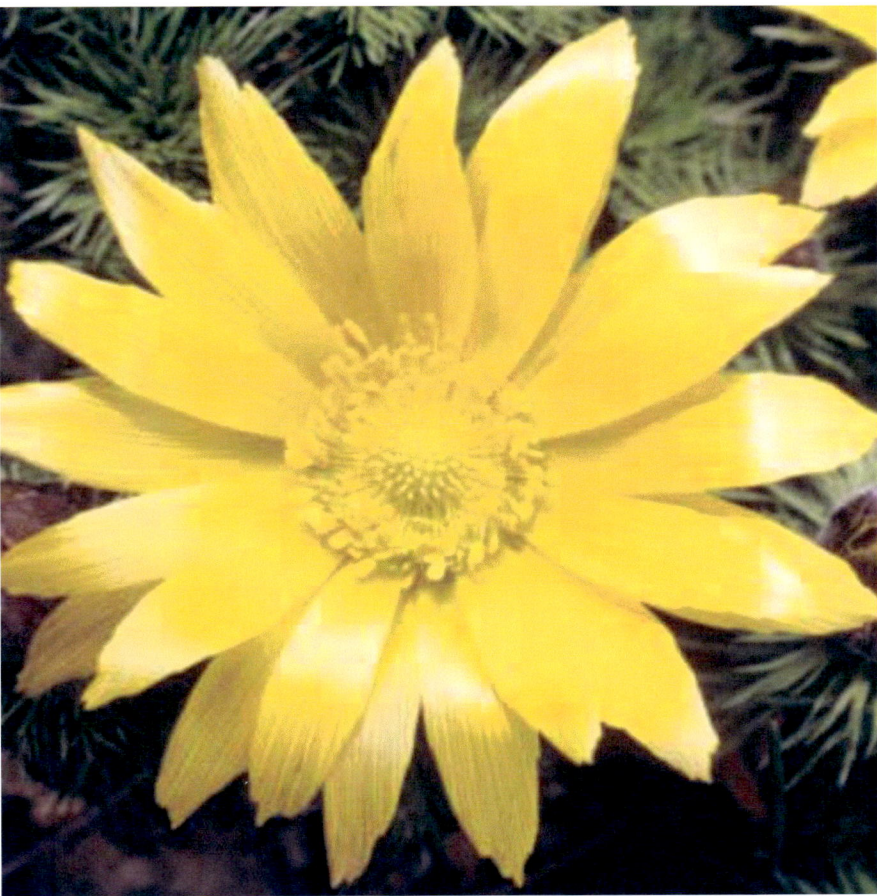

Adonis vernalis, eine Sponsa solis für gebrochene Herzen

Sechster Besuch: Das Licht des Himmels

Wir möchten nun eine Sage anschließen, in der es weniger um den Namen der Pflanze geht, sie aber dennoch ihre Entstehung, ihre Er-Schaffung einem Akt göttlichen Erbarmens verdankt.

Weihrauch als Geschenk des Helios an Götter und Menschen

Wir haben uns weiter oben schon mit dem Sonnengott beschäftigt, seine hilfreiche Ader kennengelernt, mit der er Demeter aus ihrer Verzweiflung befreite, doch auch sein neidischer Hang zur Denunziation blieb uns nicht verborgen. Wir können wohl davon ausgehen, dass Hyperion/Helios eine gewisse Verehrung genoss, allerdings wird im Rahmen der griechischen Sagen deutlich, dass die Hellenen kein Volk von Sonnenanbetern, wie etwa die Ägypter oder die Hunnen waren, auch vermochte Helios nie den Rang, den sein römischer Kollege Sol vor allem in den Zeiten des Kaiserreichs innehatte, für sich zu beanspruchen. Die Gottheit des Tagesgestirns ist fern von jeglicher Herrscherposition, und auch nicht mit dem Mond liiert, wie Schamasch, sein mesopotamisches Pendant. Helios' Gespons, Perse, trifft er sozusagen nur heimlich und verborgen im Schutze der Nacht, da sie als chthonische Göttin ein unterweltliches Dasein fristet. Im goldenen Nachen, auf dem Weg über das unterweltliche Nachtmeer findet der nacht-nächtliche, verborgene Hierosgamos zwischen Helios und Perse statt. Selene, die Göttin des Mondes sowie Eos, die rosenfingrige Göttin der Morgenröte sind Helios' Geschwister, alle drei Hyperioniden, also Lichtbringer. Die unterweltlich unsichtbare Ehe des Sonnengottes gab natürlich Anlass zu Spekulationen unter den Göttern. Ist er letzten Endes solo und gibt nur an mit dieser Perse, fragte man sich? Und – weil die Sonne „es an den Tag gebracht" hatte, stand da noch eine alte Rechnung offen…

Die griechischen Götter wären nicht die griechischen Götter, durchzöge ihre Viten nicht ein feingewebtes Netz aus menschlichen Regungen und Emotionen. So, wie Helios im Falle des Ehebruchs der Aphrodite mit Ares letzten Endes seine Rechtschaffenheit nur vorschützte, um sich als abgelehnter Liebhaber zu revanchieren, war der Betroffenen natürlich klar, dass sie mit ihm noch ein Täubchen zu rupfen hatte und sann darauf, ihn, aller ewigen Jugend zutrotz, einmal alt aussehen zu lassen. Gilt schon unter uns Sterblichen die alte Weisheit, dass in Sachen Liebe und Rache kein Mann einer Frau das Wasser reichen könne, um wie viel zutreffender muss sie sein, wenn es um die Götter geht?

Helios und Leukothoë

Helios gähnte herzhaft und verfluchte einmal mehr seine große Schwester. Jeden Morgen, tagaus tagein so früh aufzustehen war eigentlich nicht nach seinem Sinn. Doch er konnte nicht anders, da Eos unerbittlich ihre Rosenfinger über den Horizont streckte, der daraufhin in Safranfarben erstrahlte, und er befahl, ob er wollte oder nicht, seine feurigen Rosse anzuschirren. Mit einem Blick, in den er, wie es nur Göttern gegeben ist, zugleich angewidert all seinen Abscheu wie auch sein Mitleid für die leichtsinnige Schwester zu legen vermochte, begrüßte er sie einmal mehr und dachte bei sich: „So wie sie will ich nicht enden, dass mir die Geliebte welk wird wie ein dürres Blatt und doch nicht sterben kann".

Eos, die rosenfingrige Göttin der Morgenröte steht nämlich nur deshalb so früh auf, weil sie sozusagen von der greisenhaften Bettflucht ihres Geliebten dazu getrieben wird. Auch sie hatte sich vor Urzeiten in einen knackigen, hübschen jungen Sterblichen verguckt und begehrte ihn von den Göttern, deren keiner sich für sie als Ehegemahl entscheiden hatte können, als Ersatz. Einerseits hatte Zeus Verständnis für die Verschmähte, andererseits war ihm die Titanenbrut allzeit verdächtig, so dass zwischen ihnen und den Olympiern stete Tropfen des Neides, der Eifersucht und des Gezänks den ohnehin porösen Stein himmlischer Eintracht weiter höhlten. Und Zeus, nicht umsonst auch Schwurgott, legte nach. Hatte nicht Eos leichtsinnigerweise lediglich um Unsterblichkeit für ihren Tithonos gebeten, so hieß der Unglückselige, der weder von seinem Unglück etwas ahnte, noch auch nur den Hauch einer Tat beigesteuert hätte, die das von Zeus über ihn verhängte Missgeschick gerechtfertig hätte? Hatte sie nicht vergessen, in die Schenkungsurkunde die wichtige Klausel, „bei gleichzeitigem Erhalt unverblühbarer, immerwährender Jugend" einzufügen? Und so sah Zeus keinen Grund, der Titanin etwas unverlangt, quasi als Zugabe, zu schenken, wozu er nicht direkt gedrängt wurde. Wie so oft erweist sich Paragraphentreue als alles mögliche, außer als gerecht und Zeus zuckte nur mit den Schultern, als Eos eines Tages bemerken musste, dass ihr Gemahl auf erschreckende Weise sein Äußeres veränderte. Denn der vormals glückliche Tithonos alterte, wie es den Sterblichen gegeben ist zu altern, und es vollzog sich an ihm der Prozess der Aus- und Eintrocknung, des Welkens und Zusammenschrumpfens, wie es eben geschieht, wenn sich die Körpersäfte zurückziehen, Turgor und Spannkraft schwinden. Tithonos aber alterte nicht nur auf Art der Sterblichen, sondern – Fluch seiner Unsterblichkeit! – auch darüber hinaus, ohne absehbares Ende, so dass es ihn auf das Format einer Zikade zusammenzog. Mit der Größe schwanden auch die Sinnesorgane, fast blind und taub ruft er mit durchdringender Stimme in aber nicht einmal für das Ohr der Götter verstehbarer Sprache andauernd nach Eos, die sich von weiteren Begegnungen mit dem vormals Geliebten herumdrückt und fluchtartig die gemeinsame Wohnstatt verlässt, kaum dass er erwacht ist.

Und einmal mehr hetzt sie in fortgeleitetem Impetus ersatzweise den Bruder.

„Auf, Bruder, nicht gerastet, schirr an den Rossen goldschimmerndes Zaumzeug; Aether harrt deiner, dass du durcheilst das himmlisch Gewölbe mit leuchtendem Wagen und blendendem Hauptschmuck…"

Nicht zuletzt, weil er metrische Lyrik verabscheut, machte der Sonnengott sich einmal mehr auf den Weg. Kurz darauf befanden sich seine hellschimmernden Rosse, noch immer im Steigflug, über jenem Gebiet, das heute Iran heißt, und prüfend blickte der Lenker des geflügelten Gespanns hinab auf die weitausgebreitete Weltenscheibe, als sein Auge auf eine Gestalt fiel, die sich mit ausgebreiteten Armen, den Kopf in den Nacken gelegt, wie eine wartende Liebende der aufgehenden Sonne zuwandte. Die Tochter des Achaimenidenherrschers[1], also durchaus eine Perserin und sicher anderen, der hellenischen Zunge unaussprechlichen Namens[2], der Dichter nannte sie aber Leukothoë, war von ausnehmender Schönheit und einnehmender Anmut. Und wie er hinabblickte, beobachtete ihn zufällig Aphrodite, die gerade am offenen Fenster den wohlgestalten Körper im Rahmen ihrer Morgengymnastik zur Problemzonenprophylaxe beim Klang eines Aulos[3] rhythmisch wiegte. Zunächst fand sie nichts besonderes an dem sich aufwärts mühenden Gespann des Sonnenwagens, doch mit geübtem Blick verfolgte sie den Sehstrahl aus dem Auge des Titanen[4] und erkannte, wie sollen wir es anders ausdrücken, augenblicklich ihre Chance zur Rache. Denn solcherart funktioniert ja das System Rache am besten, wenn zunächst einmal viele Gelegenheiten, einem alten Widersacher eins auszuwischen, ausgelassen werden, so dass sich dieser in Sicherheit wiegt, um erst dann, wenn er überhaupt nicht mehr an den alten Vorfall denkt, um so heftiger zuzuschlagen. Und so erinnerte sich Aphrodite an die damals schon alte Weisheit „Willst du richtig kränken, musst du schenken", und bedachte Helios mit einer äußerst perfiden Gabe, einer, die sie und nur sie, wie sich der Mathematiker auszudrücken beliebt, zu verleihen imstande war…

Ganz in ihrer Rolle als Aphrodite porne aufgehend, pfiff sie auf zwei Fingern Eros herbei und wies mit perfidem Lächeln auf den glühenden Helios. Eros' Schusstechnik war inzwischen so perfektioniert, dass seine Pfeile – wohlgemerkt ohne elektronische Zielaufsuchgeräte – auch gegen die Sonne, oder, wie im vorliegenden Fall, in dieselbe gezielt, immer trafen. Und so nahm das Verhängnis seinen Lauf. Helios entflammte über sein Normalmaß hinaus, im Augenblick für die schöne Perserin. Er verzehrte sich schier vor Sehnsucht, und abends, gerade dass er seine Pferde noch versorgte, wechselte er die Gestalt und trat, „in Gestalt und Stimme ganz Klythien gleich" – das war die Mutter seiner Angebeteten – in deren Gemach, wie um der Tochter eine gute Nacht zu wünschen. Verständlicherweise stieß sein Bekenntnis, er sei der Sonnengott und sei in Liebe zu der schönen Prinzessin entflammt, zunächst auf Skepsis auf Seiten derselben. Doch dann enthüllte er, soweit der Sterblichen zuträglich, die nackten Tatsachen, und geblendet von seinem Goldstrahlen, und das mochte etwas heißen, schließlich litt sie als Tochter des Perserkönigs sicher keinen Mangel an glänzendem Schmuck und goldenem Geschmeide, schmolz sie dahin und ließ es unvorsichtigerweise gleich beim ersten Stelldichein zum Äußersten kommen. Als dann einige Zeit später die Schande sichtbar wurde, zeigte sich, wie so oft in derartigen Geschichten, ihr Vater verstockt,

---

[1] Das Geschlecht der persischen Großkönige nannten die Griechen Achaimeniden.
[2] So hieß ja der uns als Kyros oder noch schlimmer, lateinisch verballhornt als Cyrus, oder Gipfel der Geschmacklosigkeit amerikanisiert als l'saɪərəs, bekannte König original Kurusch, und Dareios eigentlich Darayjawahusch. Wie man sieht, ist es mitunter doch nicht so schlecht, fremdsprachige Laute der eigenen Zunge zugänglicher zu machen…
[3] Aulos = antike Doppelflöte
[4] Auch wenn die antike Wissenschaft davon ausging, dass auch menschliche Augen einen Sehstrahl aussandten, welcher das Gesehene erfasste, war derselbe nur für die Götter sichtbar.

ja völlig ablehnend in Hinsicht auf den angeblichen Sonnengott als Schwiegersohn. Zunächst aber behielt er seine Skepsis für sich. Aber als er mit Fragen in die Tochter drang, ob sie wisse, was sie mit einem Mann anfangen solle, der den ganzen Tag außer Hauses sei und dabei nichts besseres zu tun habe, als alle gleichmäßig mit Licht zu versorgen, antwortete sie nur mit einem kecken Neigen des hübschen Lockenköpfchens, was den König zur Weißglut brachte. Ehe sie ein uneheliches Balg zur Welt bringe, würde er sie lieber aus derselben schaffen, blaffte er, und zwar so, dass ihr Liebhaber sie nie mehr wiederfinden würde, und sei es wirklich der Sonnengott selber! Da er noch für weitere elf Töchter, die es standesgemäß zu verheiraten galt, was für ihn, König der Könige, der über alle Herrscher herrscht, Bruder der Sonne und des Mondes, Herr der Welt etc.etc. – Großer Titel hätte man in der K.u k.-Monarchie hier ergänzt[5] – nicht leicht gewesen sein dürfte, machte er, bei aller Liebe, kurzen Prozess und ließ Leukothoë lebendig begraben. Ganz schien er sich allerdings nicht seiner oben geäußerten Skepsis anheimgegeben zu haben, denn den Vollzug ließ er unter einem schwarzen Sonnensegel geschehen, frei nach der Devise, man könne ja nie wissen…

Kaum hatte Hesperos, wie jeden Abend, seine Fackel im Wasser des westlichen Okeanos gelöscht, da trat auch schon Helios, wie gewohnt in Leukothoës Zimmer, nur um dort seinen Beinahe-Schwiegervater-in-Lauerstellung anzutreffen, der ihn des Hauses, sive Palastes verwies. Für Hochstapler, die sich abends für Sonnengötter ausgaben, seien keine Perserprinzessinnen zu haben, zischte er. Nun hatte Helios sich im Laufe seiner Karriere schon so manche Frechheit anhören müssen, insbesondere, wenn er sich hinter Nephele, der Wolkengöttin verbarg und es regnen ließ, Hochstapler hatte ihn noch keiner genannt.

„Wo ist sie?" fragte er, den mit einem mal ein ungutes Gefühl beschlich, mit tonloser Stimme.

„Dort, wo du sie, selbst wenn du der Sonnengott wärst, nicht finden kannst", orakelte der König.

Um Helios' Haupt zuckten gefährlich ein paar Protuberanzen. „Ich warne dich, König", donnerte er, „bring mich augenblicklich zu ihr, oder…"

Geblendet vom unerwarteten Lichtzuwachs in der abgedunkelten Gynaikitis[6] beschlich den König, dem es zu grauen begann, langsam der Verdacht, dass es sich bei dem Gast vielleicht doch nicht um einen Scharlatan handeln könnte. Er seufzte schicksalsergeben und führte ihn zu der Stelle, wo er die Tochter im Sand hatte begraben lassen. Helios wurde weiß vor Wut[7], was der Perserkönig nicht überlebte. Mit einem kurzen, fauchenden Geräusch verdampfte er rückstandslos. Doch nicht einmal Helios' dann nur noch gemäßigt ausgestrahlte Wärme vermochte die endlich ausgegrabene Geliebte zu reanimieren. Betrübt blickte er auf die sterblichen Überreste Leukothoës. Sie zur Göttin zu machen, verbot ihm Zeus, der sich wiederum anbot, sie in die Sterne zu versetzen, eine in Hinsicht auf den Sonnengott vorsichtig gesprochen eher unbedachte Idee.

„Dann kann man wohl nichts machen", zog sich Zeus beleidigt in sein Schneckenhaus zurück. Da kam Helios auf eine Idee: Leukothoë soll trotzdem den Aether berühren, auch

---

[5] Den gesamten Titel des Großkönigs wissen wir nicht mehr auswendig
[6] Ἡ γυναικίτις, auch wenn es so klingt, keine entzündliche Krankheit bei Frauen, sondern das Frauengemach.
[7] Astronomen würden sagen, er wurde zu einem „Weißen Zwerg"…

wenn sie nicht unter die Himmlischen aufgenommen werden konnte. Und so formte er aus den noch nicht erkalteten Gliedmaßen der Geliebten den Weihrauchbaum. Ihre Seele als dessen ausgedünsteter Hauch aetherischen Charakters, steigt leichter als Luft zu den Olympiern auf, wo sie sich mit dem Glanz des Aethers auf ewig vereinigt.

Für die Hellenen war der schier unbezahlbare Weihrauch eindeutig den lichten Göttern des Olymp zugeordnet. Weihrauchduft versöhnt, er ist, wie sein Name schon sagt, für weihevolle Handlungen geeignet und stellt beim Einatmen den Zugang zu den höheren Sphären des Bewusstseins her. Deshalb war sein Duft, der für die edle Schlichtheit einer klaren apollinischen Geisteshaltung steht, wie sie bei Opfern angebracht ist, hier sehr gefragt. Doch damit ist der Horizont des Humanen noch nicht abgesteckt, es fehlt das Chthonische, Unbewusste, Triebhafte, das ebenfalls für einen Opferritus, bei dem ein Tier sein Leben lassen musste, nötig war. Um dies auszudrücken, goss man am Ende des Rituals Wein in das Brandopfer des Weihrauchs, womit das apollinische Element um das Dionysische, das zur Ganzheit fehlt, ergänzt wird. Doch um das meist sehr gewalttätige Hereinbrechen eines fremden Kultes in Gestalt des Weingottes mitzuerleben, müssen wir uns noch eine Weile gedulden.

Wiegte sich Aphrodite nun in dem Glauben, Helios mit ihrem Streich einen unersetzlichen Schaden zugefügt, ihn gar tödlich gekränkt zu haben, so irrte sie sich allerdings gewaltig! Nicht umsonst tragen Blumen, welche augenblicklich zu welken beginnen, wird ihnen Wasser entzogen, den Namen Männertreu, *Veronica chamaedrys*. Und so zog sich Helios, wohl geknickt, aber weit entfernt davon, zum gebrochenen Mann zu werden, auf die von ihm selbst geschaffene Insel Rhodos zurück, um sich dort von seiner ersten Gemahlin, der rosenschönen Rhodeia trösten zu lassen. Wäre sie, was selten vorkam, nicht zuhause gewesen, so hätte Helios noch auf eine ganze Schar von Gespielinnen zurückgreifen können, um sich über den gröbsten Kummer hinweghelfen zu lassen. Denn sein Weg über die himmlische Bahn der Ekliptik wird ebenso genau wie liebevoll von hunderttausenden von Augen verfolgt, nicht nur von Astronomen und Astrologen, sondern von jenen zahlreichen Blumen, welche sich am Stand des Tagesgestirns orientieren. Auch wenn Helios Leukothoë hätte heiraten wollen, nicht nur der Hauch, der aus ihrem erkalteten Leib als Weihrauch entweicht, gilt als Sonnenbraut, alle gelb blühenden Frühlingsblumen, wie etwa der Huflattich oder das schon erwähnte Frühlings-Adonisröschen, lassen sich in diesen Reigen einreihen. Die wohl am meisten besungene Braut des Helios, die Rose, verkörpert in der gerade erwähnten Inselgöttin, müssen wir hier schweren Herzens ausklammern, da über sie bereits Bibliotheken geschrieben wurden. Es sei nur darauf verwiesen, dass das Anagramm Eros – Rose im Altgriechischen unmöglich war, was aber nicht heißen muss, dass die Rose, als Inbegriff der Blumenverehrung für Aphrodite und Eros, deshalb als Sonnenbraut in den Hintergrund treten müsste! Doch ein gelb blühendes Gebirgsblümchen, das sich zur Sonne hinwendet, wird geradezu als Sonnen-Röschen, *Helianthemum nummularium*, bezeichnet, wobei allerdings der Inbegriff eines derartigen Sonnenstandanzeigers doch unsere allseits beliebte und bekannte Sonnenblume ist, die ihren Namen also völlig zurecht trägt.

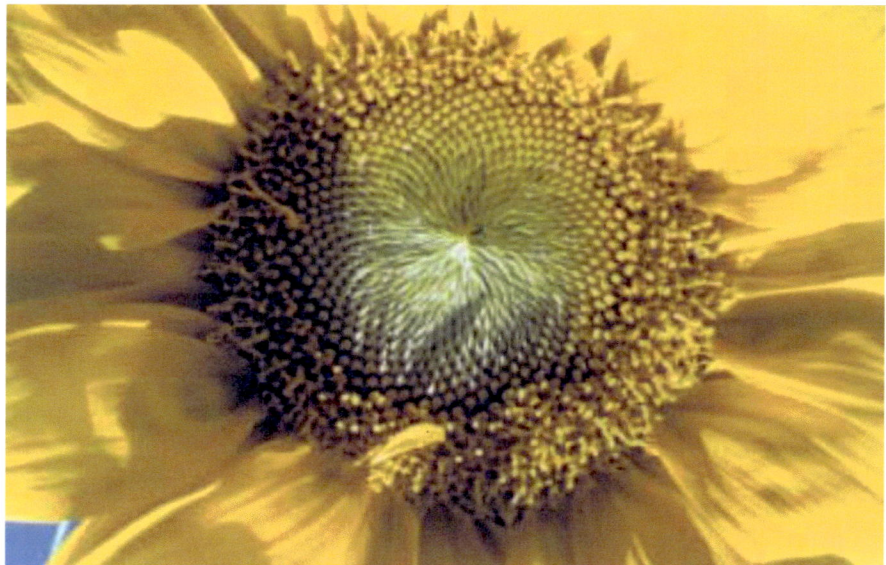

Die Sonnenblume, wie wir sie kennen …

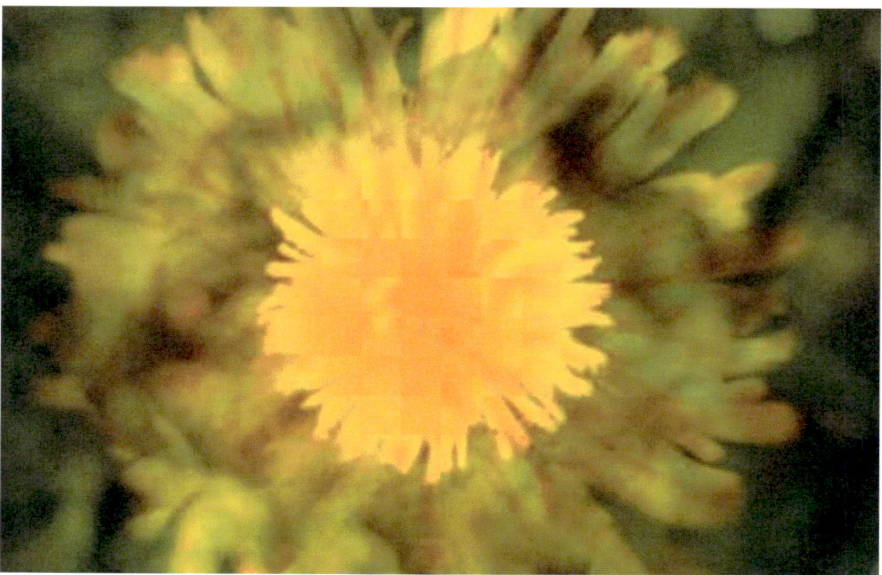

… und wie sie vor der Entdeckung der Neuen Welt aussah

Helianthus annuus

Unsere heute weitverbreitete, wegen des wertvollen Samenöls vor allem in Osteuropa auf Äckern, die von Horizont zu Horizont reichen, angebaute Sonnenblume *Helianthus annuus* ist ja schon den Kleinsten als Sonnenbeobachter bekannt. Allerdings wissen nur die wenigsten, dass diese scheinbar ubiquitäre, traditionsreiche Pflanze nicht von Anfang an bei uns vorkam, sondern als Neophyt aus Nord-und Mittelamerika von den Conquistadoren in die Alte Welt[8] gebracht wurde. Aus diesem einleuchtenden Grund gibt es keine Sagen aus dem Altertum diese an sich so symbolträchtige Blume betreffend. Dennoch möchten wir ein paar Anmerkungen zu ihrer Namensgebung durch Linné geben. Ihr Hauptname, Helianthus lässt sich zerlegen in *Heli-*, was eindeutig auf den Sonnengott bezogen ist, und das Suffix *anthos*, was wiederum *von … Farbe, von Aussehen wie…* manchmal auch *von … Geschmack wie…* heißt. -anthos[9] bedeutet also immer etwas Attributives! In diesem Fall kann man es getrost mit „von Aussehen einer/der Sonne" wiedergeben. Das Epitheton *annuus* wiederum bedeutet ganz prosaisch, dass die Sonneblume nur eine einjährige Individualexistenz führt. Diesen scheinbaren Nachteil gleicht sie durch Hunderte von Samen, die sie, sofern sie nicht zuvor von Vögeln gefressen werden, um sich verstreut, mehr als aus.

Nach diesem Besuch in der himmlischen Sphäre der Sonne, bedürfen wir nun dringend der Erdung, und melden uns beim umgänglichsten Vertreter einer eher merkwürdigen, meist aber für uns Sterbliche gefährlichen Gattung an, beim Kentauren Cheiron.

---

[8] Wohlgemerkt nicht nur in das „alte Europa", wie US-amerikanische Politiker zweifelhafter Gesinnung Deutschland und Frankreich liebenswürdigerweise neuerdings bezeichnen, sondern auch in das „neue Europa", wie Polen, die Ukraine und dergleichen…

[9] Wir kennen dieses Suffix auch von der Pharmakologie her, wo es zur näheren Definition der Wirkstoffgruppe der Anthocyane dient, die aufgrund ihrer dunkelvioletten Farbe so heißen. Oft wird der Begriff, da in den betreffenden Pflanzen rot und blau zusammentreffen irrig mit „rotblau" übersetzt. Kyanos bedeutet eigentlich nur dunkel, gelegentlich auch dunkelblau

Siebenter Besuch: Die Höhle des Kentauren

Doch ehe wir die Höhle des Kentauren betreten, betrachten wir uns jene Pflanzengattung, die von ihm ihren Namen hat, in der gebotenen Ausführlichkeit.

Anders als die weiter oben besprochene Schafgarbe, die den ganzen Sommer über bei uns weitverbreitet und in gesicherten Beständen wächst, muss man *Centaurium minus*, botanisch korrekt heißt sie *Centaurium erythrea*, ist aber am besten unter Tausendgüldenkraut bekannt, regelrecht suchen, bis man endlich fündig wird. Wie es oft bei seltenen Pflanzen

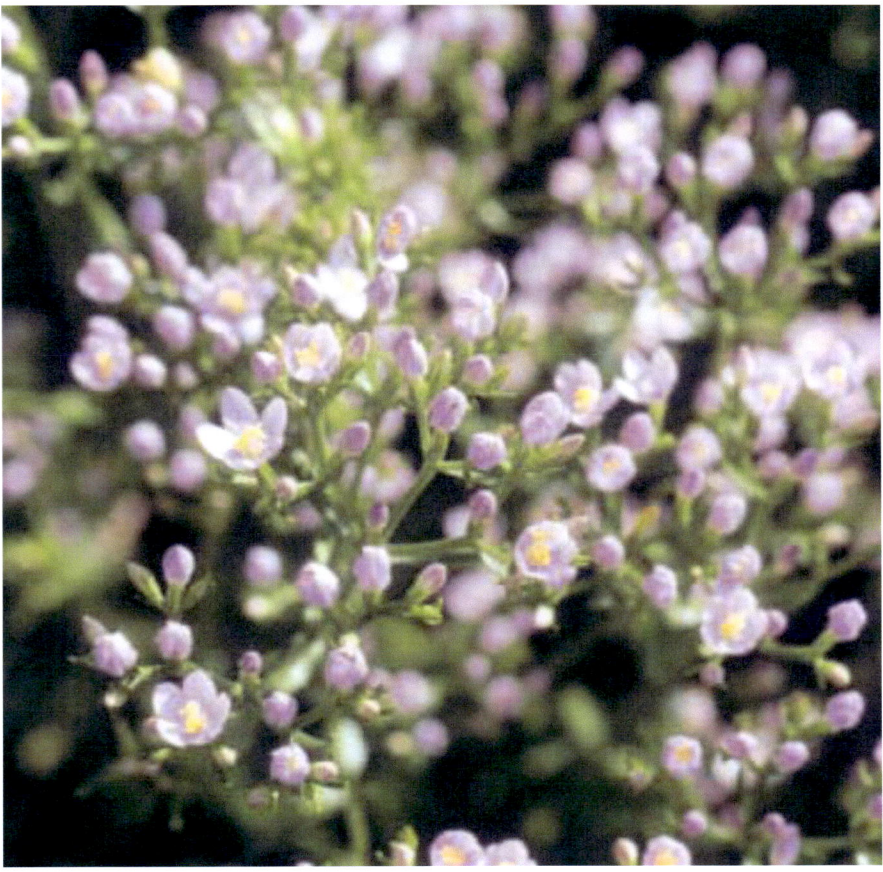

Centaurium minus, so hübsch und lieblich ihre Blüten, so bitter ihr Geschmack!

vorkommt, kann aber auch Tausendgüldenkraut mancherorts größere Bestände bilden, angesichts derer Pracht und Ausdehnung sich so mancher fragt, ob es nicht doch erlaubt sein möge, wenigstens eins mitzunehmen… Aber, wie auch der neben einer Silberreiherkolonie lebende Fischzüchter deren generelle Gefährdung nicht zu sehen vermag, gilt das Verbot, sich an unter Naturschutz stehenden Tier- und Pflanzenarten zu vergreifen überall, auch da, wo sie geballt auftreten.

Das kleine, selten über 40 Zentimeter hohe Kraut mit den lieblichen, rosafarbenen Blüten gehört zu den Enziangewächsen und verbreitet einen eigenartigen, allerdings nur schwachen Geruch, was darauf zurückzuführen sein dürfte, dass es kaum Nektar produziert. Die Blüten, die mit Hilfe von gegenläufigen Bewegungen von Stempel und Antheren Selbstbestäubung vermeiden, öffnen sich periodisch, wobei sie sich vor allem am Licht, nicht so sehr an der Umgebungstemperatur orientieren. An entsprechend günstigen Standorten wurden Einzelexemplare von *Centaurium* mit 47 Einzelästchen und 263 Blüten beobachtet[1], die als unübersehbare Farbkleckse in der Landschaft Insekten, die wohl an Pollen interessiert sein dürften, anlocken.

Vor allem aber ist der stark bittere Geschmack, den man diesem optisch so gefällig gestalteten Blümchen, nicht unbedingt auf den ersten Blick ansieht, bemerkenswert. Diesem Geschmack verdankt Tausendgüldenkraut auch seine Bedeutung in der Heilkunde. Die bei der Vergabe von Cognomina, heute würde man sagen, Spitznamen, unnachahmlichen Römer, man denke nur an *Cicero* = Kichererbse, *Flaccus* = Schlappohr, *Dentatus* = der Zahnige usw., bezeichneten das Kraut, sicher nicht zuletzt aufgrund dieses überaus bitteren Aromas als *Fel terrae* = Erdgalle, also die gallige Ausscheidung der Erdgöttin. *Centaurium* ist in Form von Tee oder alkoholischer Extraktion eine Bitterstoffdroge sui generis und so als Tonicum simplex mit stomachischer, antipyretischer und antiphlogistischer Qualität im Einsatz. Sie ist indiziert bei Sub- und Anacidität des dann meist atonischen Magens, Inappetenz, Pankreasdyspepsie, Leber- Gallestörungen und Anaemie. Sie tonisiert auch den Sphinkter bei Hiatushernien und dient so als Prophylakticum gegen Refluxoesophagitis. Bei Inappetenz und Anaemie gibt man *Centaurium* etwa 30 Minuten vor den Mahlzeiten, wobei das bittere Aroma über den Zungengrund den Vagus beinflußt und so zu einer allgemeinen Entspannung beiträgt, was der psychischen Phase der Verdauung dienlich ist! Bei den übrigen, Verdauungsbeschwerden betreffenden, Indikationen wirkt *Centaurium* quasi als Digestif. Wie der ebenfalls stark bittere Fieberklee[2] wurde Tausendgüldenkraut traditionell als Fiebermittel, sowie äußerlich bei Wunden und Geschwüren, auch bei Entzündungen am Auge, eingesetzt. Aus der Fülle volkstümlicher Rezepturen sei noch herausgegriffen, dass Centaurium im früheren Ostpreußen als „Katerkraut" hoch geschätzt war, was ja durchaus in Hinsicht auf die leberentgiftende Leistung von Bitterstoffdrogen und die auch antiemetisch wirkende Sphinctertonisierung nicht unberechtigt sein mag. Seriöse aktuelle Forschungsberichte hingegen sprechen dem in *Centaurium* neu gefundenen Stoff *Eustomin* eine tumorprohibitive und antimutagene Wirkung zu.

---

[1] Hegy V/3, S.1971.
[2] *Menyanthes trifoliata L.*

Namensgebung und Verwechslungsgefahren

Hier müssen wir einen kleinen Ausflug auch in die neuere Namensgeschichte machen, denn selten findet man eine Blume, welche die Phantasie derart anregte, wie das Tausendgüldenkraut: Seinen wissenschaftlichen Namen erhielt es schon im Altertum, wo bereits Dioskurides den Namen *Centaurium minus* verwendet. Wie er auf die wilden Kentauren als Namenspatronen für dieses kleine, rosa blühende Enziangewächs kam, erfahren wir noch. Der Name hielt sich auch übers Mittelalter, wo das Denken in christlichem Totalitarismus gefangengehalten wurde und sich bald niemand mehr vorstellen konnte, was denn ein Kentaur sei. Des Lateinischen allerdings war der Klerus mächtig und so ging man ans Übersetzen: Centaurium setzt sich zusammen aus centum für einhundert und aurium, von aurum = Gold. Die schlichte Zahl „Hundert" reichte damals schon nicht mehr aus, um eine gewisse Werthaftigkeit zum Ausdruck zu bringen, so dass man bedenkenlos auf „Tausend" steigerte. Dass das Gold geprägt wurde, verstand sich von selbst, so dass aus dem Materialbegriff schnell ein fixer, bestimmbarer Wert in Form einer Münze, des Guldens, wurde (Anm: Abgeleitet vom *au reus* der röm. Kaiserzeit). Ob man tatsächlich das gesammelte Kraut, das wegen seiner exorbitanten Heilkraft sehr gefragt und geschätzt war, auf dem Markt in Gold aufwog, mag dahingestellt bleiben, nichtsdestotrotz führte die große Nachfrage an dieser Droge das Kraut durch unkontrolliertes Sammeln an den Rand der Ausrottung. Da Centaurium in ein- bis zweijähriger Reproduktionsperiode gedeiht, sein Fortbestand also auf Absamung angewiesen ist, können auch große Populationen durch nicht an Nachhaltigkeit orientiertem Sammeln leicht zusammenbrechen. Nicht zuletzt aus diesem Grund steht die Pflanze heute unter strengem Schutz!!

Äußerlich unverwechselbar, dem Namen nach jedoch anscheinend eng verwandt, möchten wir hier nur kurz die Gattung *Centaurea*, die Flockenblumen, erwähnen, welche zu den Korbblütlern[3] gehören, aber, weder optisch noch verwandtschaftlich mit Tausendgüldenkraut unter einen Hut zu bringen sind.

Bevor wir nun wieder eintauchen ins Reich der Phantasie und Fabulierfreude, ins Hellas der klassischen Sagen und Mythen, noch kurz zwei „Rezeptbeispiele" aus neuerer Zeit, welche eindeutig belegen, dass das Tausendgüldenkraut die Phantasie selbst so nüchterner Menschen, wie es die Deutschen angeblich sind, anzuregen vermag.

Das erste Rezept richtet sich an Heilpraktiker, die unter fremdverschuldeten finanziellen Engpässen leiden: *Tausendguldenkraut aufkochen, nur kurz ziehen lassen und möglichst noch kochend zahlungsunwilligen Patienten über die Füße gießen. Das Verfahren sooft wiederholen, bis sich Zahlung einstellt!*[4]

Ähnlich wirksam dürfte der aus dem Bayreuther Land stammende Brauch sein, Blüten, welche beim Mittagsleuten gepflückt werden mussten, im Geldbeutel mit sich zu tragen, damit das Geld nicht ausgehe.

---

[3] *Asteraceae*
[4] Morawetz, Thomas: Heylen ohne Arzt zu sein, o.J. o.O.

Kentauren, gibt es die?

Die Vorstellung von der Religion der Griechen als eine für ihre Zeit eher fortschrittliche Glaubensform mag sicher ihre Berechtigung haben. So gab es zum Beispiel keine Menschenopfer und man nahm auch Abstand davon, eigentlich als Nahrungsmittel zu gebrauchende Substanzen den Göttern darzubringen. So wird König Lykaon, der sich anschickt, einen Menschen den Göttern zu opfern, in einen blutrünstigen Wolf verwandelt und Prometheus rät den Menschen, nur die Knochen und Sehnen in das Fett der Opfertiere eingehüllt für die Götter als Gabe zu verbrennen, den nahrhaften „Rest" aber doch besser selbst zu verzehren. Manche unter den damaligen Gebildeteren postulierten, auch ohne jemals von dem jüdischen Jahwe oder Pharao Echnatons theologischem Entwurf ein Sterbenswörtchen gehört zu haben, ein einziges göttliches Wesen. Um einem Asebieprozess à la Sokrates aus dem Weg zu gehen, gestanden sie diesem All-Urgrund zu, polymorphe Emanationen, die dann als Götter bezeichnet wurden, mehr oder weniger sichtbar in die Welt zu entsenden. Andere wiederum hielten auch diese für nichts weiter als menschliche Phantasmagorien. Doch dürfen deren Theorien in ihrer Wirkung nicht überschätzt werden[5]. Sie hinderten nämlich das Gros der Bevölkerung nicht daran, in jeden unbeleuchteten Winkel des Hauses oder gar in allzu schattige Plätze des Waldes, halb tierische, halb menschliche Wesenheiten zu imaginieren[6]. Und nicht nur hier, auch im Meer und auf der Heide tummelte sich allerlei, was an vorderorientalische oder ägyptische Dämonen erinnert: Abgesehen von den Sphingen und Greifen, finden sich hier auch Silene, Satyrn, Harpyien, Sirenen, Meerjungfrauen und was da alles kreucht und fleucht. Der Gedanke an fabelhafte Mischwesen zwischen Tier und Mensch lag „den Griechen" also nicht wirklich fern oder wäre ihnen fremd gewesen. Was allerdings nicht ausschließen muss, dass die entsprechenden Geschöpfe in der Regel als Menschen und Göttern feindlich gesonnen, oder zumindest als unzivilisiert galten.

Woher kamen die Kentauren?

Die Schriftstellerin Mary Renault, die mit ihren Alexanderromanen[7] Meilensteine im Genre des historischen Romans setzte, vertrat die durchaus ernstzunehmende, positivistische These, die bronzezeitlichen Griechen hätten nicht nur geglaubt, dass es Kentauren gäbe, sie hätten sogar welche gesehen. Als Vorhut der südwärts wandernden dorischen Stämme dienten vermutlich Reiter. Die Dorer, manchmal werden sie auch Dorier genannt, besetzten in der Folge-

---

[5] Wie sich ja auch heute zwischen der Theorie in theologischen Schriften und der Praxis der Volksfrömmigkeit ein breiter Spalt auftut.
[6] Ein dieses Phänomen erhellendes irisches Sprichwort lautet: Schau nur lange genug ins Dunkle und du wirst etwas drin sehen.
[7] Renault, Mary: Feuer vom Olymp. ... ein Weltreich zu erobern, Reinbeck, 1978.

zeit die Peloponnes und vereinzelte Inseln, ja sogar das abseits gelegene Kreta. Aus historischer Zeit kennt man die Spartaner, als den Inbegriff des dorischen, eher wortkargen und tatenkräftigen Menschenschlages. Den streitwagenfahrenden, des Reitens unkundigen Achaeern der Bronzezeit muss ein sie aus sicherer Entfernung ausspähender dorischer Reiter wie ein Doppelwesen aus Pferd und Mann erschienen sein – Ferngläser oder Fernseher waren derzeit nicht verbreitet genug, um sich mit ihrer Hilfe ein detaillierteres Bild dieser fremdartigen Erscheinungen zu machen, und so machte schnell die Mär von den schrecklichen Kentauren die Runde. Allerdings werden sie in den Mythen nicht als Einwanderer dargestellt, sondern als Störenfriede der übelsten Sorte. Offenbar bevorzugten Kentauren Menschenfrauen, um sich fortzupflanzen, die Berichte über Kentaurinnen sind eher spärlich, wenngleich es aber welche gab.

Auch wenn viele Mädchen für Pferde schwärmen, ein Kentaur ist nun doch wieder etwas anderes, denn dort, wo das Pferd seinen Kopf hat, erhebt sich der nackte, athletische Oberkörper eines langhaarigen, bärtigen Mannes. Und von einigen wenigen Ausnahmen abgesehen, benahmen sie sich allesamt wie mit ihren Pferden verwachsene Cowboys. Auch der Geruch eines Kentauren bewegt sich irgendwo zwischen Pferd und ungewaschenem Mann. Natürlich, es soll Frauen geben, die so etwas erotisch finden, aber damals fanden sich nur wenige, die sich freiwillig den wilden Pferdemenschen hingaben, und so hatten diese, wenn sie nicht gerade irgendeiner internen Fehde oder Streitigkeiten mit Menschen und Göttern nachgingen, nichts anderes im Sinn als Frauenraub. Dass Wesen dieser Art nicht dem bewussten Wollen eines weisen Gottes entsprungen sein konnten, verstand sich fast schon von selbst. Nur ein Frevel und obendrein einer der ausgesuchtesten Art, konnte am Anfang einer derartigen Genealogie stehen, die in einer landplagenartigen Ausbreitung von Unkultur, Terror und Gewalt gipfelte. Und so erzählten sich die alten Mythendichter folgende Geschichte:

Ixion war, warum auch immer, ein bei den Göttern gerngesehener Sterblicher. Wir relativieren diesen Satz absichtlich, denn Ixion war es, der den Verwandtenmord unter die Menschen gebracht hatte, indem er den Schwiegervater ermordete, was aber prompt dazu führte, dass ihn Apollon mit Wahnsinn bestrafte. Zeus allerdings erbarmte sich schließlich seiner Leiden, rehabilitierte ihn und machte ihn obendrein unsterblich. Allem Anschein nach wusste jedoch der so Ausgezeichnete mit dieser Gunst nichts Rechtes anzufangen. Wie ja auch immer wieder zu beobachten ist, dass plötzlich auftretender Zuwachs materieller Art nicht notwendigerweise zur „Besserung" des Begünstigten führen muss. Zumal, wenn es dann oftmals an der geistig-moralischen Weiterentwicklung fehlt, die den bis dato unterdrückten infantil-anarchischen Wunschvorstellungen entgegenwirken könnte. Alles, was der feinsinnige Aesthet als protzig, prunkend und als übertriebene Selbstdarstellung kritisiert, hat seine Wurzeln hier: Schlechter Geschmack bei gleichzeitig (zu) weit reichenden finanziellen Mitteln. Nun könnte jemand einwenden, Ixion sei doch gar nicht mit übermäßigem Reichtum gesegnet worden. Doch die unerwartete Gnade, in diesem Fall gehen wir vielleicht nicht zu weit, wenn wir anmerken, wir verstünden die Handlungsweise des Göttervaters nicht in letzter Konsequenz, hatte auf Ixions Moral nicht die von Zeus vielleicht erhoffte Wirkung. Denn schon damals galt *Quod libet Iovi non licet bovi!* und für Ixion ging die Wendung zum vordergründig Positiven relativ rasch in eindeutig infauste Richtung.

Kaum im Olymp angekommen, Zeus hatte ihn zum Bankett geladen, und an der Tafel der Götter schmausend, fiel ihm nichts besseres ein, als die Hausfrau, keine geringere also, als Zeus' schwesterliche Gemahlin, Hera, Herrin und Mutter der Götter und Göttinnen anzubaggern. Unverfroren blinzelte er ihr über die Tafel hinweg zu und versuchte sie, kaum dass Zeus wegsah, unsittlich zu berühren. Wie er auf die Idee gekommen sein mochte, seine Zudringlichkeiten würden Erhörung finden, weiß niemand. Hera jedenfalls, von den unangebrachten Entgleisungen des neuen Gastfreundes ihres Mannes wenig angetan, verließ gesenkten Blickes den Saal. Ixion mochte die Schamesröte, die sich im Gesicht des Objektes seiner Anzüglichkeiten eingenistet hatte, für erotische Erhitzung gehalten haben, und entblödete sich nicht, es ihr gleichzutun, die Tafel zu verlassen und ihr in ihre Gemächer nachzufolgen. Dreist, wie er nun mal war, schob er Hymenaios und Hebe[8], die den Eingang bewachten, beiseite und fand zu seiner Überraschung die begehrte Frau, die mit den Wimpern klimpernd sich in lasziver Pose ausgestreckt auf den weichen Polstern ihres Lagers räkelte. Und sogleich machte er sich über sie her. Vielleicht wunderte er sich doch ein wenig, mit welch geringem Widerstand in des Wortes eigentlicher Bedeutung sie ihm begegnete, ja dass er, als er sie fassen wollte, in sehr weiches Gewebe griff, doch in seiner Verblendung ließ er sich nicht weiter beirren, oder besser, er ließ sich seinen Irrtum nicht ausräumen. Als er erschöpft zusammensank, fühlte er sich unvermutet von den ehernen Armen des Kriegsgottes Ares mit rüdem Griff am Schlafittchen gepackt und unsanft auf die Beine gestellt. Um ihn herum stand der ganze olympische Hofstaat, auch eine zweite Hera tauchte da plötzlich auf, und ihm fiel es wie Schuppen aus den Haaren, dass er einem Trugbild aufgesessen war. Zeus war in Sachen Unverletzlichkeit der Ehe, zumal wenn er es war, dem Hörner aufgesetzt werden sollten, nicht im geringsten so großzügig, wie man es seinen eigenen Eskapaden zufolge annehmen hätte dürfen. Er, dem durchaus nicht verborgen geblieben war, was da vor sich ging, und nicht in seinen wildesten Träumen daran gedacht hätte, darüber einfach hinwegzusehen, hatte dem Frevler Nephele, die Göttin des Nebels und der Vernebelung des Verstandes, sozusagen als Double für Hera untergejubelt. Will man sich nun ein Bild von Ixion in diesem Augenblick der Entnebelung machen, so führe man sich die Darstellung des Jüngsten Gerichtes über dem Altar der Sixtinischen Kapelle vor Augen, wo Michelangelo neben vielen anderen Schaurigkeiten die lebensgroße Figur eines Verblendeten lebhaft in Szene gesetzt hat. Der verzweifelte Mann bedeckt mit einer Hand die linke Gesichtshälfte, während er mit panischem Blick im weitaufgerissenen rechten Auge seinen Höllensturz verfolgt. In dieser Verfassung befand sich Ixion und wurde darin belassen bis auf den heutigen Tag. Zeus kettete ihn als warnendes Beispiel für missbräuchlich genutzte Göttergunst an ein ewig wirbelnd sich drehendes, pfeifende Geräusche von sich gebendes Rad, das zwischen Erde und Himmel schwebt.

Und aus ebendieser Verbindung des bis dato größten Frevlers unter der Sonne mit der Göttin der Vernebelung ging Kentauros, halb Mann, halb Pferd hervor. Einer Version nach vereinigte er sich in der Folgezeit mit wilden Stuten und diese brachten das Geschlecht der

---

[8] Der Gott der Hochzeit und die Göttin der Jugend

Kentauren zuwege, nach anderen Erzählungen entstanden sämtliche Pferdemenschen der ersten Generation im Rahmen dieser Vereinigung des Verblendeten mit der Wolkengöttin.[9]

Wie eingangs des Kapitels schon beschrieben, erwiesen sich die Kentauren ihrem Ahn oder Erzeuger ebenbürtig und sie waren gefürchtet und den Menschen verhasst. Wo auch immer sie in den Mythen auftauchen, verbreiten sie eine Aura von Aggressivität und suchen immer nur Kampf und Vergewaltigung. Doch können wir auf die diesbezüglichen Geschichten hier nicht eingehen. Denn uns interessiert im Zusammenhang mit der kleinen reinen Blume *Centaurium* doch etwas anderes, denn nirgends gibt es eine Regel ohne die bewusste Ausnahme: Im Falle der Kentauren hieß sie Cheiron, der oft auch latinisiert *Chiron* geschrieben wird. Es heißt, er sei das Abbild der seinem Vater von Zeus ursprünglich zugedachten Gnade, auch erbte er, anders als die übrigen Kentauren, dessen Unsterblichkeit. Manche behaupten auch, die Kentauren stammten von Cheiron ab, was allerdings die Frage aufwirft, ob dieses kultivierte, feinsinnige, von pädagogischem Eros durchdrungene Wesen zur Sodomie fähig gewesen wäre. Wie die meisten seiner Artgenossen lebte auch Cheiron als Junggeselle in einer Höhle, doch dürfen wir uns die seine, die sich am Hang des thessalischen Peliongebirges befand, mit schönen Wandmalereien, geschnitzten Möbeln und dergleichen geschmackvollem Zierat ausstaffiert vorstellen. Sie muss recht geräumig gewesen sein, denn Cheiron war ein Mann, hätten wir jetzt fast geschrieben, der die Hautevolee der achaeischen Jugend um sich versammelt hatte, die wie in einem Internat bei ihm lebte. Und wir dürfen davon ausgehen, dass er diese Pflanzstätte künftigen Hellenentums stimmig den landschaftlichen Gegebenheiten anpasste, womit er auf Jahrhunderte hinaus zum Vorbild hellenischer Stadt- und Wegebaumaßnahmen wurde. Denn er lehrte seine Eleven den harmonischen Umgang mit der Mitwelt, den Mitgeschöpfen und den Göttern. So vertrat er die Theorie eines gemeinsamen Ursprungs von Pflanzen, Tieren und Menschen. Diese Lehre nahm sich insbesondere sein berühmter Schüler Orpheus sehr zu Herzen und beeinflußte mit seiner über Generationen weitergegebenen und weiterwirkenden Philosophie, beginnend mit Pythagoras über die Gnostiker der Spätantike freie Geister bis zu Rousseau, Goethe und Nietzsche. Hier ist leider nicht der Ort, die Auswirkungen der Kentaurenpädagogik auf das Menschenbild und die Philosophie des Abendlandes zu erörtern, doch sollte erwähnt werden, dass Cheiron für sämtliche Strömungen, die einen seelenlosen Materialismus zur Grundlage haben, nichts weiter als ein bedenkliches Kopfschütteln übrig gehabt hätte.

Bei ihm gingen große Gestalten des griechischen Mythos aus und ein, und viele verbrachten ein Großteil ihrer Jugend unter seiner Obhut. Dank seiner Unsterblichkeit beeinflußte der Kentaur mit seinem Wissen gleich mehrere Generationen von Sterblichen des Heroenzeitalters. So besuchten neben seinem wohl prominentesten Schützling Herakles, über den wir noch berichten werden, der schon erwähnte Orpheus, der Anführer der Argonauten, Jason, und seine Mit-Nauten Peleus und Telamon, und später deren Söhne Achilleus und Aias seine Schule. In Cheirons halbtierischem Körper schlug das Herz und dachte das Gehirn eines Weisen, der von einer tiefen Liebe als primum movens durchdrungen war. Stets hatte er das Wohl der ihm Anvertrauten im Sinn, und so lag es nahe, dass er ihnen ne-

---

[9] Wieder andere sehen sie als uralte Wesenheiten, welche die Titanen Kronos und Philyra, welche vorübergehend Pferdegestalt annehmen mussten, zeugten.

ben den freien Künsten und Wissenschaften auch, quasi als Zwischenwesen aus diesen beiden, die Medizin nahebrachte. Auf ihn geht alle abendländische Kenntnis, vor allem, aber nicht nur, der chirurgischen Medizin zurück. Er behandelte Verletzungen und Erkrankungen mit pflanzlichen Drogen, und es geht die Legende, dass er das Tausendgüldenkraut als erster verwendete, es quasi er-fand und somit zum Namenspatron dieses zugleich wirkmächtigen wie optisch filigran wirkenden Pflänzchens wurde. So erhielten die später vor Troja berühmt gewordenen Ärzte Machaon und Podaleirios ihre Unterweisungen in der Höhle des Kentauren, zuerst aber ihr Vater, der Ahn jenes, nach ihm Asklepiaden genannten, Ärztegeschlechtes, das mit Hippokrates[10] zur klassischen Zeit seinen Kulminationspunkt fand.

Asklepios, der erste Arzt

Auch wenn es immer wieder behauptet wird, die griechische Medizin war kein Ableger ägyptischer oder orientalischer Medizinsysteme und auch die ständige Wiederholung der These vom griechischen Priester-Arzt macht diese Unrichtigkeit nicht wahr. Es gab Priester und es gab Ärzte im antiken Hellas, doch sie hatten miteinander nichts zu tun! Dass jedoch der erste Arzt auch so etwas wie Priester sein wollte, das heißt, ein Mensch, der sich des Rats der Götter unmittelbar bedienen durfte, führte ihn zuletzt auf die schiefe Bahn. Aber hören wir, was der Mythos darüber zu erzählen weiß:

Alles begann mit Apollons Liebe, oder sagen wir besser, einer seiner zahllosen Liebesaffären, die er leichtsinnigerweise mit einer Sterblichen einging. Phoibos Apollon, des Strahlenden, in Zeit aber auch Raum weithinsehendes Auge, fiel auf eine, wie kann es anders sein, wunderschöne junge Frau, Koronis mit Namen, die allerdings bereits den Verlobungsring am Finger trug. Götter sind ja, wie wir inzwischen wissen, großzügig in der Auslegung menschlicher Gesetze und in der Befolgung ihrer Bräuche. Als er sich dem unbedarften Mädchen vom Lande in all seiner leuchtenden Pracht offenbarte, wurde dieses angesichts der berückenden Gestalt des anatolischen Lichtbringers schwach und verbrachte mit ihm ein Schäferstündchen, das, wie gewohnt, nicht ohne Folgen blieb. Doch die Götter sind auch großzügig, wenn es um ihren Nachwuchs geht, und so versprach Apollon seinem in Koronis Schoß heranreifenden Sprössling bereits pränatal die Begabung, Krankheiten erkennen zu können. Wofür er allerdings kein Verständnis aufbrachte, war die durch sein Verhältnis keineswegs aus der Welt geschaffte Verlobung seiner Geliebten, die er allerdings immer seltener besuchte, so dass diese sich im tiefsten Grunde ihres Herzens auch nicht mehr verpflichtet fühlte. Schließlich, nicht zuletzt weil sich ihr Leib zunehmend rundete und sie wohl zurecht annahm, dass ihr niemand die Geschichte mit Apollon abkaufen würde, ehelichte Koronis schleunigst ihren Verlobten Ischys[11], dem Namen nach musste es sich eher um einen

---

[10] Hippokrates von Kos lebte von 460 – ca. 370. v. Chr.
[11] Ἰσχύς = der Starke, nicht zu verwechseln mit Ichthys, der Fisch!

Muskelmann gehandelt haben. In jener Ecke Nordostgriechenlands, wo sich die Handlung des Dramas abspielte, lebten auch die heiligen Vögel des Apollon, die weißen Krähen, von jeher geschwätzige Federtiere, immer bereit als Boten für Tratsch und Ratsch zu dienen. Eine davon schöpfte Verdacht, als sie Hymenaios im gelben Gewand in den Ort schweben sah und heftete sich an die Fersen des Hochzeitsgottes, der sie ungewollt zu Apollons geliebter Koronis brachte. Der Krähe sträubte sich das Gefieder, als sie da sehen musste, wie Koronis mit Ischys vor den Altar der Hera trat und sie die ehelichen Gelöbnisse sprachen. So schnell ihre Schwingen sie trugen, eilte sie zu ihrem Gebieter, der sich gerade wieder einmal bei den Hyperboreern zur Sommerfrische aufhielt, um ihm die pikante Mär direkt zu übermitteln. Apollon aber, der für den künftigen Sohn bereits die Arztkarriere vorausgeplant hatte, wobei er irgendwie davon ausgegangen war, dass man ihm das alleinige Sorgerecht zusprechen würde, sah diese hehren Zukunftspläne, würde der vielversprechende Spross in einem rein menschlichen Haushalt, obendrein auf dem Land, geboren, mehr als gefährdet. Und außerdem war er sauer, in der traditionellen Schreibweise heißt es dann, „erzürnt ob..." des Frevels seiner, was er nicht bereit war zuzugeben, vernachlässigten Geliebten, die sich mit ihrer Eheschließung schlichtweg nur auf die sichere Seite bringen wollte. Den ersten Ausbruch seiner Wut bekam die Krähe ab, die er dazu verdammte, sich fürderhin von Aas zu ernähren und sie einschwärzte. Beides hält bis heute an. Weiße Krähen werden eher selten gesehen und Aas gibt es für sie weiterhin in Hülle und Fülle, meist in Gestalt überfahrener Tiere am Straßenrand. Zunächst sollten sich die nun schwarzen Krähen jedoch an anderen Kadavern mästen. Entweder wollte Apollon sich nicht selbst die Hände schmutzig machen, oder er konnte, sentimental, wie auch Götter manchmal sind, nicht auf Frauen schießen, jedenfalls beauftragte er seine Schwester, die ebenfalls fernhintreffende Artemis[12], Koronis' Hochzeitsfeier zu terminieren.

Als man dort die schwarze Wolke herannahen sah, schwante den Einwohnern des Dorfes nichts Gutes, der Priester beeilte sich wohl, den Segen über das Paar zu sprechen, doch kaum hatte Koronis ihr Jawort gegeben, als man von oben ein grässlich an einen Kriegsbogen erinnerndes Geräusch vernahm, und dem Mädchen ragte ein schwarzgefiederter Pfeil aus der Kehle. Noch ehe sie blutüberströmt zu Boden gesunken war, zischte es erneut und ihre erste Brautjungfer stieß einen markerschütternden Schrei aus. In ihrem blumengeschmückten Ausschnitt steckte zitternd ein weiterer Pfeil. Nun gab es kein Halten mehr, in wilder Panik floh alles die heilige Stätte, doch Artemis ruhte nicht eher, bis ihr Köcher leer war. In wenigen Augenblicken war die ganze heiratsfähige weibliche Jugend des Dorfes dahingerafft und freudig strahlend eilte die Schützerin der Jungfrauen, und vor allem derer, die es bleiben wollten, in ihrer Wolke, die sich langsam entfärbt hatte, zu ihrem Bruder, ihm von dem Gemetzel zu berichten

„Gerannt sind sie, wie die Hirsche und Haken haben sie geschlagen, wie erfahrene Hasen, aber ich habe sie alle erwischt!"

„Das hast du gut gemacht, Phoibe", lobte sie Phoibos, doch mitten im Satz umwölkte sich plötzlich schwarz seine Stirn, an welche er sich mit der flachen Hand schlug. „Ihr Göt-

---

[12] Aus der Niobidensage kennen wir Artemis, als jene, welche die Mädchen tötet. Vermutlich war das so festgesetzt, dass sich die beiden Zwillinge solche Arbeiten teilten.

ter, mein Sohn!" rief er mit donnernder Stimme, umhüllte sich seinerseits mit einer schwarzen Wolke und eilte nach Nordthessalien, zur Stätte des Grauens.

Dort sammelte man gerade unter Wehklagen die Leichen der dahingerafften Mädchen ein, um sie nach alter Sitte den Flammen des Scheiterhaufens zu übergeben. Als die Dorfbewohner jedoch die zweite Wolke an diesem Tag, der bisher eigentlich schon schrecklich genug gewesen war, sich nähern sahen, packte sie das Grauen. Pietät, hin Ehrfurcht vor den Geistern der Abgeschiedenen, die noch um die Stätte schweben mochten, her, ließen sie in ihrer Panik die Leichen fallen und flüchteten in ihre Hütten, so dass Apollon den Ort ebenso verwüstet wie leer vorfand. Mit dem untrüglichen Blick des Lichtgottes erfasste er augenblicklich, dass für Koronis bereits der Stoß errichtet war, ja, dass die Flammen schon ihren Körper umzüngelten. Wie Reue ja meist zu spät kommt und Mitleid oftmals auch nichts mehr an einer bestehenden Misere ändert, Apollon fühlte sich von beiden Regungen für Koronis, die sträflich vernachlässigte Geliebte, ergriffen. Doch, wie gesagt, an den Beschlüssen oder Taten eines Gottes kann auch ein anderer Gott nichts ändern, Koronis war tot, durch den Pfeil von Apollons Schwester aus der Blüte ihres Lebens gerissen. Es blieb ihm nichts anderes, als den noch nicht lebensfähigen Sohn aus dem Leib der Geliebten operativ zu entfernen. Anschließend brütete er ihn und brachte ihn nach einem Intermezzo, über das uns die alten Mären im Unklaren lassen, in Cheirons Internat. Dass Apollon nicht allwissend war, geht schon allein aus der Tatsache hervor, dass er seine Söhne grundsätzlich zu Cheiron in die Schule schickte, was auch heißt, dass ihm in Hinsicht auf den Arztberuf auch an der handwerklichen Seite, die jenseits jeglicher Begabung zu erlernen ist, sehr gelegen war. Schließlich wusste niemand so gut wie Apollon, dass die Heilergabe allein, ohne gründliche Kenntnisse in Anatomie, Physiologie und Pathologie bestenfalls eine Gefährdung der Volksgesundheit darstellt, und so erwartete er, dass Cheiron dem kleinen Asklepios den entsprechenden Fachunterricht erteilen würde. Für das Weitere würde er dann schon selbst sorgen. Kaum hatte Aion ein paar Mal mit den Flügeln geschlagen[13], schon war unter den Fittichen des Kentauren aus dem kleinen Asklepios ein junger Arzt geworden, angefüllt mit medizinischem Allgemein- und Spezialwissen bis unter den Scheitel. So holte ihn der Vater endlich ab, tat den Mund auf und sprach die geflügelten Worte.

„Siehe mein Sohn, es ist mir nicht möglich in einer Zeit, wo der Arzt dorthin geht, wo man ihn braucht, dir eine Praxis mit allen Schikanen einzurichten, doch verleihe ich dir zu deiner Gabe hinzu den untrüglichen Instinkt für die Einsicht in den Ausgang eines Leidens. Beim ersten Blick, den du auf den Kranken wirfst, wird sich dir sein Geschick offenbaren. Siehst du, dass er leben soll, behandle ihn und der Ruhm kommt dir zu, so er aber dem Tod geweiht ist, verweigere deine Beteiligung, und niemand wird dich schelten, du verlangtest Honorar in aussichtslosen Fällen[14]."

Das leuchtete dem Sohn ein, und er wurde der berühmteste und höchstgelobte Arzt seiner Zeit. Doch er wäre nicht der Sohn eines Gottes gewesen, hätte ihn seine Gabe, das

---

[13] Der schlangenschwänzige, löwenhäuptige, geflügelte Aion ist ein Zeitdämon, der vor allem die Vergänglichkeit verkörpert.
[14] Letzteres machte übrigens Schule bei allen Hippokratikern. Stellten sie eine infauste Prognose, lehnten sie eine Behandlung, und sei sie auch nur palliativer Art, ab.

Schicksal zu erkennen, nicht auch dazu verführt, die Fäden der Moiren in seinem Sinne zu verwirren. Mit anderen Worten, Asklepios wollte lieber Schicksal spielen als nur Interpret der Vorsehung zu sein. Und mit dieser Einstellung ist schneller der Tatbestand der Hybris, des Frevels wider die Urgesetze, welchen auch die Götter unterworfen sind, erfüllt, als man zu denken vermag.

Asclepias tuberosa L. – Schwalbenwurz / Knollige Seidenpflanze

Eigentlich wundert es uns, dass es im Altertum keine Pflanze gab, die sich namentlich auf den ersten Arzt, Asklepios, bezog. Wahrscheinlich aber war der Mythos, der sich ja vor allem um Geburt und Tod des Cheiron-Schülers zog, zu abschreckend, als dass man eine Heilpflanze nach ihm benannt hätte. Vielleicht aber war schlichtweg die Ehrfurcht zu groß, als dass der Name des Asklepios, der eigentlich zum Paten für alle Heilmittel getaugt hätte, auf ein einzelnes enggeführt worden wäre. Erst mussten also die Spanier und Portugiesen die Neue Welt erschließen und eine Pflanze von dort nach Europa schaffen, ehe man sich dazu durchringen konnte, einer medizinisch nutzbaren Pflanze den Namen des ersten Arztes zu geben. Wobei wir nicht vergessen sollten, dass die damaligen Kolonialherren nicht davor zurückschreckten, heute würde man sagen aus Marketinggründen, den neuen Heilpflanzen eine gewisse Patina zu verleihen, indem ihnen alt klingende Namen gegeben wurden. So erhielt zum Beispiel das im 16. Jahrhundert. aus Mittelamerika neu importierte Pockholz das Epitheton *officinale*, obwohl diese Bezeichnung ausschließlich für seit der Römerzeit arzneilich genutzten Pflanzen zustand. Aus diesem Blickwinkel gesehen, wird die Namenwahl vielleicht leichter verständlich… Insbesondere, weil die Seidenpflanze nicht gerade als eine der exorbitant wirksamen Substanzen Medizingeschichte geschrieben hätte. Asclepias wird hierzulande lediglich als homöopathische Galenik verwendet, wo sie in ihrer Wirksamkeit allerdings bei Stauungsbronchitiden, Stauungen der Atemwege bis hin zu trockenen und feuchten Brustfellentzündungen gute Dienste leistet.

Der Frevel des Asklepios

Apollon paieon[15] wird immer als der Arzt der Götter bezeichnet, und hier stellt sich gemeinhin die Frage, wann, bei allen Göttern, ein Arzt derselben überhaupt notwendig sein mochte? Oder anders gefragt: Ist das nicht ein Widerspruch in sich selbst, seelige Götter einerseits und zu lindernde Leiden, die sie, die ewig freudenvollen und kummerlosen zu erdulden hät-

---

[15] Παιήων = von diesem seinem Epitheton leitet sich auch der Paian, der Hymnus an Apollon ab, siehe Achter Besuch: Ein Ausflug zum beim Orakel von Delphi" (Paeonia).

ten, andererseits? Nun, wie wir aus der Persephone-Geschichte schon ersehen konnten, so ganz ohne Kummer und psychische Leiden ging es nicht ab bei den Olympiern, und immer wieder stoßen wir auf Stellen, wo ihre Freude und Heiterkeit getrübt wird. Oft ist dann menschliche Hybris der Grund, aber nicht immer. Mitunter machen sie sich auch untereinander das Leben schwer, siehe Eris, doch hierbei wurde Apollon nicht gerufen, sondern dann, wenn sich einer der ihren äußerlich verletzte. Aus dem Sagenkreis um den Trojanischen Krieg wird uns berichtet, dass an einem einzigen Tag der Schlacht zwei göttliche Wesen ernstliche Blessuren davontrugen. Der argivische Held Diomedes, des Tydeus Sohn, geriet im Rahmen einer beispiellosen Erfolgsserie von Zweikämpfen in einen derartigen Furor, dass sich ihm der Kriegsgott in höchsteigener Person in den Weg stellte, um ihn auszubremsen. Dass der ursprünglich lykische[16] Apollon und die ohnehin Kleinasien nächststehende Aphrodite die belagerte Stadt unterstützten, mag verständlich sein, doch Homer, der sonst immer weiß, wer wann warum und mit welcher Absicht gerade an diesem Ort auftaucht, bleibt uns eine Erklärung schuldig, weshalb Ares, der doch ein griechischer Gott war, erstaunlicherweise die Partei der Gegenseite ergriffen hatte. Wie auch immer, Ares focht in den Reihen der Trojaner, wie Tolkiens Sauron im Heer der Finsternis. Und wie bei dem hierzulande meistgelesenen Autor fand sich auch damals ein Unerschrockener, der es wagte, dem Unsterblichen Paroli zu bieten. Diomedes fackelte also nicht lange und schleuderte seinen Wurfspeer, so dass er den Panzer des Gottes durchschlug und ihn derart verwundete, dass Ares das Feld räumen musste. Auch Aphrodite, die liebliche, die daran ging, schützend ihren Sohn Aeneas, jenen Helden von Troja, der als einziger das Desaster überleben sollte, einzunebeln, wurde von dem rasenden Diomedes mit der Lanze am Handgelenk verwundet. Wir sehen also, dass ein Notarzteinsatz Apollons durchaus im Bereich des Möglichen lag. Die tätlichen bewaffneten Angriffe auf die Götter von Seiten des Diomedes hatten allerdings kein juristisches Nachspiel und wurden schon gar nicht als Hybris angesehen. Im Gegenteil, seit Diomedes' einzigartiger Heldentat konnte sich niemand mehr rühmen, dem Gott des Krieges in seinem höchsteigenen Metier eine Schlappe beigebracht zu haben, vermutlich nicht zuletzt, weil sich Ares vor einer erneuten Blamage fürchtete, und weiteren Zweikämpfen mit Sterblichen aus dem Weg ging. Und was die Wunden der holden Kypris betraf, wies Zeus selbst Aphrodite, die jammernd mit ihrem ambrosischen Blut die Stufen seines Thrones besudelte, zurecht, was ihr eigentlich einfalle, sich in Krieg und Kampf einzumischen, sie solle sich, wenn schon, um Liebeshändel kümmern.

Doch nun zurück zum Frevel des Asklepios, zu seiner Hybris, die als einziges Vergehen keine Sühne kennt. Wenn der Kirchenvater Augustin sagt, es gäbe nur eine unverzeihliche Sünde, die wider den Heiligen Geist, ist dies der heidnischen Antike, in der er ja seine geistige Heimat hat, nicht so fremd. Hier lautet es etwa gleich, nur ausgeschmückt anhand zahlreicher, variantenfroher Geschichten. Reduziert auf die Inschriften am delphischen Apollonheiligtum heißt es: Meden agan[17] und gnothi s'auton[18]! Mensch, erkenne, dass du Mensch bist, nicht Gott, meide jede Vermessenheit angesichts des Göttlichen! Doch gerade

---

[16] Lykien nannten die Griechen die westkleinasiatische Landschaft um Troja.
[17] Μηδέν ἄγαν = Nichts im Übermaß
[18] Γνῶθι σ' αὐτόν = Erkenne dich selbst!

gegen diese Regeln verstieß bereits der erste wissenschaftlich arbeitende Arzt, Asklepios, und machte sich so schließlich schuldig.

Ursprünglich hatte sich, so, wie Apollon der Arzt der Götter war, nun sein Sohn, der sein Wissen vom Sehergott und sein Können vom Kentauren hatte, als der Arzt der Menschen hervorgetan. Kein Wunder, bei dieser Personalunion aus Begabung und Technik, möchten wir sagen, und wir sind durchaus bereit, gerade in Hinsicht auf die weiteren Fortschritte, welche der Heilkunst seit diesen Zeiten beschieden waren, Verständnis für den Arzt aufzubringen, der sich als erster an der Aufgabe der Reanimation versuchte.

Wiedererweckung von den Toten oder Die erste Reanimation?

Der attische Held Theseus hatte, nach seinem Sieg über die Amazonen und Gefangennahme der Königin dieses wilden Volkes, eine Affäre mit ihr. Doch beschloss er, sie zu sanktionieren und führte die schöne Hippolyte, von der wir gleich noch mehr hören werden, als Ehefrau mit nach Athen, wo sie eines Knaben genas, dem sie den typischen Amazonennamen Hippolytos gab. Als dieser herangewachsen war, kam es zur Reziproksituation von Schillers Don Karlos: Theseus' zweite Frau, also die Stiefmutter des Hippolytos, mit Namen Phaidra, entflammte für den Stiefsohn. Dabei stieß sie jedoch auf keine Gegenliebe, woraufhin sie den Spieß umdrehte und ihn bei ihrem Gemahl anschwärzte, er hätte ihr Gewalt angetan. Theseus glaubte seiner Frau und verbannte den Sohn aus seinem Reich. Doch damit wollte er es nicht bewenden lassen. Da er bei Poseidon drei Wünsche frei hatte, wünschte er von diesem den Tod des Sohnes. Und als Hippolytos mit seinem Streitwagen an der Küste entlangfuhr, entstieg der Brandung mit einem Mal ein riesiger Stier. So etwas ereignete sich selbst in diesen mythischen Zeiten nicht täglich, und man erblickte in dem Untier das Wirken des Meergottes, und folglich trug dieser die Verantwortung am folgenden Geschehen. Der Stier attackierte den Wagenlenker, dem es zwar gerade noch gelang, dem Ungeheuer geschickt auszuweichen, wobei aber sein, für Manöver dieser Art bei zwei PS zu instabil gebauter Wagen ins Schleudern kam. Allen Fahrkünsten des Jünglings zutrotz wurde der verwegene Rossebändiger aus seinem Gefährt geschleudert. Dabei verfingen sich die Zügel in einem nahestehenden Ölbaum, schlangen sich anarchisch verwirrt und verheddert um den Hals des jungen Mannes und so schien es, er hätte sich dort erhängt. Die jungfräulichen Mädchen der Artemis, die in ihrem Tempel Dienst taten, und dabei den Unfall verfolgt hatten, nahmen sogleich den Toten herab und brachten ihn zu Asklepios. Dieser, der eigentlich hätte wissen sollen, was vorgefallen war, beschloss einmal sein ganzes Wissen und Können in die Waagschale zu werfen und es gelang ihm, den toten Heroen mit Hilfe von Kräutern ins Leben zurückzurufen, ihn wiederzubeseelen, wissenschaftlich gesprochen also zu reanimieren. Wie immer, wenn es um derart mirakulöse Therapieerfolge geht, bleibt die Nachwelt, und dazu gehören leider auch wir, im Unklaren in Hinsicht auf Zusammensetzung, Anwendungsform und Dosierung des verabreichten Pharmakons. Natürlich sind rational gepolte Menschen geneigt, die Sache ein wenig herunterzuspielen, dergestalt, dass

Hippolytos gar nicht wirklich, sondern nur scheinbar tot gewesen sei, Asklepios also durch seine Maßnahmen einen durchaus noch Lebenden behandelte und nicht einen Toten. Nichtsdestotrotz hätte er, dem Einsicht in die göttlichen Handlungsweisen und Gesetze gegeben war, erkennen müssen, dass Hippolytos durch das Wirken Poseidons zu Tode gekommen war, er also dessen Pläne nicht hätte durchkreuzen dürfen. Die Strafe folgte auch auf dem Fuße: Zeus, Walter über die Einhaltung von Gesetzen, welchen nicht einmal er selbst sich entziehen durfte, erschlug den frevelnden Arzt mit seinem Blitzstrahl[19], was dann zu Komplikationen mit Apollon führte, die wir hier aber nicht weiter darlegen wollen.

Wenn wir nun noch einmal aus der sicheren Distanz unseres aufgeklärten Zeitalters die Geschichte betrachten, müssen wir doch einräumen, dass Zeus, gelinde gesagt, überreagierte, hätte es sich nur um einen Scheintoten gehandelt, und auch das Folgende lässt eher an ein Wunder, als an rationale/rationelle Heilkunst denken. Asklepios reüssierte nämlich seinem abrupten und unrühmlichen Ende zutrotz noch im Jenseits: Er wurde, sicher nicht zuletzt aufgrund der Fürsprache seines Vaters zum Gott erhoben. Und die Sterblichen richteten zahlreiche Kultstätten für ihn ein, deren bekanntere, Epidauros und Kos, noch heute, wenngleich in ruinösem Zustand, zu besichtigen sind. Auch hier verzichtete er nicht auf aufsehenerregende Methoden. So vermittelte er seinen Patienten Diagnose und Therapie, indem er ihnen, die sich in seinem Heiligtum zur *incubatio*[20] niederlegten, im Traum erschien. Diese seine Vorgehensweise fand allerdings nur wenige Nachahmer, vermutlich weil sie doch eine sehr enge persönliche Bindung zwischen Patient und Therapeuten voraussetzt.

Woher hat die Myrte ihr Öl?

Doch eine andere Pflanze verdankt dieser tragischen Begebenheit die Erweiterung ihrer Indikationen aus dem alleinigen Kultbereich heraus in die heute noch wissenschaftlich anerkannte Heilkunde. Und wir können eine Frage, die den Leser, die Leserin sicher schon lange umgetrieben hatte: „Woher hat die Myrte ihr Öl?" nun schlüssig beantworten. *Myrtus communis*, ein typisch mediterraner, immergrüner Strauch galt schon im Altertum als Treuesymbol und der Myrtenkranz bei der Hochzeit sollte lebenslang grün bleiben, wie die Liebe des Paares ausdauernd sein sollte. Athene pflanzte die erste Myrte zum Zeichen ihres dauernden Gedenkens auf das Grab der gleichnamigen Nymphe, nachdem sie diese aus Versehen bei einem Scheingefecht getötet hatte. Dieses Teebaumgewächs soll der biblischen Sage

---

[19] Man kennt ja vergleichbare Märchen, wo Ärzte ihre Kompetenzen überschreiten und Tote erwecken oder dem Tod Bestimmte nicht sterben lassen. Die dabei gezogenen Konsequenzen sollten uns Heutige, gerade in der Debatte über lebens/leidens/verlängernde Maßnahmen nachdenklich stimmen.

[20] Lat. Incubatio = eine Art Heilschlaf in der Kultstätte des Gottes; erst später wurde daraus die Frist zwischen Ansteckung und Ausbruch einer Infektionskrankheit.

folgend die einzige Pflanze gewesen sein, die Adam und Eva aus dem Paradies mitnehmen hatten dürfen, weshalb der Myrtenstrauß auch im vorderen Orient, nicht nur im antiken Hellas, als Brautschmuck für die immerwährende Treue der Liebenden, deren Eintracht, Edelmut, Friede und Freude, galt. Doch damals verfügten nur die Blüten der Myrte über den ihr eigenen aromatisch würzigen Duft. Doch das heute vor allem in der Hals-Nasen-Ohren-Heilkunde und bei trockenen Bronchitiden mit akuter und chronischer Verlaufsform so beliebte aetherische Myrten-Öl mit den Bestandteilen Myrtol, Limonen, Cineol und Myrtenol, mit seinen sekretolytischen und sekretomotorischen, antiinfektiösen, antiallergischen und antiinflammatorischen Wirkaspekten hat auch seine Tücken. Es reizt unter Umständen die Magenschleimhaut, sodass die Nebenwirkungen oftmals überwiegen. Um dies zu verhindern, kann man Myrtolpräparate auch, anders als die Hersteller empfehlen, erst nach den Mahlzeiten geben. Außerdem sollte man darauf achten, viel zu trinken, da eine weitere Wirkung des Myrtenöls in einer Steigerung der Diurese liegt. Doch das eben beschriebene so reaktionsfreudige aetherische Öl, das, wie jeder weiß, aus den Blättern gewonnen wird, war zur Zeit der Heroen noch nicht bekannt, und so stellt sich die Frage: Wie kam also das Öl in die Blätter?

Gerade betätigten wir uns als Enthüllungsjournalisten, indem wir Details aus der Intimsphäre des attischen Königshauses ans Licht zerrten. Wir erinnern uns: Phaidra, die zweite Frau des Königs Theseus, verliebt sich in dessen Sohn aus erster Ehe, Hippolytos, ein Kind der Amazone Hippolyte, einer Frau, die dort, wo sie herkam, (die) Hosen anhatte, was damals als absolut revolutionär angesehen wurde. Wie es scheint, hatte aber Theseus nach Jahren der Ehe und gemeinsamen Pferdestehlens mit Hippolyte genug von ihrem eher burschikosen Wesen und sehnte sich nach einem sanftmütigen Geschöpf mit eher weiblichen Formen und Verhaltensweisen, das ihm in Gestalt der liebreizenden Phaidra begegnete. Wie wir oben schon erzählten, verliebte sich diese jedoch nicht in den ihr bestimmten Ehemann sondern in dessen Sohn, ein Skandal, dessen Ende ja schon bekannt ist. Phaidra jedoch, die sich als abgewiesene Liebhaberin in ihrer Ehre verletzt sah, steigerte sich in ihrer grenzenlosen Wut immer mehr in den Wahn hinein, bis sie am Ende selbst an ihre Fabel glaubte, Hippolytos habe ihr tatsächlich Gewalt angetan. Als sie dann auch noch erfuhr, dass dieser auf mirakulöse Art und Weise gerettet worden war, tickte sie vollständig aus und fiel, heute würde man wohl sagen in einer Art Übersprungshandlung, über jenen Strauch her, der seine Zweige für ihren Hochzeitskranz gespendet hatte und durchbohrte mit bestaunenswerter Gründlichkeit und Präzision jedes Blatt einzeln mit ihrer Haarnadel. Wir wissen nicht, ob der Angriff dem Symbol ihrer eigenen Hochzeit oder der noch in ferner Zukunft schwebenden des Jünglings, der ihre Liebe so grausam verschmäht hatte, galt. Jedenfalls zeugen noch heute alle Myrtenblätter von dieser Misshandlung. Die ursprünglichen durchgestoßenen, entstellenden Wunden allerdings ließen die Götter verheilen, wozu sie duftende Essenzen verwendeten, die seither in kleinen Öldrüsen in den Myrtenblättern auf ihren Einsatz in der Heilkunde warten. Phaidra aber, als sie aus ihrer Raserei in die Realität zurückkehrte, beschloss, zusammen mit ihrer verschmähten Liebe ihrem Leben ein Ende zu setzen und erhängte sich.

Den zumal an der ganzen Misere unschuldigen Hippolytos, den Zeus, kaum war er wieder lebendig, nicht gleich ein zweites Mal umbringen wollte, versetzte der Wolkenversammler schließlich in die Sterne, wo er als Fuhrmann[21] allzeit als zirkumpolare Konstellation zu bewundern ist. Schon die Antike kannte also jenes abgründige theologische Problem der göttlichen Omnipotenz. Jener so auftrumpfend und willkürlich handelnde oberste der Olympier, Zeus, Vater der Götter und Menschen, ist eben nur scheinbar frei in seinen Entscheidungen, auch er muss sich einem höheren Gesetz beugen[22], Themis, der Personifikation der göttlichen Ordnung. Auch wenn er sie einst verschluckte, sie also gewissermaßen inkorporierte, es kommt ihm nicht in den Sinn, so zu tun, als gehe alle Macht und alles Recht von ihm aus, als sei er Macher von Recht und Ordnung. Aus diesem Blickwinkel betrachtet können wir vielleicht eher verstehen, weshalb die Götter, insbesondere der nur scheinbar allmächtige Zeus geradezu allergisch auf die Übertretung dieser Gesetze durch mindere Kreaturen, welche in ihren Augen die Sterblichen nun mal waren, reagierten. So stellte also Zeus die Ordnung wieder her. Doch findet sich gerade hier, an diesem neuralgischen Punkt, da es um die Beeinflußung der *condicio humana* geht und die wissenschaftliche Medizin von allem Anfang an scheinbar im Sinne der ihr vertrauenden Menschen die Naturgesetze zu beeinflußen oder gar auszuhebeln trachtet, blanke Hybris als Ausdruck grenzüberschreitenden Denkens und Handelns.

Aus dieser Ursprungsgeschichte der Medizin im Mythos kann man ableiten, dass die Medizin der Hellenen, wie sie sich uns dann in archaischer und klassischer Zeit darstellt, nicht etwa aus Ägypten oder dem Orient importiert worden war, sondern autochthon gewesen, gewissermaßen mit den Dorern gekommen war. Die historischen Asklepiaden gehörten als Koer der dorischen Volksgruppe an, schrieben jedoch in der Lingua franca der Wissenschaften, dem Ionischen, das in der ganzen griechischsprachigen Oikumene verstanden wurde. Wir können uns bei diesem Problem nicht länger aufhalten, doch sei vermerkt, dass die Medizin der Hellenen durchaus ihre Wurzeln im Geist der ionischen Naturphilosophie[23] hat und in ihren theoretischen Erwägungen neben empirisch gewonnenem Datenmaterial vor allem auf spekulatives Denken referiert. Wenn also von Hippokrates als Höhepunkt gesprochen wird, heißt dies leider auch, dass es nachher abwärts ging, abwärts in ein Denken, das sich immer weiter vom Menschen und seinen Bedürfnissen und tatsächlichen Gegebenheiten entfernte und zunehmend im Schematismus erstarrte.

---

[21] Auriga, der Wagenlenker, in dessen Bild *Capella* = das Zicklein als einer der hellsten Sterne der Nordhemisphäre im sogen. Wintersechseck glänzt.
[22] Welche Freude musste Schopenhauer empfunden haben, als er die entsprechenden Passagen in den alten Mythen las, die eindeutig bewiesen, dass sogar dem Willen der Götter Grenzen gesetzt waren, also nicht einmal sie, die scheinbar allmächtigen, so handeln konnten, wie es ihnen beliebte.
[23] Die berühmtesten Exponenten dieses „ionischen Fiebers" waren Thales v. Milet und Herakleitos v. Ephesos im 6.Jh. v. Chr..

Herakles – Gigantenbezwinger und Hundswürger

Wir haben schon erwähnt, dass Cheiron sein medizinisches Wissen nicht nur an die „Fachleute", wie Asklepios und seine Söhne, weitergab. Ihm lag viel daran, dass die kämpfende Truppe sich in prekären Situationen auch selbst helfen konnte. So trug, wie wir schon gesehen haben, sogar der weitgehend unverwundbare Achilleus immer Schafgarbe mit sich, um wenigstens seinen Mitkämpfern notfallmedizinische Erstversorgung bei Wunden angedeihen lassen zu können. Aber auch der weitaus bekannteste aller Heroen, sozusagen der „Promi" unter den antiken Helden, der Zeussohn Herakles ging durch Cheirons Schule. Allerdings durften auch andere Pädagogen ihr Glück an ihm versuchen, ein Unterfangen, das nicht immer zur vollen beiderseitigen Zufriedenheit führte. Seinen Grammatiklehrer Linos, der anscheinend dem angehenden Helden zu viel Sitzfleisch abverlangte, erschlug der Kraftprotz kurzerhand mit dem Schemel. Doch versteht es sich von selbst, dass wir an diesem Ort nicht alle Heldentaten dieses Zeussohnes vorstellen können, doch sei noch erwähnt, dass es mit ihm und seinem Namen eine besondere Bewandtnis auf sich hatte. Als Zeus, der Herr über Himmel und Donnerwetter, sah, dass sich der Thebanerkönig Amphitryon mit Alkmene zum Bund der Ehe vereinigte, sich also Cousin und Cousine das Jawort gaben, beschloss er, eventueller Inzucht Einhalt zu gebieten, indem er ihren Familienplänen zuvorkam und der ahnungslosen Alkmene, hinterkünftigerweise in der Gestalt ihres Ehegemahls, das Kuckuckskind Herakles unterjubelte. Was ihn genealogisch dabei scheinbar weniger störte war die Tatsache, dass er damit sich selbst zum Urschwiegeropa bekam, oder anders gesagt, seiner Urenkelin nachstellte. Weitaus mehr Anstoß an diesem göttlichen Seitensprung nahm, wie üblich, sein Eheweib Hera. Doch gerade Hera sollte es sein, durch die Herakles schließlich zu ewigem Ruhm[24] gelangte, indem sie ihn als Baby auf den Arm nahm und er sogleich an ihrer Brust nuckelte, was ihm übermenschliche Kräfte verlieh. Die derart gelinkte Göttin schwor dem Säugling allerdings Rache und führte im Laufe seines Lebens so manche Widerwärtigkeit herbei, gipfelnd in seinem Cousin Eurystheus, der, ein ausgesuchtes Ekel und Feigling obendrein, zu Herakles' Dienstherrn wurde. In dessen Sklavendienst[25] verrichtete er die berühmten zwölf Arbeiten, deren eine wir uns weiter unten noch ansehen werden. So wurden die Ränke seiner Stiefmutter zum Prüfstein seines Wegs zum unsterblichen Helden.

---

[24] Ἡρακλῆς, Gebildet aus Hera und Kles = Ruhm, also der durch Hera zu Ruhm gelangt. Dass eines der zahlreichen neugriechischen „i" wie etwa in Iraklion (= Heraklion) genauso aussieht, wie der altgriechische Großbuchstabe „H" Eta verwirrt leider mehr als es nutzt.

[25] δούλευμα = Sklaven-Dienst.

Heracleum giganteum et al. – Die tödlichen Pfeile des Herakles

Auch wenn Linné so manchem der Götter und Helden in seinem *Theatrum naturae* keine Sprechrolle zuwies, es hätte uns doch sehr verwundert, wenn er diesen Heros als Namenspatron vernachlässigt hätte. Und so wird eine ganze Gattung aus der Familie der Doldenblütler, die Gruppe mit dem Familiennamen *Heracleum*, nach dem Löwenfellträger aus Tiryns benannt. Uns interessiert hier vor allem die Species mit dem zungenbrecherischen botanischen Namen *Heracleum mantegazzianum*, die gelegentlich auch als *Heracleum giganteum* angesprochen wird. Botaniker meinen zwar damit die persische Herkulesstaude, was aber für uns in die Nähe der Trichotomie geht, insbesondere da das vulgo gebrauchte Synonym *gigantea* die weitaus (an)-sprechendere Variante für Herkulesstaude darstellt. Dieser zwei- bis dreijährige Doldenblütler erreicht die für eine Staude nicht alltägliche Höhe von bis zu vier Metern, wobei bereits die Blätter oftmals mehr als einen Meter Länge aufweisen können. Wir denken, dass wir uns nicht lange bei der Beschreibung aufzuhalten brauchen, denn die Herkulesstaude dürfte inzwischen allgemein bekannt sein, da regelmäßig Sommer für Sommer, in der Saure-Gurken-Zeit, in der sonst nur Kämpfe pro oder contra Rechtschreibreform ausgefochten werden, oder mal wieder Nessie gesichtet wurde, Meldungen von der Aggressivität dieser Pflanze Zeitungsleser und Rundfunkhörer beunruhigen. Wenn in diesen Rubriken zwar häufig Mücken mit Hilfe des ihnen gemeinsamen Rüssels zu Dickhäutern aufgebläht werden, müssen wir doch die Warnungen vor der Herkulesstaude als mehr als nur berechtigt anerkennen und ernstnehmen. Der Riesenbärenklau, auf dieses Synonym hört die Pflanze auch, enthält in großen Mengen Furocumarine, die bei hohen Außentemperaturen in die umgebende Luft abgegeben werden. Demnach ist also ein direkter Kontakt mit der Pflanze gar nicht einmal nötig, um eine toxische Reaktion hervorzurufen[26]. Symptome einer Vergiftung sind unübersehbar, da sie sich in erster Linie auf die Epidermis beziehen, wo sie blasenförmige, heftig brennende und schmerzhafte Exantheme, etwa wie bei einem besonders schweren Fall einer Wiesendermatitis, hervorrufen, welche nur schwer wieder abheilen. Treffen besagte Cumarine gar auf Schleimhäute, muss mit schwersten Reizungen gerechnet werden. Kinder, welche die hohlen Stengel der Herkulesstaude als Blasrohre verwendeten, konnten nicht mehr gerettet werden, da es in Folge der Intoxikation zum Epiglottisoedem kam. Die aetherischen Öle der Herkulesstaude können, da sie in die umgebende Luft ausgedünstet, oder beim Zuschneiden oder Abmähen kleinerer Exemplare ins Umfeld versprizt werden, völlig Unbeteiligte und über ihre Situation im Unklaren befindliche Menschen kontaminieren, und wirkten sich ihnen gegenüber in etwa aus, wie die Pfeile des Herakles. Interessanterweise verbinden sich diese hier mit den Geschoßen des ansonsten dem Tirynthier eher antagonistisch begegnenden Phoibos Apollon, den Pfeilen des Sonnenlichts. Die aggressiv ätzende Substanz der Herkulesstaude wird eben erst dann so richtig virulent, wenn sie mit dem Sonnenlicht eine Synergie bildet. Wie ja auch Apollons Pfeile Erleuchtung wie schwarze Pest schicken können, also im Grunde indifferent sind, erweisen sich

---

[26] Dem Autor ist ein Fall von Dermatitis nach einem „Sonnenbad im Schatten" einer Herkulesstaude ohne jegliche Berührung der Pflanze bekannt!

auch die grundsätzlich „dem Guten" dienenden Waffen des Herakles als partiell verderbenbringend. Wie wir wissen, unterscheiden weder Gifte noch Waffen zwischen „Gut und Böse", Bomben fallen auf Unschuldige wie Täter und trinkt der Minister, der einen Tyrannen stürzen will, den Giftbecher, der für diesen bestimmt war, stirbt er genauso. Die Substanz an den Pfeilspitzen des Herakles war also ein Pharmakon im negativen, toxischen Sinn, ein Gift, gegen das, wie wir noch sehen werden, kein Kraut gewachsen war.

Die Giganten

Doch ehe wir uns nun Herakles zuwenden, beschäftigen wir uns noch mit dem Beinamen *gigantea*, denn auch diese Pflanze führt uns, wie es ja oft geht bei Exkursionen, vom ursprünglich eingeschlagenen Weg ein wenig beiseite, so dass wir auf ein weiteres, mehr oder weniger beliebtes Objekt regelmäßiger Beobachtung bei botanischen Exkursionen des Sommers und Herbstes stoßen. Als solches hat sich die aus Amerika eingeschleppte *Solidago gigantea*, die Riesen-Goldrute, bei uns breitgemacht. Und zwar im wahrsten Wortsinne. Denn die anspruchslose Staude wuchert überall, ist anpassungsfähig wie kaum eine andere Pflanze und belebt mit ihren schönen, gelben Doldenblüten sogar die Mittelstreifen von Autobahnen. Diesem erfreulichen Anblick zutrotz muss sie jedoch aufgrund ihrer Tendenz, einheimische, weniger robuste Spezies zu verdrängen als problematischer Neophyt kritisch beäugt werden. Wieso verbindet nun diese beiden, Herkulesstaude und Riesengoldrute, dasselbe Epitheton? Zu ersterer könnte man anmerken, dass ja bereits Herakles von beachtlichem Format, jenseits von Schuhgröße 46, gewesen sein musste, was für die Namensgebung doch schon hinreichend gewesen sein könnte. Doch sowohl die Herkulesstaude als auch bezeichnete Goldrute verfügen eben über jene schon erwähnte verdrängende Eigenschaft, beide machen sich breit und lassen keine andere Flora neben sich mehr aufkommen. Sie erkämpfen sich ihren Platz an der Sonne, wenn es sein muss, mit allen Mitteln! Und hier bietet uns nun wieder das *Theatrum naturae* eine Darbietung von höchster Brisanz, und so finden wir uns plötzlich inmitten eines unbeschreiblichen schrecklichen Tohuwabohus, angefüllt von Kriegsgeschrei, dem Stöhnen der Verwundeten und dem panischen Kreischen der von Ungeheuern bedrängten Göttinnen wieder. Wir tun also gut daran, uns möglichst unauffällig zu verhalten, dass wir nicht mehr werden als nur Zeugen einer Katastrophe globalen Ausmaßes, denn nur ein einziger der Sterblichen kann sie überleben, die Gigantomachie, die Schlacht zwischen Göttern und Giganten. Doch bevor wir etwa einer geschleuderten Insel, oder einem brennenden Baumstamm, oder auch „nur" dem dröhnenden Tritt eines drachenfüßigen Riesen, der uns wie ein T-Rex zu zerstampfen droht, auszuweichen versuchen, möchten wir vielleicht doch wissen, was sich zutrug, dass es überhaupt zu diesem apokalyptischen Ringen zwischen Hell und Dunkel, Olymp und Tartaros kommen konnte?

Zeus und die Seinen waren ja auf, vorsichtig gesprochen, nicht ganz rechtmäßigem Weg an die Herrschaft über die Welt gelangt, und da es ihnen naturgemäß nicht möglich war, die vor ihnen regierenden Titanen, Unsterbliche, wie sie, zu töten, mussten sie diese als Dauergäste in den finstersten Tartaros sperren, von wo ein Ausbruch unmöglich sein würde. Doch die Erdgöttin Gaia, Trägerin allen Lebens, bedauerte ihre Kinder der ersten Generation vielleicht nicht zuletzt deshalb, weil sie ihr im Magen lagen, da sie tief in ihrem Innern nach Rache und Vergeltung schrieen. Sie vermochte zwar nicht gegen die Macht der Olympier direkt vorzugehen, doch besann sie sich auf die noch intakte Zeugungskraft des abgetrennten Gliedes des Himmelgottes Uranos. Gewissermaßen als künstliche Fertilisation, ohne direktes Mitwirken des Mannes, empfing und gebar sie die Giganten, schaurige Riesen mit Schlangenfüßen, Drachenschuppen und unbändiger Kraft, die sich keinen Pfifferling um Recht und Gesetz scherten, aus einer Erdspalte kletterten und sogleich den Olympiern den Krieg erklärten. Denn, so sagten sie (sich), wo wir sind, hat keine andere Lebensform mehr etwas zu suchen, und begannen sogleich, Thessaliens blühende Fluren unter ihre Stampfer zu nehmen und mit einer Effizienz zu verunstalten und zu verwüsten, wie sie sonst nur Städteplanern oder dem Straßenbauamt gegeben ist. Wenn irgendetwas mit ihren exorbitanten Körperkräften mithalten konnte, dann war es ihre Schlichtheit des Geistes und die Lautstärke ihres Gebrülls. Dieser Art Kombination von Unverstand, roher Muskelkraft und Gelärm soll es ja allenthalben noch auf der Welt der Sterblichen geben, wo die damit gesegneten Wesen meist auch raumgreifend agieren, denn dummerweise braucht Dummheit viel Platz und macht viel Lärm, wie ja überhaupt der Verdacht nahe liegt, Lärmtoleranz und Intelligenzquotient streben auseinander[27].

Mit derartigem Auftreten assoziiert man natürlich sogleich die Reklame, verniedlichend Werbung genannt. In der Kindheit des Verfassers war alles *super*, die Mitarbeiter der flotten Agenturen zeigten, dass sie irgendwann Latein gelernt hatten und wenn es nicht soweit reichte, dann wenigstens bis dahin, dass man in England und folglich auch den USA irgendwann einmal das lateinische „Über…hinaus" anglisiert hatte. Doch *Super* schliff sich ab und bezeichnet heute höchstens noch eine unökologische Kraftstoffquelle. Auf super folgte *mega*. Das war nun Griechisch und damit weitgehend unverständlich, also ein ideales Pausenzeichen, das sich nach Belieben interpretieren oder um andere Modewörter, man denke an das neueste Attribut der Todsünde des Geizes, erweitern ließ. Dann kamen die Computer und eigentlich hätte nun alles nach *giga* geschrien, denn schließlich wusste jetzt auch Lieschen Müller, dass mega eigentlich weniger als super war, nämlich nur „groß". Es war wohl in erster Linie die Koppelung von mega mit jenem, mit neuem Sinn besetzten Wörtchen und einem kurzerhand dazwischengeschobenen Affen, was das Griechische „groß" im Neusprech überleben ließ, denn eine Kombination mit *giga* hätte doch zu sehr nach „gaga" geklungen.

Doch zurück zu den ersten großen Ruhestörern der Weltgeschichte. Die Giganten jedenfalls machten mit ihrem ungebärdigen Lärm die Götter also schon zum Zeitpunkt der ersten Vorbereitungen auf sich aufmerksam, sodass dann beim eigentlichen Angriff das so wichtige Überraschungsmoment wegfiel. Wenn in den griechischen Mythen immer wieder die Hybris als das Kapitalverbrechen schlechthin dargestellt wird, und ihre Folgen durch die Generationen hindurch in Länge mal Breite mal Höhe explizit auseinandergelegt werden, so setzten in

---

[27] Auch wenn wir zu diesem Schluss aufgrund eigener Anschauung gekommen sind, wollen wir bekennen, dass schon Schopenhauer diese These schriftlich, allerdings mit anderen Worten, festhielt.

diesem Zusammenhang die Giganten allem die Krone auf. Maßlos wie sie, allein schon von ihrer Größe her betrachtet waren, türmten sie Berge aufeinander, Ossa auf Pelion, um sich eine günstigere Ausgangsposition für ihren Frontalangriff auf den Olymp zu verschaffen. Auch wenn Gaia sie unterstützte, so war der Samen des Uranos vielleicht doch schon ein wenig schwach geworden, denn den Giganten fehlte ein wesentliches Merkmal, das sie für die Weltherrschaft auf weitere Sicht geeignet gemacht hätte: Die Unsterblichkeit! Und obendrein waren die Götter, aufgeschreckt durch den ungeheuren Lärm, auf der Hut. Zeus' Blitze und Apollons Pfeile fällten so manchen der blindlings Anstürmenden. Doch in einem von ihnen steckte noch ein Funke der Unsterblichkeit der älteren Göttergenerationen; jedes Mal, wenn er zur Erde zurücksank, erhob er sich wieder mit neuen Kräften und Apollon, der Gott der Weissagung erkannte sofort, dass nur ein Sterblicher ihn besiegen könne, und, ganz Herr der Wissenschaften, präzisierte er „einer und nur einer", nämlich sein künftiger Rivale (aber das beschloss er für den Augenblick lieber zu vernachlässigen) Herakles! Hermes eilte an einer von den Giganten nicht eingesehenen Klippe vom Olymp im Sturzflug hinab in die Niederungen der Sterblichen zu eilen, wo man sich auch allmählich fragte, was denn der Lärm am Himmel bedeuten sollte. Der sonst so vielbeschäftigte Herakles hatte, wie es scheint, zur betreffenden Zeit Urlaub, doch packte er sogleich Bogen und Köcher, Keule und Löwenfell, band sich eilig die Opanken[28] unter und folgte, ohne viel zu fragen, dem ungeduldig vor ihm hin und her propellernden Boten der Götter. Als sie am Ort des Geschehens ankamen, hatte sich gerade Alkyoneus, so hieß besagter Halbstarker, dessen Energie bei Erdkontakt sofort erneuert wurde, vor Zeus' Augen Hera gegriffen und ging daran, ihr die Kleider vom Leib zu reissen. Es ist nicht bekannt, weshalb der Göttervater hier nicht wirkungsvoller eingriff, aber vielleicht wollte er seiner Holden mal einen ordentlichen Schrecken einjagen. Eigentlich dürfte Herakles auf die Schnelle sicher kein Grund eingefallen sein, weshalb ausgerechnet er Hera hätte retten sollen, schließlich hatte sie ihm ja all seine Spann- und Frondienste bei Eurystheus eingebrockt. Doch erneut fragte er glücklicherweise nicht lange, sondern befreite die Stiefmutter aus den Klauen des Giganten. Mit der breitbeinigen Körperausgewogenheit des geübten Ringers schob sich Herakles' wuchtiges Profil zwischen die Sonne und Alkyoneus. Ein kurzer, trockener, von einem dumpfen Geräusch begleiteter Hieb mit der Keule auf die Hirnschale des Drachenfüßigen ließ diesen zunächst einmal herumfahren und lenkte ihn von seinem Opfer ab. Mit einem weiteren markigen Keulenschlag schmetterte der Heros den Giganten zu Boden, doch ehe der darangehen hätte können, wieder zu Kräften zu kommen, griff er ihn sich und stemmte ihn, unbeeindruckt von den zappelnden, Gift, Galle und Schwefel speienden Drachenfußmäulern vor seinen Augen in die Höhe. Dort hielt er ihn länger fest als der Bierkrughalteweltrekordler seine Mass am ausgestreckten Arm halten kann, was für Alkyoneus letal endete. Offenbar galt das Ende Alkyoneus' bei den Angreifern als übles Omen, denn sie wandten sich nun zur Flucht, die ebenso ungeordnet verlief wie zuvor ihr Angriff planlos gewesen war. Herakles erlegte noch so manches der Ungetüme mit seinen Giftpfeilen, und Athene, die zuvor schon dem Pallas die Haut abgezogen hatte, sich also durchaus nicht zimperlich in der Wahl ihrer Mittel erwies, machte den letzten mit Hilfe eines wohlgezielten Wurfes platt, wobei ihr als

---

28 Griech. Sandale.

Geschoß kein kleinerer Gegenstand als die Insel Sizilien ausreichend erschien, das Monstrum unter sich zu begraben. Damit hatten die Götter endlich das wieder erlangt, was jeder Bayer als den Himmel auf Erden ansieht – ihre Ruhe. Für seine außerordentlichen Verdienste zur Erhaltung hellenischer Kultur und der Olympierherrschaft stellten sie Herakles die Unsterblichkeit in Aussicht, sofern er sich weiterhin auf Erden bewährte.

Und was die Giganten angeht, brauchen wir uns leider auch um sie nicht wirklich Sorgen zu machen. Nur scheinbar verloren sie Leib und Leben, denn noch immer existieren sie fort, in der Gigantomanie unbesonnener[29] Bauherren, die mit zugleich materialverschlingenden wie hässlichen Architekturverbrechen meinen, sich klobige Denkmäler für die Ewigkeit geschaffen zu haben.

Doch Mephisto weiß es besser: „Denn, alles was entsteht, ist wert, dass es zugrunde geht." Und der Zahn der Zeit nagt nicht nur an den Marmortempeln der Antike und den Sandsteindomen des Mittelalters, er verschont auch die gegenwärtigen Betonkästen in keinster Weise, im Gegenteil, sie werden rascher verfallen und, vom Efeu des Dionysos umrankt und dem „Unkraut" des Bryaktes überwuchert, das Auge künftiger Generationen wohl nicht mehr beleidigen.

Was diese nicht nur dem Wortsinne nach prominenteste Heracleum-Pflanze betrifft, *Heraclum giganteum* also, finden wir es interessant, dass hier eine Ambivalenz innerhalb der Hauptfigur Herakles, der ja neben seinen Heldentaten auch so manche Untat verübte und aus Versehen seinen Lehrer Cheiron ins Verderben stürzte, durch das eindeutig negative Epitheton *gigantea* zugunsten der schwarzen Seite gekippt wird, der toxische Aspekt der Pflanze also eindeutig überwiegt und somit gewissermaßen von Herakles nur die körperliche Größe sowie die Giftwirkung seiner, unspezifisch Gute wie Böse treffenden Pfeile zur Sprache kommt.

Heracleum sphondylium – Wiesenbärenklau für die Kaninchen

Aus diesem Grund wollen wir abschließend noch kurz an die kleinere Heracleumstaude, *Heracleum sphondylium*, den Wiesenbärenklau, erinnern, dessen Wurzeln in der Volksmedizin bei Impotenz, Gedeihschwäche und allgemeinen Schwächezuständen eingesetzt werden. Herakles zeichnete sich nicht nur als Keulenschwinger, unermüdlicher Renner und Heros alexandros[30] aus, er war auch in des Wortes reinster Bedeutung ein rechter Weiberheld, der so schnell nichts anbrennen lassen wollte. So soll er nach einem Gelage beim König von Thespiai allen seinen Töchtern beigewohnt haben, sage und schreibe fünfzig an Zahl. Herakles-Kinder überschwemmen förmlich die Erde, doch keines davon läuft zu ähnlicher Form wie der Vater auf, so dass sie in den weiteren Sagen höchstens Randfiguren bleiben. Wer weiß, vielleicht hatte der Held, ehe er in dieser sagenhaften Nacht die fünfzig Prinzessinnen

---

[29] Dieses Wort ist nicht so harmlos, wie es klingt, ist doch die Besonnenheit Erkennungsmerkmal dessen, was als „Mensch" gedacht war!
[30] Ἀλέξανδρος bedeutet wörtlich „der Männerabwehrer".

vernaschte, von der Wurzel dieses europäischen Ginseng gegessen? Festzuhalten bleibt, dass bei Herakles auch in dieser Hinsicht das Maßhalten nicht gerade zu seinen Stärken gehörte, er also als Patron für das Potenzwunder auf unseren Wiesen nicht schlecht gewählt wurde. Wie wir sehen, orientierte man sich bei dieser Wahl offenbar nicht nur an den Kaninchen, die sich ja eines geradezu sprichwörtlichen Kindersegens erfreuen, und mit derartiger Vorliebe Bärenklau verspeisen, dass seine Blätter im Volksmund auch Hasenscharte heißen.

Die Früchte, um die es im Folgenden geht, sind, dem Namen zutrotz nicht zum Verzehr geeignet. Nicht für den göttlichen und erst recht nicht für den menschlichen!

Die Äpfel der Hesperiden

Leser, die mit den antiken Mythen vertrauter sind, werden natürlich im Zusammenhang mit dem Schlangentöter im Löwenfell gleich an das berühmte Rätsel der Äpfel der Hesperiden denken – den anderen sei gesagt, die Hesperidenäpfel waren damals nicht Gegenstand eines Rätsels, sondern wurden vielmehr erst durch die Beschäftigung der Altertumswissenschaftler mit dem entsprechenden Mythos dazu. Man fragte sich, welcher Art das Obst wohl gewesen sei, das Herakles vom äußersten Westrand der bewohnten Welt mitbrachte, das die Göttinnentrias der Hesperiden[31] plus einem Drachen in ihrem Garten sorgsam bewachten? Um in den Besitz dieser Früchte zu gelangen, musste Herakles den Riesen Atlas[32], jenen Träger des Himmelsgewölbes, der sich als großformatiges, schwergewichtiges Schulbuch für seine dadurch erlittenen Rückenschäden an Generationen von Schülern rächt, überlisten. Die Hesperidenäpfel waren aus Gold, was mit goldfarben interpretiert wurde, was wiederum dazu führte, dass man sie für Orangen hielt. Nur, die Apfelsinen stammen, wie der Name schon sagt[33], aus dem fernen Osten, aus China, und verwegene Interpretatoren leiten aus dem Mythos sogar eine Reminiszenz an die Entdeckung Amerikas in der Bronzezeit ab: Die Gärten der Hesperiden liegen weit im Westen, einem fernen, unerreichbaren Land, wo sich ein Paradiesesgarten befindet, in welchem Paradeiser gedeihen, Paradeiser sind Tomaten, welche bekanntlich unter die Neuwelt-Früchte zählen. Ein letztes Urteil erlauben wir uns hier aber nicht und kehren mit Herakles zurück zu seinem Cousin Eurystheus.

---

[31] Hesperos ist der Gott des Abends, er begleitet die Rosse des Helios auf ihrem Abstieg in den Okeanos, latinisiert Vespertinus = → Vesper = → Abendbrot.
[32] Ἄτλας, –αντος Von ihm leitet sich der Atlantische Ozean, die sagenhafte Insel Atlantis und der schwer zu bildende Plural des Schulbuchs, neuerdings auch als Atlasse „korrekt", die Atlanten ab.
[33] Sinensis bedeutet „chinesisch", wohingegen in Aurantiacum aurum als Gold anklingt.

Kerberos, der Höllenhund, weint!

Der fiese, hinterhältige Eurystheus lachte sich ins Fäustchen, als er Herakles, der klaglos auch diesen, den letzten, Auftrag annahm, als gelte es nur eine weitere, wohl harte und gefährliche, aber durchaus zu lösende Aufgabe in Angriff zu nehmen, in Richtung Kolonos[34] davoneilen sah. Ihm waren allmählich die Ideen ausgegangen, wie er den schrecklichen Rivalen wohl loswerden könnte und schickte ihn also auf direktem Weg in die Hölle. Nicht nur bildlich gesprochen.

„Du hast mir den Erymantischen Eber gefangen, die Stymphalischen Vögel vertrieben, die Äpfel der Hesperiden geholt, hast dich im Urlaub auf dem Olymp herumgetrieben um die Welt zu retten. Allmählich fängt der Knabe Herakles an, mir fürchterlich zu werden", nahm er mit seiner zugleich meckernden wie zittrigen Stimme, die seine vorzeitige Vergreisung so ungünstig hervorhob Anleihen bei einem späteren Klassiker. Begleitet von boshaften Gedanken strählte er sich mit rheumatisch deformierten Fingern den Ziegenbart und sah an der hünenhaften Gestalt des in seine Befehlsgewalt gegebenen Cousins auf und ab.

„Beim Hund!" fluchte dieser, „fällt dir gar nichts mehr ein, womit du mich schikanieren könntest?"

„Bei den Göttern! Da bringst du mich auf eine vortreffliche Idee[35]…

Doch bevor wir versuchen, den von List und Tücke zusätzlich gekrümmten Hirnwindungen des Königs von Tiryns zu folgen, sollten wir noch kurz beim Fluch, den Herakles ausstieß verweilen. Indem er beim Höllenhund fluchte, nahm er ihn gewissermaßen zum Zeugen, im Sinne von „Möge der Hund über mich kommen, wenn…". Nun müssen wir dazusagen, dass schon lange ehe J. K. Rowling einen dreiköpfigen Kettenhund in ihr Zauberreich importiert hatte, diese Bestie der Schrecken aller Sterblichen war. Manche dachten sich Kerberos auch mit fünfzig Köpfen, manche behaupteten auch, sein Schwanz bestünde aus einem Schlangenbündel und auch seine Haare seien Vipern, Nattern und dergleichen. Einig waren sich seltsamerweise alle, dass es sich bei diesem Monstrum um einen Rüden handeln musste. Warum, ist schleierhaft, denn über die Dominanz des Weiblichen in Hinsicht auf chthonische Wesenheiten war man sich prinzipiell einig, weshalb schließlich auch der mythenschöpfende Geist der Hellenen Nachtmahren aller Art mit weiblichem Geschlecht versah. Was alle hingegen vergaßen zu erwähnen, war die Tatsache, dass die Natur den Höllenhund, ähnlich einem Husky, mit dreifach heterochromen blauen, gelben und weißen Iriden ausgestattet hatte. Wie auch immer, er war den Menschen verhasst, derart, dass er neben dem Henker die Rangliste der beliebtesten Negativ-Schwurzeugen im alten Hellas anführte. Die eindeutig negative Bewertung des dreiköpfigen Monstrums übertrug sich schließlich auf die Gattung allgemein und, bei aller Liebe, die auch die alten Griechen ihren treuen Vierbeinern entgegenbrachten, alles, was mit *Hund* zu tun hatte, wurde als negativ oder,

---

[34] Wie wir schon aus Kp. 4 wissen, befindet sich hier einer der Eingänge zum Hades.
[35] Man schwört bei den Göttern und flucht νὴ κύνα! = beim Hund. Dabei ist dann der schreckliche Kerberos, der dreiköpfige Hüter der Schwelle zur Unterwelt, gemeint. Ansonsten bedeutet ὁ κύων; τοῦ κυνός Hund, von kynós leiten sich dann die weiteren Wortbildungen ab. Übrigens dürfen wir kynos nicht mit kyanos, gleichbedeutend mit „von dunkler Farbe" verwechseln.

sobald es in Komparation auftauchte, als das Schlechtere bewertet: Wir finden das auch in den wissenschaftlichen Bezeichnungen gewisser Pflanzen, wo dann das Hundsveilchen *Viola canina*[36] oder die Hundsrose *Rosa canina* ohne Aroma auskommen müssen, nicht so wohlriechende Eigenschaften haben wie ihre edleren Geschwister *Viola odorata*, (wohlriechendes) Märzveilchen, oder *Rosa damascena* (aus Damaskus, der Stadt der Düfte stammend). In der Apotheker- und Heilpraktikersprache hat sich sogar der griechische Hund noch gehalten, wenn wir *Fructus cynosbati* = Hagebuttenfrüchte rezeptieren. So gelten auch die Kyniker[37], jene hellenischen Philosophen, die Cato den Römern als Zerrbilder griechischer Dekadenz vor Augen stellte, die sich nicht waschen, ihre Kleidung und den Körper vernachlässigen und nichts als zersetzende Reden im Munde führen, die heute „beweisen", dass die Erde eine Kugel sei und morgen, dass sie gar nicht existiere, als Verworfene. Tatsächlich wurden sie aufgrund ihrer beißenden Sarkasmen als Kyniker, als Hundsphilosophen, bezeichnet. Doch damit ist die hündische Metapher noch nicht erschöpfend erklärt: Wenn wir heute jemanden hündisch nennen, meinen wir in der Regel einen speichelleckenden, unterwürfigen Duckmäuser. Wenn im antiken Hellas jemand oder etwas mit dem Adjektiv hündisch belegt wurde, war das, wie wir am Beispiel von Veilchen und Rosen schon sahen, ein Pejorativ erster Ordnung.

Homer, der[38] ein hervorragender Kenner der menschlichen Anatomie war, bietet uns in der Odyssee ein schönes Beispiel für einen „hündischen" Vorgang: Der als Bettler verkleidete Odysseus kehrt in seinen Palast zurück und wird Zeuge, wie die Freier seiner Noch-nicht-Witwe seinen Sohn bedrohen, sein Hab und Gut verprassen und sein Personal schikanieren. Da, so der Dichter, *…bellte sein Herz los, wie eine tapfere Hündin, die ihre Jungen beschützt, er aber schlug sich an die Brust und sprach die zürnenden Worte: „Dulde nur aus, mein Herz, weitaus schlimmere Kränkung hast du vormals ertragen."*[39]

Der griechische Rhapsode verwendet dabei nicht, wie es meist, so auch hier übersetzt wird, „schlimmere Kränkung", sondern „hündischer". Er verwendet also ein im Deutschen nicht wiederzugebendes Wortspiel, dass das Herz, als Sitz der Emotionen, über das Hündische (Üble) das ihm widerfährt, losbellt wie eine Hündin, also Gleiches mit Gleichem vergolten wird.

Eurystheus war der Name Homers nicht geläufig, aber er wird ähnliche Ideen gehabt haben, hören wir ihn selbst:

„Es dürfte doch deinem heldenhaften Gemüt nur schmeicheln", meckerte er in Richtung Herakles, „wenn ich dir zum Abschied einen Auftrag gebe, der all deine Vorstellungen von Ruhm und Ehre in den Schatten stellt. Bring' mir aus dem Reich der Schatten Kerberos, den Hüter der Schwelle zum Hades, und zwar lebend", fügte er – überflüssigerweise – hinzu, denn Kerberos war unsterblich.

---

[36] Auch hier nicht zu verwechseln mit *canus,-a,-um* oder *incanus* etc., was grau bedeutet.
[37] Heute besser bekannt als Zyniker, doch hat das griech. Alphabet bekanntlich das ζετα und es wäre der griechischen Zunge durchaus möglich gewesen, das Wort Zyniker zu bilden, insofern bleiben wir hier lieber beim Original.
[38] Wie zahlreiche bis an die Ekelgrenze gehende chirurgisch präzise Schilderungen von Wunden belegen.
[39] Odyssee, XX 13–18.

Begleitet von Eurystheus' Lachen eilte Herakles zum Tor hinaus und biss sich auf die Zunge. Das Weitere ist weitgehend bekannt. Herakles drang in das Schattenreich ein, indem er den Fährmann Charon niederrang und mit seinem Lebendgewicht, an das dessen baufälliger Nachen natürlich nicht gewohnt war, diesen beinahe zum Sinken brachte. Sodann holte er den Höllenhund, der ihn, wie alle, die im Hades ankamen, schweifwedelnd begrüßte, nur den Rückweg verlegte er den Schatten normalerweise, legte ihm schlicht und ergreifend, ohne jeglichen Kampf und Gedöns ein Halsband um und schleppte ihn zu Eurystheus. Der Herr von Mykenai, dem ja überhaupt Herakles Arbeiten nie positiv zu Buche schlugen, wusste mit dem neuen Haustier wieder einmal nichts anzufangen, und verkroch sich vorsichtshalber in einem der in den Boden seiner Vorratskammer eingearbeiteten Krüge[40]. Entsprechend männlicher klang nun seine vom Hall des Pithos verstärkte Stimme, als er Herakles endlich entließ und ihm befahl, den Hund dahin zu bringen, wo er ihn hergeholt hatte. Ein Vorschlag, den Kerberos schweifwedelnd und vor Freude winselnd begrüßte.

Was Herakles damals natürlich nicht wissen konnte, war, dass er mit der Ausführung dieses Auftrags nicht nur in Sachen Zoologie einen entscheidenden Beitrag leistete: Erstmals wurde so ein Unterweltsgetier ans Tageslicht gezerrt und somit für noch nicht verstorbene Künstler sichtbar, die dann auch prompt den vom Licht eingeschüchterten und so lämmchenfromm schier Männchen machenden Kerberos im Bild auf Vasen festhielten, auch in Sachen Botanik sollte dieser Ausflug des Höllenhundes an die Oberwelt nicht folgenlos bleiben.

Die Welt, über die Hades und Persephone herrschten und die von Kerberos bewacht wurde, brachte, wie wir schon wissen, als Nebenprodukt der Selbstvergessenheit Lichtmangeldepression mit sich. Es sei denn, man kannte nichts anderes.

Obwohl ihm drei davon zur Verfügung standen, war der Spür- und Geruchssinn in den Nasen des Kerberos, hierin seinen oberirdischen Artgenossen völlig unähnlich, von eher rudimentärer Ausprägung. Wozu hätte ihm auch ein hochentwickelter, spezialisierter olfaktorischer Sinn dienen sollen, wo wir uns schließlich die Schatten der Abgeschiedenen als weitgehend geruchsneutral vorstellen müssen? Doch in der Regel ziehen angeborene Mängel anderweitige Stärken nach sich, und so brillierte, allen bekannten Naturgesetzen zuwiderlaufend, sein Gesichtssinn, schließlich war sein Lebensraum von der Abwesenheit des Lichts beherrscht, was bekanntlich zum Versiegen der Sehkraft führt, denn ohne Reiz keine Wahrnehmung. Doch musste der Höllenhund über eine Art angeborenen Restlichtverstärker verfügt haben, da er durchaus in der Lage war, in der Finsternis des Hades sich ihm nähernde Schatten visuell zu orten. Allerdings führte das wiederum dazu, dass Kerberos' Augen von einer Empfindlichkeit waren, die jedem Albino zur Ehre gereicht hätte.

Kaum, dass Herakles ihn den Strahlen des Helios ausgesetzt hatte, wimmerte das Hundchen vor Angst und seine Augen begannen zu tränen. Herakles, der nur daran dachte, diesen seinen letzten Auftrag unter der Regie des ekligen Eurystheus schleunigst hinter sich zu bringen, achtete nicht weiter auf das Gewinsel des eingeschüchterten Monsters, sondern lief mit Riesenschritten von Kolons zu Eurystheus' Megaron in Tiryns. Was dort geschah, erzählten wir ja schon, und Herakles brachte seinen Gefangenen auf dem schnellsten Weg

---

[40] πιϑός = Vorratskrug für Getreide und Öl. Ein mehr als mannsgroßes Fass oder eine Tonne, der Art, in der sich Jahrhunderte später auch der Kyniker Diogenes aufzuhalten beliebte

wieder zurück zu seinem Frauchen Persephone. Doch am Weg entdeckte er vorher noch nie dagewesene Blumen. Er fand Exemplare mit tiefblauen, weißen und gelben zygomorphen Blüten, die ihn an Helme erinnerten und in endständigen Trauben auf langen, bis zu fünf Fuß hohen, Stengeln saßen. Im Nu ging Herakles ein Licht auf: Die Tränen des chthonischen Tieres Kerberos hatten den Boden der Mutter-Erde, Gaia, befruchtet und die drei Augenfarben zeichneten für die drei verschiedenen Farbtypen des Sturmhuts verantwortlich! Nicht umsonst war er Cheirons Schüler gewesen, um nicht sofort diese Neophyten der Familie der Hahnenfußgewächse zuordnen zu können, womit er eindrucksvoll Zeugnis von der Genialität eines offenen Taxonomiesystems ablegte. Eine innere Stimme sagte ihm aber auch, dass er besser die Finger von den durchaus optisch reizvoll gestalteten blauen Blumen lassen sollte, da sie bestimmt giftig seien. Tatsächlich hätte es genügt, die Pflanze anzufassen, um eine Vergiftung zu bewirken, da das Gift sogar durch die unverletzte Haut hätte eindringen können.

Langsam dämmerte dem Helden, dass das Gift dieser Pflanze der Gattung *Aconitum*, die eindeutig unterweltlichen Ursprungs war, mit *Aconitin* ein Alkaloid beherbergte, das in seiner Toxizität von einer schier extraterrestrischen Heftigkeit war. So können wir heute mit Fug und Recht behaupten, *Aconitin* sei zumindest in unseren Breiten das stärkste bekannte Pflanzengift. Bereits drei bis sechs Milligramm genügen als Dosis letalis für den Menschen. Im Falle einer Vergiftung kommt es zunächst zu einem Brennen im Mund und Kribbeln in den Fingern als Frühsymptome, es folgen Schweißausbruch und Erbrechen, welches nur gut sein kann, da auf diesem Weg noch Gift ausgeschieden werden kann. Ist jedoch schon mehr resorbiert, fallen nacheinander die sensorischen Funktionen, nicht jedoch das Bewusstsein aus, es stellt sich Bradykardie bei gleichzeitiger Atemlähmung ein, die in irreversiblem Herzstillstand und Exitus münden. Dem Heros schauderte bei diesen Vorstellungen und eine Gänsehaut lief über seinen breiten Rücken. Vermutlich würde es gegen diese Pflanze der Hölle genauso wenig ein Antidot geben, wie gegen die giftige Galle der Hydra auf den Spitzen seiner Pfeile[41]. Nur, weil diese ohnehin von letaler Toxizität waren, verzichtete Herakles darauf, sie nun mit dem Aconit-Gift zu präparieren. Eine instinktiv richtige Entscheidung, wie spätere Generationen von Toxikologen herausfinden sollten, da sich die Droge höchstens ein Jahr lang frisch hält.

Die gelben und weißen Blumen interessierten den Helden weniger, wobei auch diese durchaus giftig gewesen wären, allerdings ohne *Aconitin*. Doch die Menschen der Umgebung, schlichte Hirten, beobachteten, wie Vieh, das sich an den neuen Kräutern gütlich tat, qualvoll verendete und beschlossen, den Spieß umzudrehen und sich des Giftes für ihre Zwecke zu bedienen. In den unzugänglichen arkadischen Weiden, auf welchen ihre Tiere ästen, war es nicht immer möglich, sie wirkungsvoll gegen Wölfe zu schützen, und so präparierten die Hirten schließlich listig Schafskadaver mit den geruchlosen Knollen des gelben Sturmhutes. Dessen Gift, *Lycoconitin*, kontaminierte das Fleisch und raffte schlussendlich die Wölfe, welche sich über die billige Beute hermachten und sie gierig verschlangen, dahin. Aus diesem Grund heisst der gelbblühende Sturmhut noch heute *Aconitum lycoctonum*, der Wolfswürger. Irrigerweise hört man gelegentlich auch *Mycoctonum*, irrig deshalb, da es eine

---

[41] Tatsächlich existiert kein Antidot, eine Vergiftung muss symptomatisch behandelt werden.

Pflanze dieses Namens nicht gibt. Trotz ihrer Nichtexistenz sorgt sie jedoch bei Insidern für Erheiterung. Was nämlich so ein einziger kleiner Buchstabe ausmacht, ist nicht nur Juristen und Theologen bewusst (man denke nur an das berühmte „iota" im Glaubensbekenntnis), auch die Botanik tut gut daran, genau hinzusehen, wenn es um Fragen der Namensgebung geht: Ersetzen wir nämlich das *Lambda* in jenem griechischstämmigen Wort durch ein *My* und verändern so *lycoctonum* zu *mycoctonum* ändert sich zwar am Erscheinungsbild der Pflanze nichts, doch viel in Hinsicht auf die Zielgruppe einer beabsichtigten Vergiftung, indem dann aus dem Wolf eine Maus wird.

Die Familie der *Apocynaceae* – Beispiele für Pharmaka

Eine weitere Pflanzenfamilie hat ihren Namen aus einer Verbindung mit dem Heilgott Asklepios, die *Apocynaceae*, Hundswürgergewächse. Sie sind zwar einerseits giftig, doch ist es, wie sooft, lediglich eine Frage der rechten Dosierung, ob sie toxisch oder heilkräftig wirken, insofern mag man besser verstehen, dass die Göttin Pharmakeia ursprünglich eine Zauberin war!! Was nun die Hundswürgergewächse betrifft, müssen wir nicht, wie bei Aconitum auf homöopathische Aufbereitungen zurückgreifen und sie nach den Hahnemannschen Regeln für potenzierte Heilmittel einsetzen, in ihnen schlummert die Heilkraft bereits in normaler, durchaus aber niedriger Dosierung. Gerade sprachen wir von ihrer Beziehung zum Heilgott, blieben jedoch eine Erklärung schuldig. Wie alles Finstere, Abwegige, Schlechte, hat auch der ansonsten eben so eingestufte Hund einen positiven Aspekt: Er ist als Verbindungsglied zur Unterwelt Seelentier und Begleiter des Asklepios. Wenn es allerdings um die Hundswürgergewächse geht, steht der Hund eher wieder auf der sinistren, der feindlichen, dunklen Seite, und Substanzen, die geeignet erscheinen, Tiere mit derartigen Qualitäten zu vertilgen, können also nicht per se schlecht sein. Nicht zuletzt aus diesem Grund dürfen wir also die Hundswürgergewächse nicht nur von der toxischen Seite her betrachten. Wenn wir sie ausschließlich als übel beleumdet ansähen, würden wir ihnen nicht gerecht. Denn etwas, das Schlechtes vertilgt, tut in diesem Vertilgungsprozess schließlich Gutes, kann also nicht durch und durch schlecht sein! In dieser Familie finden wir denn auch zu unserer nur geringen Überraschung Heilpflanzen, welche über Pharmaka im wahrsten Wortsinne verfügen, Wirksubstanzen also, die nur bei korrekter Anwendung, das heißt vor allem, bei richtiger Dosierung, hilfreich sind. In diese Gruppe, die bei uns nördlich der Alpen nur durch die Gattung Vinca vertreten ist, fallen andernorts so klangvolle Namen wie der Oleander, *Nerium oleander*, der völlig zu Unrecht unterbewertet wird und mit seinen Herzglykosiden zweiter Ordnung eigentlich ein wichtiger Bestandteil von Kardiaka sein könnte und die besser bekannte Rauwolfia *Rauwolfia*[42] *serpentina* mit den Alkaloiden Reserpin und Ajmalin, die bei uns als Blutdrucksenker im Einsatz sind und in der Ayurveda-Medizin als Polychrest und anderem bei Schlangenbissen und Exzitationen gegeben wird. Die schon erwähnte Gat-

---

[42] Hier findet man zuweilen sehr seltsame latenglische Versionen wie Raufolvia und dergleichen Unsinn!

tung Vinca, bestehend aus *Vinca major* und *Vinca minor*, Großem und Kleinem Immergrün, mit ihren Alkaloiden Vincamin und Vincistrin, welche früher bei Durchblutungsstörungen und Schwindel eingesetzt wurden, rundet das Bild ab. Mit Ausnahme von Oleander muss man in der Therapie auf homöopathische Galenika zurückgreifen.

Das Selbstopfer Cheirons

Nachdem wir nun den großen Helden Herakles, der wohl zu den schillerndsten und zwiespältigsten Gestalten der gesamten griechischen Mythologie gehört, ein Stück seines meist dornigen Weges begleitet haben, kehren wir zurück zu Cheiron und dem Ende seines Erdenganges. In dieses unselige Ende hatten die Fäden der Moiren unauftrennbar drei ihm durchaus vertraute Dinge eingewoben: Gift, Drogen und Erfindungsgeist. Da wir gerade bei Herakles waren, liegt die Vermutung nahe, dass das Gift also mit seinen verderblichen Pfeilen zu tun hat, und sie ist natürlich richtig. Als Droge kommt nun aber ein Saft ins Spiel, den wir bisher immer nur peripher gestreift haben und das wird auch so bleiben, denn, was den Aspekt des Dionysos als den Gott des Weinstocks betrifft, können wir uns leider nicht eingehend mit ihm befassen. Doch soviel sei gesagt, dass das Altertum, das den Schnaps und seine verheerenden Folgen nicht kannte, mit der Fluchseite jener Medaille, die so mancher Weinflasche umgehängt wird, bereits mehr als ausreichend geschlagen war. „Geistige Getränke" wie Branntwein stellten erst um die erste nachchristliche Jahrtausendwende die Araber her, die ihn, kaum entwickelt, auch sogleich auf den Index der für Muslime verbotenen Substanzen setzten, wo er bis heute neben allen anderen alkoholhaltigen Getränken steht. Die Antike war hier bekanntermaßen toleranter und traute der Selbstkontrolle des Menschen mehr zu. Die Betonung liegt auf *Menschen*, heißen wir doch, auch wenn mitunter der Verdacht aufkommen mag, nicht ganz zu Recht, Homo *sapiens sapiens* also den Göttern oder Titanen, je nach Lesart, gleiche, zur Weisheit berufene, zumindest aber des Verstandes mächtige, Geschöpfe. Gerade was den Umgang mit Drogen betrifft, dürfen wir uns, ganz antike Herrenrasse, über die anderen erheben und auf dieses mindere Gezücht mit allem uns zur Verfügung stehenden Abscheu herabblicken. Denn die Kentauren bildeten hier eine große Ausnahme. Ihr ohnehin meist nur mühsam gezügeltes aggressives Wesen brach bereits beim geringsten Kontakt mit ungemischtem Rebensaft ungehemmt aus ihnen heraus. Dann ging mit ihnen, wie man bei uns in Bayern so schön sagt, *der Gaul durch*. Einstein besuchte Herakles einen der wenigen Kentauren, der auf der Entwicklungsstufe eines Cheiron stand, allerdings ohne an dessen Unsterblichkeit teilzuhaben. Er hieß Pholos und wird sonst nirgends erwähnt, obwohl seine weitere Vita durchaus nicht uninteressant gewesen sein dürfte, schließlich können wir ihn, gerade in Hinsicht der soeben angeführten Selbstbeherrschung, als wahres Wunderwerk der Natur bezeichnen. Er dürfte wohl der weltweit einzige Kentaur gewesen sein, der daheim ein Fass voll Wein stehen hatte und eingedenk der zu erwartenden Folgen nie daraus trank. Dass der solcherart gelagerte Wein nicht zu einem der schlechtesten herangereift sein dürfte, lässt sich erahnen. Als nun Herakles die Höhle des

Kentauren betrat, ließ dieser sich nicht lumpen und machte sein Fass auf, was allerdings dazu führte, dass seinen in der Nähe wohnenden Artgenossen mit dem Wind der Duft des süßen Weines um die Nasen blies. Bereits anhand dieses unspezifisch ausgesandten olfaktorischen Reizes fühlten auch sie sich eingeladen und reagierten in der ihnen eigenen Art, als sie erfuhren, dass der Wein nicht für sie bestimmt war. Mit halben Bäumen und Felsbrocken als Waffen kamen sie wieder, und es entspann sich eine der vielen Kentauromachien des Altertums, die der Bogen des Herakles schließlich zugunsten seines Gastgebers entschied. Wäre es dabei geblieben, hätten wir uns natürlich nicht die Mühe gemacht, diese Geschichte hier aufzuschreiben, denn Schlachten zwischen Mensch und Kentaur waren in der Heroenzeit quasi an der Tagesordnung. Doch einer der Pfeile erwies sich als weiterreichend als üblich, er durchschlug einen der Kentauren glatt und traf den weisen Cheiron, der herbeigeeilt war, den Streit zu schlichten, unglücklich am Knie. Wir folgen in dieser Darstellung den antiken Quellen, die es ja wissen mussten, und verbannen Behauptungen, die dahin gehen möchten, Held Herakles hätte im Eifer des Gefechts schlichtweg schlecht gezielt, oder versehentlich den Falschen getroffen, ins Reich der Spekulation. Der verwundete Heiler wand sich in Schmerzen und sein Schüler, der geahnt haben mochte, dass da nichts mehr zu machen sein würde, eilte wohl los, cheironische Kräuter wie *Anthyllis vulneraria*, Wundklee, oder *Sanicula europaea*, Wundsanikel, zu suchen, um ihn zu verbinden. Doch alle Kunst war vergebens, die Wunde mochte sich nicht schließen, das Gift tobte durch den Körper des unsterblichen Kentauren und die Schmerzen, die er durchlitt, trieben ihn an den Rand des Wahnsinns. Doch selbst in dieser ausweglosen Situation dachte er nicht nur an sich. Dass die Menschen Cheiron die Heilkunst zu verdanken haben, spiegelt auch jene tiefe, schicksalsannehmende Liebe wieder, von der diese edle Doppelgestalt durchdrungen war. Schließlich ging er so weit, wie wir Abendländer es sonst nur in der christlichen Religion kennen, nämlich, dass der Unsterbliche sich selbst als Opfer anbot, zwar nicht für die Sünden der Menschheit als Ganzes, so aber doch für den Frevel ihres Schöpfers, Prometheus. Herakles, der immerhin schon den Adler des Zeus, welcher täglich die allnächtlich nachwachsende Leber des gefesselten Titanen benagte, erlegt hatte, hatte Cheiron die Leiden dieses an den Kaukasus geschmiedeten Mit-Unsterblichen in den düstersten Farben geschildert. Es wirft ein positives Licht auf diesen teilweise ja doch recht bedenkenlosen Halbgott, dass er sich für die Folgen seines Fehlschusses verantwortlich fühlte und lösungsorientiertes Denken bemühte. Und so bot er sich spontan als Cheirons Vermittler seinem Vater gegenüber an. Es heißt nun immer, Cheiron hätte sich Zeus als Ersatz für den leidenden Prometheus angeboten, wie das im Einzelnen hätte aussehen sollen, bleibt dabei allerdings offen. Hätte er sich obendrein zu seiner Pfeilwunde noch an den Kaukasus schmieden lassen? Hier werden wir einmal mehr Zeuge für die oftmals a posteriori einsetzende Logik im Mythos: Zeus nimmt Cheirons Selbstopfer an und lässt Prometheus gehen. Dabei werden jedoch beide von ihren Leiden erlöst und, wie es scheint, ist Zeus' Rachsucht endlich gestillt. Prometheus wird losgemacht und tritt von der Bühne der Mythologie ab, denn kein Dichter besingt sein weiteres Tun, während der weise Cheiron in die Sterne versetzt wird, was allerdings nur in etwa gleichzusetzen ist mit unserer naiven Vorstellung von „in den Himmel kommen". Zeus in seinem (fast) unbeschränkten Schaffenspotenzial kreierte eine neue Konstellation, die wir seitdem am Himmel bestaunen können. Der an den Himmel versetzte Kentaur darf das reinigende Bad des Okeanos, das anderen verwehrt ist, in seinem Weg durch die Ekliptik als Tierkreiszeichen Schütze[43] genießen.

Die übrigen Kentauren, die Herakles mit seinen Pfeilen verwundete, wuschen sich ihre Blessuren im Fluss Anigros aus. Wie die Einheimischen versichern, riecht dessen Wasser seitdem nach Schwefel und ist ungenießbar! Offenbar stellte diese Kombination aus Gift und Kentaurentranssudat eine zu große Herausforderung für das Ökosystem Fluss dar, sodass es kippte. Auch wenn das Gift der Hydra quälend für den vom Pfeil getroffenen sein mochte, es war offenbar für so robuste Naturen wie die Kentauren nur dann tödlich, wenn der Pfeil entsprechend wohlgezielt traf, mit anderen Worten auch ohne Gift letale Folgen nach sich gezogen hätte. Eine Naturgegebenheit, die Herakles selbst noch zu schaffen machen sollte.

Der Tod des Herakles

Die Begegnungen des Helden mit Kentauren endeten also nicht immer glücklich, was uns natürlich auch nicht weiter verwundert, da wir ja wissen, dass diese in der Regel eben Rüpel waren und Exemplare wie Pholos oder gar Cheiron die löbliche Ausnahme bildeten. Ein besonders widerwärtiges Exemplar aus diesem Halbtiergarten der Götter, der sich auch bis heute einen unsterblichen Namen gemacht hat, wurde dann letzten Endes auch zum Verursacher für Herakles' Tod. Es dürfte in unseren Breiten so gut wie keinen Menschen geben, es sei denn er wuchs, abgeschirmt von jeglichem Kontakt mit „Wildnis", im Lebensraum Betonsilo auf, der nicht schon einmal in Berührung mit diesem heimtückischen Kentauren und seinen Machenschaften gekommen wäre. Natürlich ist dies ein Moment, den wir spannend machen müssen und so spanne ich die Leser noch ein wenig auf die Folter, mit welch prominenter Persönlichkeit aus dem Kentaurensektor sie es zu tun haben.

Herakles, endlich seiner Aufgaben ledig, führte gerade seine frisch vermählte Braut Deianeira, deren Hand er sich erst durch einen Kampf mit dem Flussgott Acheloos, der wiederum keine geringere Wesenheit als den größten und mächtigsten Fluss Griechenlands verkörperte, errungen hatte, nach Hause, als die beiden an den Euenos, einen tiefen, reißenden Strom kamen. Dort erwartete sie ein Kentaur, der behauptete, von den Göttern aufgrund seiner Aufrichtigkeit und gerechten Gesinnung als Ferge eingesetzt worden zu sein. Während er Herakles durchaus zutraute, das reissende Gewässer schwimmend zu durchqueren, machte er sich anheischig, die Frau gratis überzusetzen. Ein Angebot, das den Heroen eigentlich hätte stutzig machen sollen. Doch anstatt sich auf seinen Instinkt zu verlassen, der ihm riet, sich auf seine Erfahrungen mit Kentauren zu besinnen und dem Pferdemenschen nicht über den Weg, sprich über den Fluss zu trauen, schenkte er den Worten des Betrügers Glauben, und es kam, wie es kommen musste. Kaum am anderen Ufer angekommen, ver-

---

[43] Wir bitten um Nachsicht, dass wir hier ein wenig vereinfachen. In der griechischen Antike galt das seit der Römerzeit als Schütze bekannte Zeichen noch als Silen. Das auf der Südhalbkugel befindliche Sternbild *Zentaur* war den Alten natürlich unbekannt und ist demnach eine Schöpfung der Neuzeit!

suchte der Kentaur, der sich dank einiger hundert Fuß Abstand zu Herakles in Sicherheit wiegte, Deianeira zu vergewaltigen. Zum Glück hatte er sich, wie bei Wesen seiner Art eben üblich, so schlecht unter Kontrolle, dass er nicht solange warten wollte, bis Herakles ins Wasser gestiegen war. Dieser hatte gerade all seine Habseligkeiten zu einem Bündel verschnürt, das er trocken ans andere Ufer zu schaffen hoffte, als er sehen musste, was vor sich ging. In aller Eile nahm er alles wieder auseinander, spannte den mächtigen Bogen, legte einen Pfeil auf, ankerte, zielte sorgfältig auf den gerade einmal daumennagelgroß erscheinenden Kentauren und sirrend entfernte sich das tödliche Geschoß. Ein röhrender Schrei kündete von der Treffsicherheit des Helden, der zunächst alles liegen ließ und sich in die Fluten stürzte, um schwimmend seine Frau zu befreien.

Der Pfeil hatte sein Ziel gefunden und den Kentauren im Bereich der Leber getroffen. Dieser wusste, dass es mit ihm zu Ende ging, als er sah, dass das vergiftete Blut in breitem Schwall aus der Wunde trat. Als Nichtchrist hatte er keinen Grund, irgendetwas zu bereuen und so wich die Bosheit auch in den letzten Atemzügen nicht von ihm.

„Weißt du, wozu Kentaurenblut gut ist?" fragte er, dem der Lebenssaft auch aus dem Mund quoll, röchelnd Deianeira, die sich nach dem Schuss aus seinen Armen hatte befreien können.

„Ich will es nicht wissen", versetzte sie, „sieh zu, du Unhold, dass du auf der Stelle verreckst[44], dass die Welt von einer Plage befreit ist!"

„Unwissendes Gör!" belferte der Gestrauchelte, „wenn du ahntest, dass mit Hilfe dieses Blutes ein Mittel geschaffen werden kann, das dazu dient, dass die Treue des Ehemannes niemals versiegen wird, würdest du jetzt anders daherreden und mir dankbar sein."

Deianeira warf trotzig den Kopf mit dem zerzausten Haar in den Nacken. „Herakles wird mir ein Leben lang treu sein, daran zweifle ich keinen Augenblick", versetzte sie mit jener Selbstsicherheit, die nur jungen, frischvermählten Mädchen gegeben ist, „schau mich doch an, wie hübsch ich bin! Er selbst hat in der Hochzeitnacht zu mir gesagt, er werde jetzt keine andere mehr ansehen. Und ich werde ihm viele Kinder schenken, so dass er sich immer nur mehr nach mir verzehren soll."

Der Kentaur hustete und spuckte verächtlich einen Schwall Blut in ihre Richtung, doch sie wich geschickt aus. Beschwörend hob er die Arme und wedelte mit seinem Rossschweif ein paar dreiste Fliegen weg. „Weißt du, ich will dir ja nur helfen", stöhnte er und zwinkerte ihr verwegen zu, „jetzt brauchst du dir natürlich noch keine Sorgen zu machen, aber später, wenn du älter wirst und die rosige Blüte deiner Wangen verwelkt ist und einem fahlen chlorösen Teint weicht, wenn der Turgor verebbt und ein hohlwangiges Wesen dich skeptisch aus dem Kupferspiegel beäugt, wenn Cellulite deine Schenkel hypertrophiert, Varizen deine Waden entstellen und Schwangerschaftsstreifen dein jetzt noch so ebenmäßiges Abdomen verunzieren, wenn Krähenfüßchen ihre Spuren an deinen Schläfen hinterlassen und der einsam genossene Wein rote Äderchen auf deine Nasenflügel zeichnen wird, dann wirst du an mich denken. Aber dann wird es zu spät sein!"

---

[44] Zugegeben, eine drastische Formulierung, die aber kein geringerer als Richard Wagner im Ring des Nibelungen Siegfried in den Mund legt, der sie unüberhörbar in kräftiger Heldentenorlage von sich gibt.

Deianeira besah sich im Spiegel des Flusses, na ja, ihre Frisur war schon nach einer Nacht hübsch durcheinander, dann dachte sie an ihre verhärmte Mutter und die vielen Konkubinen des Vaters und obendrein näherte sich allmählich Herakles mit kräftigen Schwimmstößen, und überhaupt, man konnte ja nie wissen…

„Und was muss ich tun?" gab sie sich geschlagen.

„Du brauchst nur ein Kleid, das dein Mann tragen soll, mit meinem Blut bestreichen, dann wird er dir niemals mehr untreu werden." Während sie eine kleine Phiole mit Parfüm entleerte und anschließend mit dem Blut des Pferdemenschen füllte, skandierte dieser dazu: „Die Glut der Leidenschaft wird brennen in diesem Gewebe und wird ihn für den Rest seiner Tage an dich denken lassen, so dass er an nichts und niemand anderen mehr einen Gedanken verschwenden, geschweige denn sinnliche Begehrlichkeiten wird lenken können. Du wirst sehen, des Gatten Treu' wird niemals mehr dich trügen! Im übrigen ist die Essenz, wenn du sie im Dunkeln gut verschlossen aufbewahrst, unbegrenzt haltbar."

Mit diesen Worten verschied er, aber wohlweislich, ohne den üblichen Hinweis auf Risiken und Nebenwirkungen des von ihm angepriesenen Wundermittels zu geben.

Herakles führte den leicht schuldbewussten, verunsicherten Ausdruck auf dem Gesicht seines frisch angetrauten Weibes auf die durch den Kentauren erlittene Unbill zurück, versetzte dessen Leichnam noch einen verächtlichen Fußtritt, ehe er vorsichtig den schwarzgefiederten Pfeil wieder herauszog und beschloss, da seinerzeit die Traumabearbeitung anhand therapeutischer Gespräche eher noch in den Kinderschuhen steckte, die Sache im Weiteren auf sich beruhen zu lassen. Für uns verliert sich die gemeinsame Spur des Helden und seiner Gemahlin, da hier erneut nicht der Ort ist, seine weitere Geschichte in allen Details auszubreiten, und wir müssen nun einen Zeitsprung unternehmen, der uns aus der sicheren Distanz von mehr als 3 200 Jahren ja nicht schwerfällt.

Tatsächlich war Herakles seiner Holden nach diversen, numerisch nicht überlieferten Ehejahren, irgendwann überdrüssig und nahm sich eine jüngere Geliebte. Deianeira, der aus dem Spiegel tatsächlich das vom Kentauren prophezeite Gesicht entgegenblickte, sah die Stunde für den Einsatz der Wunderdroge gekommen und zog aus einem Geheimfach in der Speisekammer die Phiole mit der Aufschrift „Nessos" heraus. Ach ja, wir hatten eingangs den Namen des Mischwesens aus Pferd und heimtückischen Menschen unterschlagen, doch nun können wir „das Wesen aus dem Namen lesen, das sich nur allzudeutlich weist…"[45]. Nessos' Blut war in Verbindung mit Herakles' Pfeilgift ätzend und scharf wie Schwefelsäure geworden. Auch wenn das Hemd, das die verzweifelte Deianeira nun mit dem zweifelhaften Gebräu bestrich, leicht zu rauchen begann, sie hielt es für einen Vorgriff auf die wahrhaft zauberhafte, des Mannes Leidenschaften wiederentflammende Wirkung.

Herakles, der gerade die Vorbereitungen für ein Stieropfer traf, erhielt das neue Gewand mittels Eilboten zugesandt. Sein blütenweißer Chiton war ohnehin vom Stierblut gerötet, was als schlechtes Omen galt, und so kam ihm die Fürsorglichkeit Deianeiras gerade recht. Flugs zog er sich um. Doch nicht umsonst trug der Kentaur seinen, an das brennende, bläschenförmige Exantheme hervorrufende Nesselgift anklingenden Namen, denn Held Herakles begann, kaum dass er sich das neue Kleid übergezogen hatte, wie ein Wahnsinniger

---

[45] So weiß es auch Faust, als Mephisto ihm erscheint.

im Kreis zu laufen und versuchte, das Gewand sich sogleich herunterzureißen, was misslang. Vielmehr löste sich das Gewebe nicht mehr von seiner Haut sondern ging eine unauflösbare Verbindung mit der Epidermis ein, die dem wütend Herumzerrenden in Fetzen und Streifen herabhing. Je mehr der gepeinigte Held an dem unseligen Gewand zerrte und zog, desto schlimmer wurde die Pein, schon klebten grobe Fetzen von Bindegewebe, Muskeln und inneren Organen an dem verderblichen Tuch. Er tobte und brüllte wie ein rasender Stier, zerschmetterte dem ahnungslosen Opferdiener, nur weil er eben günstig für eine Spannungsabfuhr dastand, den Unterkiefer, riss Bäume aus und versetzte alles in Furcht und Schrecken. Doch plötzlich erkannte er die, nur für ihn sichtbare vertraute Gestalt seiner Beschützerin, Pallas-Athene, die ihm zuraunte, dass sich nun seine Zeit erfüllt hätte.

„Steig auf den Scheiterhaufen und lass dich verbrennen", riet sie ihm, „ich werde bei dir bleiben und gemeinsam fliegen wir dann zum Olymp. Dort wirst du ein Weib finden, das deiner würdiger ist, als diese Sterbliche", und verächtlich wies sie mit dem Daumen über die Schulter in Richtung von Herakles' und Deianeiras gemeinsamen Haus.

Derart seines irdischen Ruhmes wie des jenseitigen Lohnes gewiss, bestieg er den Scheiterhaufen und befahl den Umstehenden, ihn zu entzünden. Begreiflicherweise wollte dies keiner tun, wer sollte wissen, wie es endete, am Schluss überlegte er es sich noch einmal anders... Doch da kam ein Hirtenjunge namens Philoktetes dahergeschlendert. Als ihm Herakles seinen Bogen und die tödlichen Pfeile versprach, zögerte er keinen Augenblick und setzte das trockene, mit duftenden Essenzen besprengte Holz mit einer Fackel in Brand. Fauchend entzündeten sich die aetherischen Öle von Myrrhe, Thymian, Rosmarin und Myrte und setzten das ohnehin leicht brennbare Zedern- und Kiefernholz in Brand. Zischend und knatternd stiegen die Flammen zum Himmel und kaum entwickelte sich Rauch, was auf eine gnädige Aufnahme von Seiten der Himmlischen hindeutete. Als der Scheiterhaufen niedergebrannt war, gingen die Männer daran, die Gebeine aus der Asche zu lesen, doch sie wurden nicht fündig. Heute würde man sagen, das Grab war leer. Die Asche wies keine Spuren eines Leichenbrandes auf, und so wussten sie, dass Zeus ihren Helden vollständig, mit Haut und Haaren, in den Himmel aufgenommen hatte. Aus dem Halbgott war ein Gott geworden.

Ausgehend von diesem *evidence based knowledge* von der leiblichen Aufnahme des Herakles in den Himmel, können wir also christliche wie agnostische Thesen, die unter dem Oberbegriff *Euhemerismus* zusammengefasst werden, ins Reich der Legende verbannen[46]. Ging doch Euhemeros, ein Zeitgenosse Alexanders des Großen, von der Vergöttlichung, die man dem großen Makedonenkönig post mortem angedeihen ließ, aus, und behauptete frech, alle Götter seien irgendwann einmal nichts weiter als bedeutende Menschen gewesen, die zuerst

---

[46] Euhemeros (gest. um 300 v. Chr.) leitete von der Vergottung Alexanders ab, alle Götter wären auf dieselbe Weise durch Menschenhirn und Menschenbedürfnis nach Verehrung entstanden, der Kirchenvater Tertullian bekräftigte diese These in Hinblick auf die Unwahrheit der nicht-christlichen Göttergeschichten und als moderner Vertreter dieser Strömung behauptet ja auch Sigmund Freud in „Totem und Tabu", Gott/Götter seien auf den übermächtigen Ahn projizierte Bedürfnisse primitiver Menschen, wie überhaupt jede Epoche und jeder Zeitgeist den Mythen ihren eigenen Stempel aufdrückt und sie nach ihren Bedürfnissen interpretiert. Eine in keinster Weise verwerfliche Vorgehensweise, die bereits in der antiken Mythenrezeption aufscheint und so die scheinbar alten Sagen zu zeitlosen Stoffen verwebt und am Leben hält!

besonders verehrt worden wären, um schließlich vergottet zu werden. Richtig beobachtete er, dass das Geschlecht der Heroen oftmals übermenschliches leistete oder zu erdulden hatte. Nicht nur, indem sie Götter als Vorfahren oder als einen Elternteil hatten, sprengten diese Halbgötter den Rahmen des gewöhnlichen Lebens der Sterblichen. Anders als viele, die heute mit diesem Attribut versehen werden, wurden sie zu Prominenten im Sinne von herausragenden Gestalten, da sich in ihnen jenes Lebensgefühl, das Nietzsche mit „heroisches Trotzdem" bezeichnete, manifestierte.

Was die frommen Knochensammler am Berg Tainaron allerdings nicht wissen konnten: Die Ambivalenz des Helden Herakles, die sich nicht nur in seinen Giftpfeilen wiederspiegelte, sondern auch anhand zahlreicher im Wahn verübten Untaten verdeutlichte, ließ sich auch post mortem nicht völlig aufheben. Einer der wenigen, der die Hallen des Hades lebenden Leibes betreten – und wieder verlassen – hatte, der vielgewandte Odysseus, bezeugt uns im Rahmen seines Berichts über seine Hadesfahrt, dort Herakles' Schatten erblickt zu haben. Wir müssen also annehmen, dass wenigstens so etwas wie ein Doppelgänger des neuen Gottes dort hauste. Wie es scheint, verkörperte der Schatten, naturgemäß lediglich schemenhaft, jene abgespaltenen, weniger ruhmreichen und ehrenvollen Aspekte des Helden, die offenbar auf dem Olymp nicht zugelassen worden waren. Wie Herakles zu diesem seinem Bildnis stand, wissen wir nicht, doch seine Aufnahme in den Olymp führte auch zur endlichen Versöhnung Heras. Als Symbol dafür, dass sie nun ihren alten Groll begraben hätte, gab sie ihm sogar ihre Lieblingstochter, Hebe, die Göttin ewiger himmlischer Jugend, zur Gemahlin. Schön, dass auch oberste Göttermütter über ihren Schatten springen können, ist er erst einmal lang genug.

Achter Besuch: Ein Ausflug zum Orakel von Delphi

Apollon siegt über den Drachen: *Paeonia* – Pfingstrose

Apollon paieon, so wird der Gott im berühmten Eid des Hippokrates, gewissermaßen mit seinem Siegesgesang, dem Paian, angerufen.

Linné verewigte den Paean, wie der apollinische Siegesruf in lateinischer Sprache geschrieben wird[1], in der wilden Pfingstrose, einer Blume, die von drastischer Ambivalenz geprägt ist. Sie erscheint ebenso optisch anziehend wie sie dann olfaktorisch abstößt.

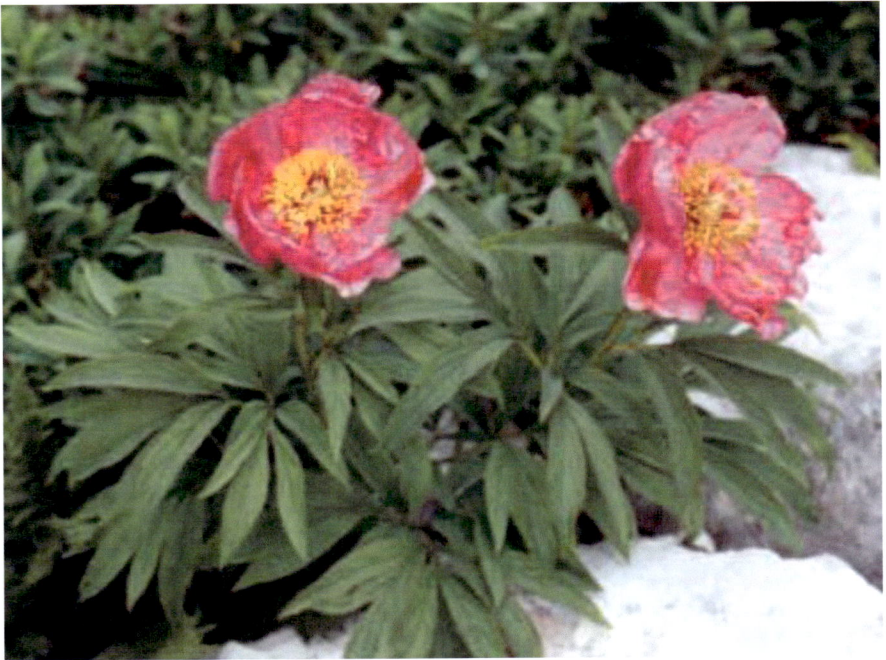

Ist man der Blüte so nah gekommen, wie hier, haben die Geruchsnerven bereits kapituliert

---

[1] Die Aussprache unterscheidet sich allerdings nicht, weshalb z. B. die scheußliche Eindeutschung Cäsar völlig fehlgeht, da sich aus Caesar das Wort *Kaiser* ableitet und nicht etwa die von ihm eingeleitete *Zäsur* in der römischen Geschichte.

Da sie auf den wissenschaftlichen Namen *Paeonia officinalis* hört, was nahelegt, dass sie in medizinischer Hinsicht Tradition hat, ist sie jedoch aus der heutigen Materia medica verschwunden. Die Pfingstrose, die über reichlich aetherisches Öl, das als Paeon bezeichnet wird, verfügt, galt früher als Antispasmodikum und fand als Wurzeltee bei Hämorrhoiden[2] Verwendung. Ihre schöne Blüte verführte die Blumenliebhaber schon bald, geruchsneutrale, oder besser noch wohlriechende Sorten zu züchten, so dass wir in den (Vor)Gärten der Republik kaum noch vom Fäulnisaroma der Wildpflanze belästigt werden. Als solche ist sie extrem selten und steht unter strengstem Schutz! Die oben zu sehende Aufnahme entstand im Naturreservat Monte Baldo in Italien.

Wir können hier leider nicht in Einzelheiten auf die Symbolik der aetherischen Öle eingehen, doch sei wenigstens erwähnt, dass sie eindeutig zum Oben, dem Aether[3] gehören und somit zu den edlen Qualitäten des Feuers[4]. Indem das Feuer in Form der aetherischen Öle in die dumpfe Materie eindringt, veredelt es sie, und hebt sie hinauf in den ewigen Aether. Mittels der aetherischen Düfte kommunizieren die Menschen mit den Göttern, so werden vor dem eigentlichen Brandopfer, die dazu dienenden Altäre befanden sich *vor* den Tempeln, unter freiem Himmel, wohlriechende Essenzen wie Thymian, Ysop oder Rosmarin auf dem Altar verräuchert, um die Götter herbeizurufen. Die Bedeutung des Namens Thymian macht dies mehr als deutlich, da thymáo[5] „ich opfere" bedeutet. Dieser heute vor allem als Würzkraut so beliebte Lippenblütler verrichtete im Altertum als Opferpflanze wichtige Dienste. Sein Rauch stand als Frage an die Götter im Raum. Fuhren Böen in den Rauch und drückten ihn zu Boden, umnebelte er förmlich den Altar, so war die Zeit für das Opfer nicht gut gewählt, und das bekränzte Tier hatte noch eine Spanne zu leben. Stieg der Rauch der Duftkräuter aber senkrecht zum Himmel auf, hieß das, die Götter seien gnädig gestimmt und sähen dem kommenden Brandopfer wohlwollend entgegen. Während nun die Räucherkräuter ihren Duft verbreiteten, rief der Priester den Gott, im Falle Apollons mit seinem Siegesruf, dem Paian, herbei, das Opfer gnädig anzunehmen.

Zum ersten Mal stimmte Apollon diesen Sieges-Gesang an, als er, kaum den Kinderopanken entwachsen, also noch als Jüngling mit langem, die Schultern in schöngedrehten Locken umspielenden Haupthaar, bereits den mächtigen Bogen zu spannen wusste, und mit seinen Pfeilen eines der schrecklichsten Untiere der Urzeit zur Strecke gebracht hatte. In Delphi, im finsteren Erdspalt, also quasi noch im Schoß Gaias, hauste der grässliche Python[6], ein schlangenartiger Drache, voll mit Gift, Geifer und Hass auf alles Lebendige und Lichte, der aber noch nichts wirklich Schlimmes angerichtet hatte. Allerdings würde es auch nicht mehr dazu kommen, denn schon die bloße Anwesenheit des Scheusals reichte für den Knaben Apollon als Grund, sich an ihm zu messen und ihn zu besiegen. Als Manifestation des Lichts, einer seiner Beinamen lautet ja Phoibos, der Strahlende, ist für Apollon das bloße

---

[2] Karl, Josef: Phytotherapie, S. 251.
[3] ὁ αἰθήρ In etwa mit ‚Himmelsglanz' zu übersetzen. Sohn des Erebos und der Nyx, also Abgrund und Finsternis.
[4] Siehe hierzu mein Aufsatz in der NHP IX/1996.
[5] θυμάω
[6] Wörtlich bedeutet πύθων der Faulige. Faulos, das es durchaus auch gibt, entspricht weitgehend dem engl. „foul" als dem Gegenteil von „fair" und bedeutet ins Deutsche übersetzt „schlecht", doch kann man hier „foul" den Vorzug geben.

Vorhandensein des Dunkels schon ein Graus, den es zu überwinden gilt. Allerdings nicht, indem er sich an das Dunkle gewöhnt, sondern indem er es aus der Welt zu schaffen trachtet.

Der Kampf des kindlichen Gottes mit dem Scheusal der Tiefe erinnert in aufdringlicher Art und Weise an den Drachenkampf des germanischen Lichtjünglings Siegfried, der den zum Monster verwandelten Riesen Fafnir, der einen unermesslichen Schatz und damit gewissermaßen seine Talente nur hütet und im wahrsten Wortsinne be-sitzt, erlegt und ihm anschließend Hort, Ring und Tarnhelm entreißt.

Apollon erlegte also den finsteren Pythondrachen mit seinen Pfeilen, den Pfeilen des Lichts, die das Dunkel durchdringen. Und am Licht verfaulte anschließend der Kadaver des Drachen, und sein Verwesungsgeruch erfüllte die Gegend um ihn her. Dieser faulige Geruch kennzeichnete den Drachen wohl aber auch schon vor seinem gewaltsamen Ende, sein Atem muss wohl entsprechend gerochen haben, und unwillkürlich denken wir an Kleists Michael Kohlhaas, der von einem Gegenspieler mit dem freundlichen Satz „Weiche von mir, dein Atem ist Pest und deine Nähe Verderben", bedacht wird.

Obwohl Apollons Lichtpfeile den Drachen zu töten vermögen, bleiben also gewisse Eigenheiten, die ihm zu Lebzeiten anhafteten, wie eben sein charakteristischer Gestank, weiterhin erhalten. Die Veredelung hin ins Licht derart unedler Materie, wie sie sich im Drachenleib bildete, kann demnach nur unvollständig gelingen, so dass die Macht des Dunkels sozusagen als notwendiger Gegenpol des Hellen bleibt. Allerdings wollen wir nicht soweit gehen, wie der Lästerer Mephistopheles, der gar einen Sieg des Dunkels postulieren möchte: „Das stolze Licht, das nun der Mutter Nacht den Rang, den Raum ihr streitig macht, doch es gelingt ihm nicht, da es, sosehr es danach strebt, verhaftet an den Körpern klebt. Von Körpern strömts … und mit den Körpern wird's zugrundegehn."[7] Anders als dieses Lästermaul wusste Apollon bereits vom Doppelcharakter des Lichtes, als Teilchen und Welle, setzte also, als Lichtbringer par excellence, zurecht auf die durchdringende Kraft seiner Lichtpfeile[8] und hatte am Ausgang seines Kampfes mit dem Drachen des Dunkels keinerlei Zweifel.

Dieses Drama des *Theatrum naturae* stand wohl Linné vor Augen, als er die Pfingstrose als *Paeonia* aus der Taufe hob. Auch die schönste Blume erhebt sich über dem Detritus dessen, was schon gelebt hat, wird genährt aus den Zersetzungsprozessen des vormalig Lebendigen. Der erste Schritt dieses Vorganges ist nun mal die *putrefactio*, Fäulnis und Verwesung, in deren Verlauf entsprechende olfaktorisch wahrnehmbare Substanzen abgesondert werden. Der Anteil des Unteren wird hier überdeutlich im durchdringenden Verwesungsgestank des Zerfallenden, das seinerseits später erneut Frucht hervorbringen kann. Aber auch das Obere, das sich anhand der Farbstoffe in der Pflanze manifestiert, also die Lichtpfeile Apollons, die dem Höheren zugeordnet werden, die Teile, die aus dem Licht kommen, bringen Feuer in die wässrig faulende Materie, die sie veredeln. So wird im Wesen der Pfingstrose der eigentliche Sieg des Lichts geschmälert, indem er sich zwar anhand einer wunderschönen farbenfrohen Blüte manifestiert, die eigentliche Lichtwerdung im Rahmen dieser

---

[7] Frei zitiert aus Faust I
[8] Star Trek-Fans kennen diese Wunderwaffe als „Photonentorpedo" (abgeleitet von Phos, photos = das Licht)

Pflanze jedoch im ersten Schritt, der *putrefactio*, dem Fäulnis-Verwesungs-Prozess hängenbleibt. Ihr sulfurisches Element ist zu wenig geläutert worden, und so wird der Mensch hinters Licht geführt, weil er zuerst von der auffälligen Blüte zu der Pflanze gelockt wird, die ihn sodann aber mit durchdringendem Gestank wieder von sich weist.

Auf den Mythos übertragen denken wir an Python, dessen von Natur aus schon mit Gift, Galle und Geifer angefüllter Leib den Veredelungsvorgang nur partiell mitmachen kann. Indem die Ausgangssubstanz in der Schlangengestalt des Drachens derart chthonisch-finstere, dämonische Qualitäten hatte, muss der Versuch Apollons, ihn ins Licht zu heben, auf halbem Wege steckenbleiben, so dass ein erklecklicher Rest von Chthonischem, wahrnehmbar als olfaktorischer Ausdruck weiterwirkt. Nicht alles lässt sich bis ans Ziel veredeln. Ist die Ausgangsmaterie schmutzig und moralisch verkommen genug, wie eben der Drache Python, der sich nicht scherte um Recht, Gesetz, Licht und Welt, lässt sie sich nicht zum Erhabenen erheben[9].

Zur Erinnerung an seinen Kampf und Sieg stiftete Apollon die Pythien, sportliche Wettkämpfe, die neben den Olympischen und den Nemeischen Spielen und den Isthmien von Korinth zu den großen kultisch-sportlichen Ereignissen der Antike wurden. Doch damit nicht genug, hier, am Nabel der Welt, über der Höhle des Drachen, dessen Verwesungsgeruch bis zu einem Erdbeben im 5. Jahrhundert nach Christus, der Erdspalte entströmte, errichtete Apollon-Loxias, in seiner Eigenschaft als Gott der Weissagung, die wohl mächtigste Kultstätte des Altertums, das Delphische Orakel. Mächtig, weil außer Zweifel steht, dass Wissen Macht ist, und das Orakel, dank der Ratsuchenden aus allen Teilen der bekannten Welt – und natürlich der Inspirationen der Pythia – zum bestinformierten Platz der Welt wurde. Apollon wählte also nicht umsonst diese Stätte seines ersten großen Sieges über die Finsternis für den Sitz seines Orakels. Denn, wie wir aus der Geschichte wissen, äußerte sich das Orakel oftmals drachenhaft dunkel oder sagen wir besser, schlangenhaft doppelzüngig, so dass der Frager nach Erhalt des Spruches den Ort nicht wesentlich klüger verließ, als er zuvor war.

Hyoscyamus niger – Apollinariskraut als Orakelkatalysator

Dass Apollon nicht nur die helle Seite verkörpert, dass er mit seinem Sieg über Python auch Eigenschaften seines Opfers angenommen hat, geht aus vielen Mythen, die seine zwiespältige oder gar dunklen Eigenheiten zum Gegenstand haben hervor.

Jene Stelle, an der Apollon den Sieg über den Drachen errungen hatte, erwies sich nach eingehenden Vermessungen der von Hellenen bewohnten Welt als deren Mittelpunkt und

---

[9] Die Lehre eines ewigen Dualismus hatte in der Antike viele Verfechter, deren prominenteste wohl die Pythagoreer und in ihrer Nachfolge die Manichaer waren. Auch die christ-katholische Dogmatik konnte sich nicht zu einer Einheit am Ende der Zeiten durchringen und beharrt, anders als der Kirchenlehrer Origenes, der die Reue des Teufels und das Verzeihen Gottes postuliert, auf der Vorstellung einer ewigen Verdammnis.

Nabel, der Omphalos[10]. Dort, nahe der Stadt Delphi, deren Name wiederum an den Schoß der Erdgöttin[11] erinnern mochte, in den Apollon schließlich den Drachen zurückbefördert hatte, gründete er sein Orakel. Über der dampfenden Erdspalte platzierte er einen ehernen Dreifuß, erwählte im Ort die erste Priesterin, die er Pythia nannte, und hieß sie auf dieser unbequemen Sitzgelegenheit Platz zu nehmen, auf dass sie dort fürderhin an seiner Weisheit teilhaben solle. Die aus dem Abgrund heraufwabernden Dämpfe, Ausdünstungen des andauernden Verwesungsprozesses des alten Drachen, sollten ihre Sinne vernebeln und sie in Trance sprechen lassen, was er ihr eingab.

Als die Pythia nach dem ersten Probeversuch wieder der tiefen Höhle entstieg, hatte sie schwarze Ringe um die Augen und eine ungesund grün-fahle Gesichtsfarbe angenommen. Außerdem musste sie sich gründlich übergeben. Als sie wieder einigermaßen zu sich gekommen war, begann sie unzusammenhängendes, unverständliches Zeug zu stammeln, was den Aspekt der göttlichen Inspiration des Orakels doch stark herabminderte. Apollon schüttelte zuerst einmal unwillig den Kopf und dachte schon daran, das zerbrechliche Medium durch ein robusteres zu ersetzen, doch verwarf er den Plan, da er sich nur ungern an den mühevollen Auswahlprozess erinnerte. Schließlich verfügte auch damals nicht jede Frau über die nötige Begabung und sensitiven Eigenschaften, die sie zur Pythia geeignet machte und genau besehen war keine wirklich dazu geboren. Also besann sich Apollon unter Berücksichtigung homöopathisch inspirierten Gedankengutes auf Mittel und Wege, die Nebenwirkungen der abscheulichen Dämpfe zu lindern. Homöopathisch deshalb, weil er mit der zusätzlichen Verräucherung von *Hyoscyamus niger*, Bilsenkraut, einer dem Verursacher der Übel ähnlichen, also drachen-schlangenhaften, Droge, allerdings aus dem Pflanzenreich, die pythischen Fäulnisgifte zu beimeistern trachtete[12].

Fassen wir doch einmal Bilsenkraut näher ins Auge[13].

---

[10] ὁ ὀμφαλός Die genaue Lokalisation des Nabels der Welt wird noch heute Besuchern in Form einer Steinstele gezeigt!
[11] Von Ἡ δελφύς Delphys = Mutterleib, Gebärmutter abgeleitet.
[12] Das Bilsenkraut Ἡ Υοσκύαμος von ἡ ὕς = das Schwein, Sau und ὁ κύαμος = die Bohne, heißt also die Saubohne. Ein anderer Name *Apollinaris* weist sie zwar vordergründig als Gehilfin des Heil – und Sonnengottes Apollon aus, man könnte also den Rauschzustand der Pythia, seiner weissagenden Priesterin mit Hilfe des Rauches dieses Krautes assoziieren. Andererseits beinhaltet das Wort ἀπόλλυμι = die Wurzel von 'vernichten, zerstören', was genausogut auf die Auflösung des Verstandes unter Einwirkung des Krautes hindeuten kann! Bilsenkraut macht den Anwender willen – aber nicht empfindungslos. „Mit keuschen Jungfrauen kannst du dann machen, was dir gefällt…" heißt es in einer Beschreibung. „Danach" getrunken, wirkt es gedächtnislöschend und so wird es immer wieder auch als Vergessenstrunk beschrieben, der die Lethargie befördert. Dioskurides warnt eindringlich vor dem Gebrauch, der den Wahnsinn nach sich ziehe! So ist denn Bilsenkraut Bestandteil mittelalterlicher Hexen- oder Flugsalben, sowie Liebestränken.
[13] Unser deutscher Name scheint einer der wenigen keltischen Lehnsbegriffe zu sein, die das Deutsche übernommen hat. In den keltischen Sprachen Süddeutschlands hieß das Kraut *Belinuntia* und war anscheinend dem Fruchtbarkeitsgott Belenos heilig. Zu Ehren dieses Gottes wurden am 1.Mai, dem Beltaine – Fest Ackerumzüge durchgeführt, welchen sich ein orgiastisches Fest anschloss. Vermutlich ist es die Rückbesinnung auf diesen Brauch, der uns das Bilsenkraut in Liebeszaubertränken und Hexensalben des Mittelalters wiederfinden lässt. Die Kelten, sowie die Skythen rauchten diese Drogen auch in der Pfeife, so daß J.R.R. Tolkien den Leser in seinem Vorspann zum 'Lord of the Rings' nicht rein ins Fantasy-Reich entführt, wenn er hier einen 'shortcut into weeds' bringt. Es würde sich vielleicht auch lohnen, die Homophonie „weed" und „wit" zu untersuchen …

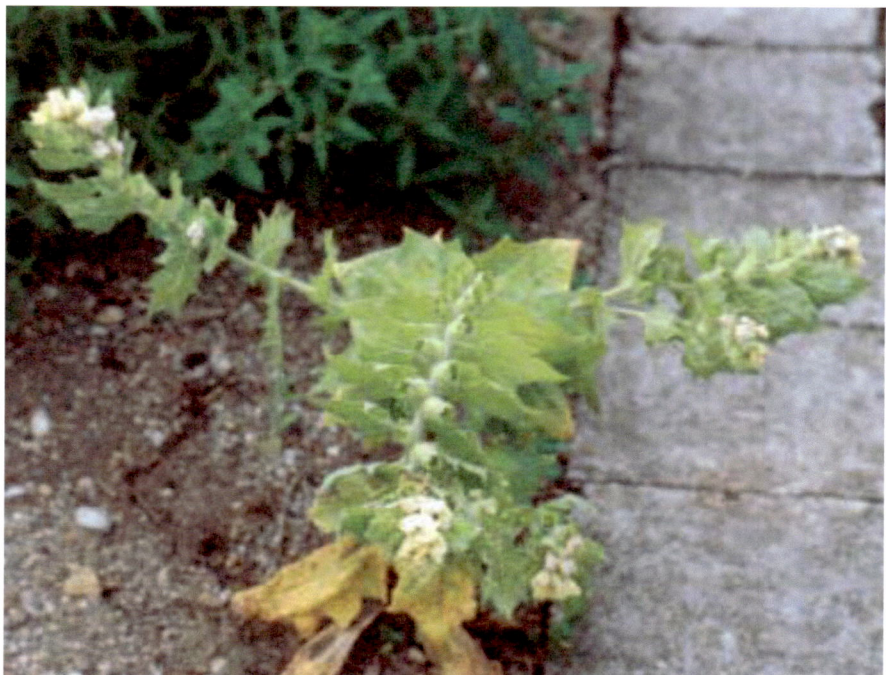

Hyoscyamus niger: Das Kraut mit den Blüten und bereits gereiften Samenkapseln erinnert an einen kleinen Drachen.

Das Bilsenkraut, *Hyoscyamus*, ist bei uns selten anzutreffen und auch dort, wo es regelmäßiger vorkommt, in Ost- und Südosteuropa, muss man unter Umständen lange suchen, bis man fündig wird. Die Belinuntia fristet ihr Dasein eher an sonnenabgewandten, halbschattigen Plätzen und schätzt besonders stickstoffreiche, mit Eiweiß überlastete Böden. Ruderalflächen aber auch weniger prosaische, weil verwunschene, besondere Standorte wie Hinrichtungsstätten und Schlachtfelder zählen zu ihren Lieblingsaufenthaltsorten. Aus diesen bezieht sie ihre giftigen Substanzen, die Tropanalkaoide Atropin, Hyoscyamin und Scopolamin. Diese sind schmerzbetäubend, so dass man sie den Gefolterten und zum Tode Verurteilten reichte und sie neben Opium und Mandragora in der Chirurgie als Narkotika – leider nicht immer mit dem gewünschten Ergebnis – einsetzte. Vergriff man sich in der Dosis, was leicht vorkommen konnte, und es kam zur Vergiftung, trat dabei eine unheimliche Blässe auf und der Patient bekam eine areflektorische Mydriasis und wurde sehr schwach. Unter Umständen konnte er an Kreislaufversagen sterben. Verbunden mit der Gifteinwirkung waren jedoch andere Wirkungen, denn Bilsenkraut darf für sich den Rang eines hervorragenden Halluzinogens beanspruchen. Zunächst verzerrt sich lediglich die visuelle Wahrnehmung mehr und mehr, um schließlich völlig bewusstseinsfremden Bildern zu weichen. Diese letzte Eigenschaft des Pharmakons dürfte Apollon wohl im Kopf gehabt haben, als er Hyoscyamusblätter und -samen als psychedelische, bewusstseinserweiternde Drogen verräucherte, als die Pythia zum zweiten Mal hinabstieg.

Doch noch mal zurück in die anschauende Betrachtung der Pflanze. Gerade hatten wir's von Schlangen, Hyoscyamus, dieser Inbegriff des verwunschenen Giftkrautes ist nämlich tatsächlich von schlangenartiger Gestalt. Würden wir das zweijährige Kraut ausgraben, könnten wir feststellen, dass es über einen äußerst merkwürdigen Aufbau verfügt. Die Pflanze setzt sich aus zwei Windungen zusammen, einer unsichtbar im Boden als Wurzel verborgenen und einer deutlich sichtbaren oberirdischen, die gemeinsam ein „S" bilden. Doch damit ist in Hinsicht auf ihr kurioses Äußeres noch nicht alles gesagt. Es ist nämlich grundsätzlich Gesetz im Pflanzenreich, dass entweder eine bestimmte Punktsymmetrie herrscht, oder der Bau der Pflanze sich in achsensymmetrischen Mustern vollzieht. Gegen dieses Grundgesetz verstößt Bilsenkraut, indem es als eine der wenigen Pflanzen, die wir kennen, ein Vorne und Hinten hat, da ihre Blüten in ein und dieselbe Richtung weisen, wobei sie das Sonnenlicht eher meidet. Man könnte, wenn man verwegen genug assoziiert, von einem lunaren Widerpart der Sonnenblume, die durch ihre Verfolgung der Lichtquelle ebenfalls in eine Vorne – Hinten Polarität aufgegliedert ist, sprechen[14].

Die Lichtscheu des Bilsenkrautes in Verbindung mit ihrer schlangenhaften Morphologie können wir als Signatur eines zutiefst gefährlichen Wesens ansehen. Treten wir ihr entgegen, reckt sie sich dem Ankömmling quasi aggressiv, wie eine zum Zustoßen bereite Giftschlange entgegen und sehen wir ihr ins Gesicht scheint sie uns aus ihren dunkelumflorten Augen warnende Blicke zuzuschießen, als wollte sie sagen „Sind Sie vorsichtig! Rühren's mich bittschön nicht an!"

Und so gehört Bilsenkraut in die Hände eines erfahrenen Heilers, wie Apollon durchaus einer war. Der Pythia ging es, dank der Hilfe der Saubohnenverräucherung, nach der zweiten erfolgreichen Trance nicht mehr ganz so schlecht – nur die Texttreue ließ weiterhin zu wünschen übrig. Auch war die Erinnerung an das Gesehene, Gehörte und scheinbar Erlebte völlig gelöscht. Dass sie sich im Nachhinein nicht mehr erinnern konnte, lag vor allem daran, dass die Anwendung der Droge zu völligem Vergessen des Erlebten führt, was vielleicht nicht verkehrt war, hatte doch die unberührte Jungfrau recht „eindeutige" Visionen… Eine pharmakologische Gegebenheit übrigens, die Apollon wohl bewusst gewesen sein dürfte. Doch wenngleich wir Apollon als den Erfinder des Humanismus bezeichnen können, müssen wir uns fragen, ob sein Mitgefühl weit genug ging, dass er bereit gewesen wäre, verwirrende Botschaften zu senden, nur um sich in Hinblick auf die arme Pythia ein reines Gewissen zu verschaffen? Tatsächlich können wir ihm hier ein gerüttelt Maß an Mitleid attestieren, was Menschen, die sich mit unliebsamen, dabei auch noch ich-fremden Erinnerungen unter Umständen ein Leben lang herumplagen müssen, nicht müde werden lässt, Apollons Rück- und Weitsicht in dieser Sache zu preisen. Trotzdem war er noch nicht ganz zufrieden

---

14 Naturwissenschaftler werden jetzt natürlich sagen, dass jede Pflanze sich am Licht orientiert, denn wenn man sie nur von der Sonne wegsperrt und nur von bestimmten Stellen ihr Licht heranlässt, wird sich jede Pflanze genau dorthin ausrichten, also ein vorne (lichtzugewandt) und hinten (lichtabgewandt) entwickeln.

mit dem Ergebnis. Es musste noch etwas anderes her, eine lichtvollere Droge, die nicht, wie Hyoscyamus, die Phantasie in derb-sinnlicher Art und Weise engführte, sondern zu einer ungestörten Nachrichtenübertragung, zur reinen Erkenntnis der göttlichen Wahrheit führen sollte.

Schwer brütend, in Gedanken versunken, schlenderte Apollon den Hang zum Parnass hinauf. Er musste mal wieder seine Musen besuchen, vielleicht hatte eine von ihnen eine Idee, die er verwerten könnte. Andererseits kannte er ihre Launenhaftigkeit, die so weit ging, dass sie nicht einmal ihn, ihren Anführer, küssen wollten, wenn sie nicht in der entsprechenden Stimmung waren. Schon im voraus verfinsterte sich die seine, und düstere Wolken versammelte er um den Gipfel des hehren Berges. Davon versprach er sich durchaus Nutzen, da diese seine Maßnahme den Neun unmissverständlich klarmachte, dass er im Augenblick nicht zu Späßen aufgelegt sei. Ein Hirtenmädchen kam ihm entgegen, das ein paar Schafe vor sich hertrieb, in seinem Ausschnitt trug es einen blühenden Zweig Steinröschen oder Almenrausch. Apollon blickte, wie er später glaubwürdig versicherte, tatsächlich nur von den Blüten von seinem Sinnieren abgelenkt, auf den Ausschnitt des Mädchens und kam nun auf völlig andere Gedanken.

„Eigentlich müssten diese rötlich-blühenden, inwendig aber so giftigen und herben Blumen Daphne heißen", dachte er bei sich und pflichtete hiermit in weiter Voraussicht seinem späteren Adoranten Linnaeus bei. Denn in ihren roten Blüten und Früchten spiegelt sich die Leidenschaft und in dem zähen, ätzenden Milchsaft, den die Zweige absondern, die Herbheit und Bitternis der Enttäuschung. Noch stärker als hier im Almenrausch würde sich das im Seidelbast ausdrücken lassen, dessen Blüten so lieblich süß duften und dessen Früchte tödliches Gift beinhalten…

Da stand er vor der Schäferin, wie ein Baccalaureus, ein vielversprechender Jüngling, voll Ehrgeiz und Wissensdurst, bereit, die Stufen zum Parnass emporzusteigen. Ein Jüngling, der seinen Weg gehen musste, nicht links nicht rechts schauend, immer nur sein Ziel vor Augen.

„Heureka! Ich hab's!" rief er und anstatt, dass er versucht hätte, sich mit einem

„Na, holde Schäferin, wie wär's mit einem deiner beruflichen Tätigkeit entsprechenden Stündchen?" auf direkte Weise interessant zu machen, drehte er sich um und lief, was-hast-du-was-kannst-du hinab ins Tal.

„Na, das ist doch…", zischte Erato[15], die er in ihrer Schäferinnenverkleidung glatt nicht erkannt hatte, musste dann aber doch selbst über ihre perfekte Tarnung lachen und verschwand mit einem Schnippen der Finger und unter Zurücklassung eines sinnlich betörenden Rosenduftwölkchens von der Stelle.

Apollon indes hatte sich alles zur vollen Klarheit erschlossen: Ablenkung durch die Sinne erregende Reize → Baccalaureus → Klarheit des Denkens. Da war sie wieder, die alte Geschichte! Eine Geschichte jener Kategorie, die unter der Sammelbezeichnung „Leichen im Keller" weit aus dem normalen Tagesbewusstsein verbannt werden und deshalb gewisse Ver-

---

[15] Der Sitz der Musen wird unterschiedlich angegeben. Mal ist es der Helikon, den sie besiedeln, mal, wie hier, der Parnass. Für alle diejenigen aber, die nicht alle neun Musen mit Namen kennen, empfiehlt sich die Anschaffung eines Mythologielexikons, hier jedenfalls werden Sie nicht geholfen…

renkungen der Hirnwindungen benötigen, um aktiviert zu werden. Nein, er erinnerte sich äußerst ungern an diese Geschichte, aber jede Anamnese[16], die wirklich zu etwas Nutze sein soll, muss Inhalte aus jenen, nur allzu gern verschlossenen Kellergewölben der unbewussten Seele ans Tageslicht bringen, Inhalte, die sich nicht jeden Tag und bei jeder Gelegenheit in aller Deutlichkeit betrachten lassen.

Da Phoibos Apollon meist mit seiner Schwester auftritt, ihm also, ikonographisch gesehen immer ein weibliches Pendant zur Seite steht, scheint man im Altertum irgendwie darüber hinweggesehen zu haben, dass er im letzten Ende unbeweibt sein, allerdings meist alles andere als trübes Dasein fristen musste. Nun drängt sich förmlich der Gedanke auf, einer Lichtgestalt, wie Phoibos Apollon eine war, müsste die achaeische Damenwelt der Bronzezeit scharenweise zu Füßen gelegen haben – doch Fehlanzeige! Kaum ein anderer Gott musste derartig viele Abfuhren und Demütigungen in Sachen Liebe einstecken, wie er. Allerdings drängt sich auch der Verdacht auf, er wäre verstrickt in eine Beziehungsstörung vom Bindungsunfähigkeitscharakter und so manches, was wir bei dem schönen Jüngling Narkissos sahen, lässt sich mit wenig Mühe und noch weniger Phantasie auf Apollon ummünzen! Aber, lassen wir das Psychologisieren und bergen wir besser die bewusste Kellerleiche.

Was hatte er nicht alles aufgeführt, um die holde Daphne, Tochter des Flussgottes Ladon – oder war es Peneios – nun, auf derart unwichtige Details kam es gewiss nicht mehr an, nach all den Jahren, für sich zu gewinnen!? Daphne aber, eine Naturschönheit in des Wortes bester Bedeutung, ohne Schminke und Flitter, die Haare zum kunstlosen Knoten gebunden, zog es vor, mit seiner Schwester zum Bogenschießen zu gehen, hechtete lieber von hohen Felsen in verborgene eisige Bergseen, als dass sie seinen Werbungen Aufmerksamkeit geschenkt hätte. Und dann war da noch Leukippos, dieser Idiot, der ihr ebenfalls ständig in den Ohren lag, sie möge ihn doch erhören. Außerdem, so hatte dieser missgünstige Jüngling zu behaupten gewagt, die Gunst der Götter – dabei spielte er zwar auf Artemis an, aber trotzdem – die Gunst der Götter sei wankelmütig, seine Liebe hingegen wiederum jedoch rein und beständig! Männerliebe und Beständigkeit! Da hätte Apollon am liebsten lauthals losgelacht, wenn die Sache nicht so ernst gewesen wäre; überhaupt: Beständigkeit bei den Sterblichen, wie mochte das zusammenpassen?

„… und außerdem stehe ich nicht so auf Männer", hatte er dann den Schlusssatz des von Daphne an Leukippos erteilten abschlägigen Bescheides gehört. Zuerst wurde er stutzig, doch dann ging ein Leuchten um Phoibos' Haupt. Wenn das alles war – bitte! Und so nahm er vorübergehend die Gestalt seiner Schwester an, um der angebeteten Daphne so nah wie nur irgend möglich sein zu können. Hatte er damals wirklich auch Leukippos, diesem Einfaltspinsel geraten, gleichfalls Frauenkleider anzuziehen? Mag sein. Aber vermutlich hatte dieser die Idee ihm doch nur geklaut, abgekupfert, untergeschleift…, geschliffen, wie auch immer! Apollon war sich allmählich nicht mehr ganz so sicher über den genauen Hergang. In der Erinnerung, selbst eines Gottes der für Vernunft, Ebenmaß und Weissagung zeichnet, verblasst ja so manches zugunsten anderer Details. Daphne – nackt! War es wirklich seine Idee gewesen, zum Baden in den nahen See zu steigen? Jedenfalls rissen Daphnes Gespielin-

---

[16] αναμνεσκο anamnesko = Ich erinnere mich (wieder).

nen der Neuen, die sich so zierte, auf verschämt machte, und sich schüchtern Bad und Entkleidung gleichermaßen versagte, die lange Tunika vom Körper.

„Das ist keine Jungfrau!" kreischte da eine, und der entsetzte Ruf pflanzte sich fort um den See, was Artemis – die echte – auf den Plan rief und Apollon bewog, wenn schon nicht sich in Luft aufzulösen, so doch wenigstens unsichtbar zu machen. Er war es also mit an Sicherheit grenzender Wahrscheinlichkeit nicht gewesen, der plötzlich geschrieen hatte „Auf ihn! Er darf nicht entkommen", und hielt sich weiterhin weitgehend schuldlos am Tod Leukipps. Darum ging es aber gar nicht primär. Nein, jetzt, das heißt damals also, als er es eigentlich hätte besser wissen müssen, entblödete er sich nicht, sich nicht nur wieder sichtbar, sondern obendrein in seiner wahren Gestalt der Schönen erneut den Hof zu machen. Wunderte er sich wirklich, dass sie sich mit beängstigender Stereotypie widerspenstig zeigte, oder war ihm schon alles egal, weil er bereits wild entschlossen war, zur *ultima ratio* Zuflucht zu nehmen?

„Und bist du nicht willig, so brauch' ich Gewalt", griff er auf einen späteren Dichterkollegen vor und versuchte der schönen, reizenden Gestalt Daphnes habhaft zu werden. Doch geschickt entwand sie sich seinem fordernden Griff und floh in den Wald – er hinterher. So wie Katz und Maus erreichten sie eine Lichtung, sie wandte sich angstvoll nach dem nahen Verfolger um und – stolperte über die bizarre Wurzel eines Baumstumpfs, der seit dem letzten Kahlschlag hier sein freudloses Dasein fristete. Sie rappelte sich zwar noch einmal hoch, doch die Verlangsamung ihrer Flucht beflügelte Apollons Schritt. Schon war er bei ihr, in der Gewissheit, dass sie nun nichts mehr retten konnte. Doch mitten im Wald sandte Daphne ein Stoßgebet zu ihrem Vater, dem weit entfernten Flussgott, man würde meinen, ein ebenso verzweifeltes wie nutzloses Unterfangen – doch der hörte ihr Rufen und erbarmte sich ihrer Not. Als Apollon sie endlich zu fassen bekam, hielt er derbe Rinde in der Hand, trockenes sprödes Laub küssten seine verlangenden Lippen. Der Vater hatte der Tochter die Gestalt eines Baumes verliehen und somit den ersten Lorbeer geschaffen.

Wie vom Donner gerührt war Apollon dagestanden, ebenso beschämt wie ernüchtert, und mit Tränen in den Augen schnitt er Zweige von dem Neophyten und flocht daraus einen Kranz. Den Lorbeer sollte tragen, wer Gefahr lief, sich zu vergessen, indem er das rechte Maß verlor, sich übernahm oder überhöhte. Loxias' grenzenloser Geist sah vor sich den siegreichen Feldherrn Roms, ganz in Purpur, ein Abbild Juppiters in einer auf Hochglanz polierten Quadriga die *Via triumphalis* zum Kapitol hinauf erklimmen. Ein Lorbeerkranz krönt sein Haupt und Apollon vernahm die Stimme jenes eigens zu diesem Zweck vom Senat abgestellten Staatssklaven, der dem Triumphator ein ums andere mal zuraunt: „Vergiss nicht, dass du ein Mensch bist!"

Und er hatte erneut das Bild des Baccalaureus, den jungen Mann mit den Früchten seines geistigen Schaffenspotentials, die er nur hatte ernten können, weil er ‚ganz bei der Sache gewesen' war und sich von nichts und niemand hatte abbringen lassen[17], vor seinem geistigen Auge.

---

[17] Er hat die Baccae, die Beeren des Laureus, Lorbeer, geerntet. Vielleicht liegt es daran, dass *Laurus nobilis* in der Aromatherapie bei Konzentrationsstörungen erfolgreich eingesetzt werden kann?

„Heureka!" Noch einmal ließ der Klang seiner ehernen Stimme den Parnass erbeben, Lorbeerblätter würde er der Pythia geben! Mochten sie auch bitter sein, aber, *per aspera ad astra* – oder hatten wir das nicht schon einmal?

Mit Spannung verfolgte der Orakelgott das Wiederauftauchen seiner Künderin. Sie erschien ihm nach diesem Abstieg in die Grotte und dem Einatmen der berauschenden Dämpfe nicht mehr so blass wie ehedem, auch war ihr nicht mehr übel und in halolosen Höhlen glomm die stille Glut ihrer braunen Iriden. Erwartungsvoll sah er ihr ins leuchtende Antlitz und sie öffnete den Mund und sprach:

„Bramabar, heloitos phanx ethmasur", was Apollon wiederum leider keinem seiner vor Weisheit triefenden Orakelsprüche, mit welchen er sie bedacht hatte, zuordnen konnte.

„Weiber", belferte er, „nie verstehen sie, was Männer ihnen sagen!" Und so erkannte der Gott die Notwendigkeit der Installation eines Priesterkollegiums, das mit der hermeneutischen Aufgabe betraut wurde, seine der Pythia eingegebenen Weisheiten aus ihrem Gestammel herauszufiltern und sie zu Hexametersprüchen zu destillieren, um sie dann schließlich als letzte Redaktion des Orakels zu interpretieren. Was dabei herauskam, ist bekannt! Mit keinem Funken seines brillanten Verstandes aber kam Apollon auf den Gedanken, dass das alles auch eine späte Rache der in Lorbeer verwandelten Jungfrau an der Männerwelt gewesen sein könnte.

Das Orakel kündete Apollon übrigens, wenn er sich mit der Nymphe Kyrene, in die er schwer verliebt gewesen sein soll, einlasse, werde ihr gemeinsamer Sohn der Gott der Zukunft werden. Doch anstatt sich darüber zu freuen, fragte sich Apollon, welche Rolle dann in einer Zukunft, die seinem Sohn gehören sollte, er als Orakelgott überhaupt noch spielen würde?

Die Antwort auf diese, zunächst vielleicht rein rhetorisch gemeinte Frage konnte ihm, ohne auf sein Orakel zurückgreifen zu müssen, sein, fast wollten wir nun schon sagen, gesunder Menschenverstand geben, und so beschloss er, Kyrene nicht mehr zu treffen. Um in Sachen Nachwuchs vorerst auf Nummer sicher gehen zu können, beschloss Apollon, in der nächsten Zeit lieber seine den männlichen Wesen in zarterem Alter zugewandte Seite zu aktivieren und wurde auch bald in Gestalt des schönen Hyakinthos fündig.

Die Hyazinthe – Wappenblume der Sportler

Nun, da wir schon einmal das Orakel besucht haben, ist es auch nicht mehr weit zum Stadion, dem Austragungsort der Pythien, und was eine so aetherisch leichte, farbenfrohe Blume, wie die Hyazinthe mit einer Stätte für sportliche Wettkämpfe zu tun hat, erfahren wir in der nächsten Geschichte.

Was die Entstehung dieser optisch so ansprechenden, für manche aber zu durchdringend duftenden Blume angeht, halten die antiken Dichter zwei Versionen für die staunende Nachwelt bereit. Die eine zielt deutlich darauf ab, den üblen Geruch großen Mengen vergossenen Blutes zu beschönmänteln, obendrein in Verbindung mit einem alles andere als rühmlichen

Suizid. Mit dieser wollen wir lieber noch eine zeitlang hinter dem Berg halten, auch wenn sie von keinem Geringeren als Homer stammt. Obwohl Homers Version vom Erstaustrieb der betreffenden Blume mit dem elenden Tod des im Leben so ruhmreichen riesenhaften Kriegers Aias[18] natürlich die ältere ist, wollen wir zunächst jene Episode aus dem Liebes-Leben Apollons wiedergeben, aus der sich auch der Name der Hyazinthe ableiten lässt.

Wir sprachen ja bereits im Prolog den Wettbewerbseifer der Hellenen an, die Altertumswissenschaften bezeichnen dieses polymorphe Phänomen als das agonale griechische Wesen. Zur Verdeutlichung: Es gab Wettbewerbe im Essen und Trinken, Dichten und Singen, Schönheitskonkurrenzen wurden abgehalten, sogar Kussmeisterschaften sind uns überliefert – aber all das verblasste vor dem Nimbus der Lieblingsbeschäftigung der Hellenen, die eindeutig noch vor Theaterbesuchen und Kriegführen liegt, dem Sport! Dabei verdient festgehalten zu werden, dass es, zumal beim Adel, aber auch in demokratisch organisierten Gemeinwesen wie Athen, bei allen Freien zum guten Ton gehörte, aktiv Sport zu treiben. Wer nicht mitmachen konnte, galt als bedauernswerter Außenseiter, wer nicht wollte, als nicht richtig im Kopf. So ist es zu verstehen, dass das Gymnasion als Wettkampf- und Trainingsgebäude für Leibesertüchtigung geradezu zum architektonischen Synonym für griechische Kultur wurde. Was für den Römer die Therme, war für den Griechen das Gymnasion. Die heute weitverbreitete Vorstellung, Sport ist Mord und Breitensport muss demnach Massenmord sein, zeigt nur, wie weit wir inzwischen die Antike hinter uns gelassen haben. Aber lassen wir dieses *Oh tempora oh mores!*, das ja bekanntlich auch nicht gerade in unserer aktuellen Situation erstformuliert wurde!

Es war ein schöner Frühlingstag, sonnig genug, dass man ihn im Freien zubringen konnte, und so gingen Apollon und sein geliebter Hyakinthos zwecks körperlicher Ertüchtigung zum nahegelegenen Stadion. Er war ein Bild von einem Jüngling, so dass sich alles, was ihn auch nur ansah, spontan in ihn verliebte. Wenn er sein liebreizendes Antlitz mit den rußumrandeten blauen Augen unter der kunstvoll hinfrisierten Lockenpracht ihnen auch nur zuwandte, ohne sie eines wirklichen Blickes zu würdigen, ging für viele schon die Sonne auf. Aber sie verfielen geradezu in Ekstase, ließ er sich in solch einer Situation sogar dazu herbei zu lächeln, und alle unter den Umstehenden, die es gesehen haben wollten, neigten dann dazu, dieses Lächeln auf sich zu beziehen, und jeder, der auch nur einen Augenaufschlag Hyakinthos', dieses Inbegriffs eines „Pais kalos"[19], erhaschen konnte, war selig und – der Tag war schon gerettet! Und Apollon, dem klar war, dass sich an seinen Liebling keiner näher als auch nur auf Armeslänge heranwagte, sonnte sich sozusagen im Schatten seines Gespielen. Im weiteren Umkreis dieser Epiphanie jünglingshafter Schönheit fielen Wespen und Hornissen tot herab, Skorpione verdorrten unter ihren Steinen und sogar Schlangen verendeten.

---

[18] Die zweite Schreibweise, Ajax ist genauso richtig!

[19] Παῖς καλός = schöner Jüngling, Ziel des Werbens des griechischen Mannes in mittleren Jahren. Diese Art von Homosexualität zwischen einem Älteren und einem Jüngeren hatte einen festen Stellenwert in der Gesellschaft, gehörte genauso dazu, wie die heterosexuelle Ehe und die Familiengründung und hatte mit Päderastie nichts zu tun. Wenn Sokrates behauptet, in seinem Leben jeden Tag verliebt gewesen zu sein, meinte er damit also nicht sein angetrautes Weib, Xanthippe… !

Hinfällig gewordene alte Bäume stürzten unmotiviert um, allerdings immer in die dem Knaben abgewandte Richtung – Apollon eliminierte alles, was ihm auch nur im Entferntesten hätte schaden können. Denn der schöne Hyakinthos hatte einen entscheidenden Fehler, er war weder Gott noch Halbgott und Längen – oder sollten wir besser sagen ein Leben – davon entfernt, unsterblich zu sein. Allein der Gedanke an die Vergänglichkeit alles Irdischen, insbesondere Hyakinthos', konnte den strahlenden Gott trübsinnig machen, doch verscheuchte er für gewöhnlich diese Anwandlungen und genoss die gegebene Frist, so gut es ging.

Endlich waren sie im Stadion angelangt. Anders als in Olympia, wo Herakles' Quadratlatschen ehedem das Maß vorgegeben hatten und nach heutiger Messung dieses Stadion 192,25 Meter maß, war Apollons etwas zierlicherer Fuß, wenn schon nicht das Maß aller Dinge so doch seiner Wettlaufarena für die Pythien gewesen, wo das Stadion[20] 177,35 Meter betrug. Sicher mit ein Grund, weshalb die Hellenen auf Zeitmessungen bei Wettläufen verzichteten, sondern allein der direkte Vergleich zählte. Ein Olympionike[21] hätte seinen Sieg sonst schwerer erringen müssen, als etwa ein Sieger bei den Pythien. Gewann man in Delphi einen Lorbeerkranz – entsprechend der schönen Daphne von weiter oben – ging es in Olympia um einen Ölzweig, in Nemea um einen Pinienkranz und bei den Isthmien, jenen von Korinth ausgerichteten Spielen, erwartete den Sieger der zweifelhafte Genuss mit Eppich, also Sellerie, bekränzt zu werden. Also alles in allem doch sehr berückende Aussichten, die uns merkantil ausgerichteten Menschen des 21. Jahrhunderts eher befremdlich erscheinen mögen.

Und so entkleideten sie sich und machten ein wenig Gymnastik zum Auflockern, um dann die heiße Sandbahn unter die Sohlen zu nehmen, dass es staubte. Anschließend ließen sie sich im Schatten auf einer schöngeschnitzten Zuschauerbank für Ehrengäste nieder. Apollon blinzelte in die höher steigende Sonne, während Hyakinthos scheinbar unmotiviert etwas vor sich hinbrabbelte.

Uns Heutigen mag das vielleicht befremdlich erscheinen, doch seit der Erfindung des Mobiltelefons wundert sich auch kaum mehr jemand darüber, wenn er einen Mitbürger an jedem beliebigen Ort ins scheinbare Selbstgespräch vertieft beobachtet (früher hätte jeder „Normale" als Kommentar eine bohrende Bewegung mit dem Zeigefinger an der Schläfe ausgeführt, heute ist man meist mehr oder weniger peinlich berührt. Denn, auch wenn uns das Gebrabbel a) nichts angeht und b) nicht interessiert, wir hören dennoch, einem Steinzeitreflex folgend, hin und erfahren weltbewegende Neuigkeiten aus dem reichen Schatz des Privatlebens unserer Mitmenschen[22]).

Was hat das nun wieder mit Hyakinthos zu tun? Nun, Hyakinthos las eine Inschrift, was ihn dazu nötigte, die gelesenen Worte auszusprechen, denn nur wenigen Genies, wie Caesar

---

[20] Ein Stadion (wrtl. das in die Länge Gezogene) ist für uns heute ein Austragungsort für Wettkämpfe, in der Antike war ein Stadion ein Längenmaß. Ursprünglich für die Entfernung die man in 2 Minuten zurücklegen konnte, dann orientierte man sich am Maß des Fußes, welcher, wie oben zu sehen, variierte. Demnach maß der Fuß des Herakles 32,04 cm, der Apollons 29,56 cm.
[21] Der Olympionike = Olympiasieger, nicht etwa Teilnehmer, wie heute oftmals kolportiert. Genauso wie die Olympiade die Zeit zwischen zwei Olympischen Spielen maß (übrigens erst seit dem 3. Jh.v.Chr. eine für den ganzen hellenischsprachigen Raum geltende Zeitrechnung) und nicht die Zeit der Wettkämpfe bezeichnete.
[22] Laut einer Umfrage fühlen sich mehr als 70 % von „Handy"-Gesprächen gestört!

oder Bischof Ambrosius von Mailand war es gegeben, still, ohne Lippenbewegungen zu lesen. Und auch Hyakinthos war auf eine packende Kurzmitteilung gestoßen.

„Gestiftet von Philopothes, Weingroßhändler aus Naukratis."

„Wo steht das?" wollte der herumfahrende Apollon gereizt wissen.

„Hier auf dem Messingschild an der Lehne unserer Bank, Philopothes will wohl zugleich mit dem Hinweis auf seine individuelle Großzügigkeit dezent andeuten, dass der sportbegeisterte Ehrengast bei ihm guten Wein beziehen kann."

Krachend fuhr Apollons flache Hand auf das geglättete Ahornholz der unschuldigen Bank hernieder, so dass Hyakinthos erschrocken zusammenfuhr.

„Diese auffällig zur Schau gestellte Verknüpfung von kommerziellen Interessen mit den Belangen des Sports gehen mir allmählich zu weit"! empörte sich der Gott. „Da könnte ja gleich einer daherkommen und auf der Preislekythos[23] vermerken lassen, er habe das darin befindliche Öl gestiftet. Ich sage dir eins", verkündete Apollon und warf einen Blick in die dichterische Zukunft oder die Zukunft der Dichtkunst, wie auch immer, jedenfalls war ihm, der in Personalunion für Dichtung und Wahrheit, letzteres im Sinne der Weissagung, zuständig war, dies mühelos möglich, „das wirklich Bleibende aber, stiften die Dichter"! Er erhob sich sehnig: „So und nun genug geredet und gerastet…" „Denn wer rastet, rostet", beendete Hyakinthos, nun ganz im Tonfall eines zeitlosen Teenagers, der seinen Lehrer imitiert, den göttlichen Appell. „Komm", rief er, „lass uns diskuswerfen", und wog die schwere Scheibe prüfend in der Hand. ‚Ein Bild, wie in Erz zu gießen', dachte Apollon bewundernd, als er Hyakinthos Haltung noch ein wenig beckmesserisch korrigierte, nicht zuletzt, um einen Grund zu haben, die schwellenden Muskeln des Jünglings begrapschen zu können. Anders als sonst üblich, beschlossen sie, die Wurfscheibe wie beim Ballspiel hin und her zu werfen – natürlich, ohne sie auffangen zu wollen! Helios hatte inzwischen den Zenit erklommen, die sinistre Stunde des Pan brach an. Hyakinthos blinzelte geblendet von der Sonne in den Aether. Weder sah noch hörte er das Verhängnis herannahen, noch spürte er den geringsten Schmerz, als der von Apollon wuchtig zurückgeschleuderte Diskus ihm das hübsche Gesicht zerschmetterte und den schlanken Ephebenkörper wie von einer mörderischen Waffe getroffen zu Boden schickte, wobei er im weiteren Umkreis sein Blut verspritzte. Apollon, der es eigentlich hätte wissen können, aber wohl nie so genau hatte wissen wollen, stürzte entsetzt herbei, und verhielt sich ritualgemäß, indem er sich die Haare raufte und sich in wildem Schmerz die Brust mit Fäusten schlug. Dabei stimmte er situationsgemäß die für Menschen hellenischer Zunge obligatorischen Klagelaute, Aiaiaiai an, was uns heutige Mitteleuropäer eher exotisch anmutet. Doch aus dem Blut des unglücklich ums Leben gekommenen Jünglings entwuchsen Blumen, die mit dem Duft ihrer Blüten den Schmerz des Gottes lindern und, wie schon erwähnt, den von der Mittagssonne gnadenlos verbreiteten Todesgeruch des Blutes etwas überdecken wollten. Doch nicht genug damit, die Blätter stimmten passiv in den Klageruf ein, formten sie doch in ihrer Anordnung die Buchstaben Alpha und Jota.

---

[23] Spezielles, bereits im Altertum altertümelnd gestaltetes Gefäß, das dem Sieger eines Wettkampfes überreicht wurde.

Die Knollen der Hyazinthe wurden dann folgerecht eingesetzt, um die Reifung der Knaben zu verzögern, damit sie also länger beim kindlichen Spiel bleiben dürfen, anstatt sich dem mörderischen Risiko des Sports anheimzugeben.

Ungeachtet des grässlichen Loses des Götterlieblings gingen die Hellenen weiterhin mit Eifer den sportlichen Wettkämpfen aktiv und passiv nach. Sogar nachdem der christliche Kaiser Theodosius der Große im Jahre 395 die Olympischen Spiele und alle anderen Agone als heidnischen Götzendienst verbot, riefen sie sie nach 1501 Jahren Pause wieder ins Leben zurück und luden 1896 alle friedliebenden Völker der Erde zum großen Fest des Sports nach Athen ein. Diese ersten Spiele der Neuzeit stellten auch insofern ein Novum dar, als es nicht-hellenischen Völkern, die in der Antike schlichtweg als Barbaren bezeichnet wurden, etwa den Arabern, Syrern, Germanen, Briten oder gar US-Amerikanern, erstmals erlaubt war, mitzumachen. Sicher ein Grund für Hyakinthos, sich im Grabe umzudrehen und für Zeus, Apollon und die Ihren, Olymp und Parnass mit Gewitterwolken zu umnebeln, um von dem neumodischen Wettkampfgebaren nichts sehen zu müssen.

Laut Homer entstand die erste Hyazinthe ebenfalls als Resultat von Blutvergießen. In diesem Fall war es der Held Aias, der Riese aus der Ilias, der sie in die Welt brachte. Die Athener riefen ihn noch vor der Schlacht von Salamis 480 v. Chr. als Heros des Ortes um Beistand gegen die Perserflotte an.

Im Verlauf des zehnjährigen Krieges um Troja – wir erinnern uns Paris, Achilleus – wurde ja der scheinbar unverwundbare Achilleus vom Pfeil Apollons gefällt und um seine Leiche entbrannte ein wilder Kampf, den die Griechen für sich entschieden, so dass die unbezahlbare Rüstung aus Hephaistos' Götterwerkstatt ihnen erhalten blieb. Aias und Odysseus taten sich in den Kämpfen besonders hervor, Odysseus deckte den Rückzug des Riesen, welcher die Leiche des Peliden geschultert hatte und ihn ins Lager trug. Dabei wurde Odysseus verwundet. Beide beanspruchten die Rüstung schließlich für sich, doch Odysseus, der schon immer wusste, wie man mit wem zu reden hat, dass man bekommt, was man will, setzte seine Interessen gegen den geistig etwas schwerfälligeren Schlagetot Aias, dem die Rüstung allerdings besser gepasst hätte, durch. Eine Schande, die dieser nicht auf sich sitzen lassen konnte und grollend bei sich schwor, alle Achaeer in der Nacht umzubringen. Kaum waren sie alle unter ihre Decken gekrochen, da zog er das Schwert und schlich sich in Richtung Odysseus Zelt, ihm sollte die Ehre des ersten Streichs gebühren. Doch dort stand unvermutet die Göttin Athene, die schon immer ein Faible für den Listenreichen gehabt hatte. Mit einer wischenden Handbewegung vor Aias' Augen vernebelte sie seinen Sinn und lenkte seinen Schritt, wie den eines ferngesteuerten Terminator-Roboters, zum Schafspferch, wo der verwirrte Aias im Wahn, die undankbaren Achaeer zu morden, unter den friedlich ruhenden Tieren ein Blutbad anrichtete. Doch als Eos ihre Rosenfinger über den Horizont streckte, wich der Wahn von ihm und er musste seine unbegreifliche Tat erkennen. Anders als Woody Allen, der nun versucht hätte, dem verdutzten Griechenheer in einer Wortkaskade zu erklären, warum und weshalb mit welchem Ziel er die Schafe, extra für sie, geschlachtet hätte, murmelte Aias nur: „Mein Sohn, werde du nur glücklicher als dein Vater, ansonsten aber ihm gleich und du dürftest kein Schlechter (nicht Schlächter) werden", drehte sein scharfes Schwert um, sorgte dafür, dass das Heft sicher im Sand verankert war und stürzte sich in die

Klinge. Und auch aus seinem Blut entstiegen Blumen, die Homer Hyazinthen nannte, mit der Begründung, dass ihre Blätter neben dem Schriftzug des nun schon bekannten Klagelautes auch den Namen des Heroen, A.I.A.(S), wiedergaben[24].

---

[24] Andere Quellen nennen hier die Schwertlilie oder gar die Nelke, deren Farbe vom Blut herrühre.

Neunter Besuch: In den Wäldern der großen Göttin Artemis oder *Et in Arcadia ego!*

Actaea spicata – das unrühmliche Ende eines wilden Jägers

Nach diesem Ausflug nach Delphi brauchen wir keine große Strecke zurückzulegen, um das nächste Objekt unseres Interesses zu finden. Nicht nur, weil die verwandtschaftlichen Beziehungen zu Apollon nicht näher sein könnten, sprang sie doch aus demselben Ei wie der Musenfürst, und außerdem kann vom Nabel der Welt aus gesehen schließlich nichts in Hellas wirklich weit entfernt sein. Und doch wird der Weg beschwerlich, gerät die Annäherung an diese Olympierin, die, weil sie etwas abseits des Gedränges lebt, eher selten im Kreis der Götter gesehen wird, schnell zum Abenteuer. Zunächst müssen wir von Delphi aus den Golf von Korinth mit dem Schiff überqueren, dann die Höhen von Kyllene erklimmen, die vom Meer aus gerade mal lächerliche 2 350 Meter hinaufführen, um dann an den Stymphalischen Seen vorbei ins Kernland der Peloponnes[1] wieder hinabzusteigen. Dort, im unwegsamen wilden Bergland Arkadiens mit seinen ausgedehnten, schier undurchdringlichen Wäldern, ist nicht nur Pan, der Schrecken aller Hirten(mädchen), zuhause, hier müssen wir suchen, wollen wir der „Großen Herrin der Wälder", Beschützerin der Jungfrauen und aller Wildtiere, besonders der Bären, begegnen.

Gerade noch wurden wir ja in Begleitung Apollons Zeuge ihres Tuns. Wenn sie sich auch im Schoße ihrer Gruppe von Jägerinnen recht offenherzig und natürlich geben mag, nicht umsonst zieht die Jägerin Artemis mit ihnen durch die Wildnis, denn sie bewegt sich außerhalb der üblichen gesellschaftlichen Normen und Sittenvorstellungen, lässt männliche Wesen in der Regel im Regen stehen und verlangt von ihrem Gefolge dasselbe… Wer sie jetzt aber auf eine, jeglicher Männerliebe abholde, nur dem eigenen Geschlecht zugewandte Amazone engführen will, tut ihr Unrecht! Was aber nicht heißen muss, dass sie diesen Aspekt nicht auch mit Leben erfüllte, ist sie doch Jungfrau und Knabe in einer Person[2]. Im Augenblick interessiert sie uns vorwiegend in ihrer oben schon angeführten Rolle als die große Herrin der Wälder. Denn, wie immer, sind wir auch diesmal auf der Suche nach einem Kraut, einer Pflanze, die im Volksmund mit so gegensätzlichen Namen wie Heil-aller-Wunden, Hühnertod, Wolfsbeere, Judenkirsche oder Mutterbeere belegt wird. Bis in die Botanikbücher durchgesetzt hat sich aber „Christophskraut". Der abergläubische Mensch sieht in der Pflanze eine Helferin bei der Schatzsuche, ähnlich dem Salomonssiegel, das wünschelruten-

---

[1] Wir bevorzugen die korrekte Bezeichnung „die" Peloponnes – Insel des Pelops, auch wenn in so manchem Reiseführer „der" zu finden ist. Ἡ νῆσος = die Insel, eines der wenigen weiblichen Substantiva mit männlicher Endung.
[2] παρθῆεος καὶ κοῦρος ἐν ἕνα

artig „ja" oder „nein" sagt, wenn es nach unter der Erde oder hinter dicken Türen verborgenen Reichtümern befragt wird. Aber die Schätze, die wir zu heben trachten, sind völlig immaterieller Natur, denn indem wir diese seltsame, schattenliebende Staude suchen, sind wir natürlich auch wieder einer Geschichte auf den Fersen.

Doch, wie es scheint, haben wir uns wieder einmal verratscht, haben allzu viel Zeit mit einleitenden Worten vertan, denn die holde Göttin ist schon wieder weg. Verschwunden, unter Beseitigung aller verräterischen Spuren und Fährten wahrt sie ihr Incognito im Dickicht des Bergwaldes.

Die Stunde des Pan brach an. Mittagsglast lähmte alles Treiben, und Helios brannte herab, als wollte er alles Leben aus Tier und Pflanze saugen. Der junge Jäger Arkas, seine Freunde nennen ihn den kleinen Bären, stand in angespannter Erwartung des Kommenden auf einer Lichtung und wischte sich den Schweiß von der Stirn. Er brauchte nicht lange zu warten, denn mit trommelnden Hufen raste schon ein kapitaler Hirsch auf ihn zu, setzte mit gewaltigem Sprung über den jungen Mann hinweg, brach krachend ins Unterholz und verschwand darin. Und, beim Lichte Loxias', sein Fell war weiß wie der Schnee auf der Kappe des Parnass! Kaum, dass Arkas sich vom ersten Schrecken erholt hat, ertönte ein Hifthorn und wieder einmal wurde er Ohrenzeuge des wütenden Jaulens und geifernden Gekläffs der Meute, die eine heiße Spur verfolgt.

Wir, die wir uns gegenwärtig noch nicht so sehr für Arkas persönlich interessieren, könnten ihn vielleicht als Fährtenleser engagieren, uns ins Reich der Jagdgöttin zu führen. Wie sonst sollten wir sie aufstöbern, wenn nicht im Gefolge einer Jagdgesellschaft? Also nichts wie hinterher!

Aber Arkas war zu schnell für unsere Zivilisationsfüße und ehe wir uns versahen, war er, einem Raubtier gleich, im Dickicht verschwunden und wir hatten das Nachsehen. Aber wir erinnerten uns, dass sich in der Nähe eine Jagdhütte befand, und wir beschlossen, dorthin zu gehen, denn der ungewohnt heiße Mittag machte es uns auch nicht gerade leichter, auf der Suche nach einer Göttin der Verborgenheit den Wald auf gut Glück zu durchkämmen. Am besten, dachten wir uns, erwarteten wir die Jäger, bis sie wieder zurück wären und uns dann einen Hinweis geben könnten.

Ja, heiß war es an diesem denkwürdigen Tag, selbst für die Verhältnisse des schattenverwöhnten arkadischen Bergwaldes. Eigentlich viel zu heiß für eine Jagd, und so hatte auch der greise Opsimatheus beschlossen, es für diesmal gut sein zu lassen. So eine Hetzjagd unter sengender Sonne war nun mal nicht mehr das Seine. Mit einem Ächzen lehnte er die schwere Saufeder neben Bogen und Köcher und zog das durchgeschwitzte Obergewand über den Kopf. Neben der Jagdhütte wusste er einen klaren Bach, in den er den Kopf tauchte und sich über das kühle, den Oberkörper umrieselnde Nass freute wie ein kleines Kind. Als er zurück zur Jagdhütte kam, fand er uns vor und runzelte missbilligend die Stirn.

„Das ist keine gute Idee", brummte er, „einfach so hier einzudringen. Wer seid Ihr und was wollt Ihr?"

„Athener, von weither aus der großen Stadt kommen wir, wir suchen die Göttin der Jagd."

Missbilligend zog er eine Braue hoch: „Darf ich Euch sagen, dass es alles andere als ungefährlich ist, der Großen Herrin der Wälder nachzuspüren, oder gar ihr zu begegnen? Aber, ich will niemanden vom Weg in sein Unglück abhalten", versetzte er sarkastisch.

„Wenn wir Euch richtig einschätzen, kennt Ihr doch hier jeden Steg und jeden Baum persönlich", versuchten wir, den Alten uns gewogen zu machen. Voller Bewunderung bestaunten wir seine Trophäensammlung an der Wand.

„Habt all diese Trophäen Ihr selbst erbeutet?" stellten wir uns naiv.

Der untrügliche Instinkt des Waldläufers verriet Opsimatheus, dass er von uns verweichlichten Stadtleuten wohl nichts zu befürchten hatte und sein Argwohn legte sich. Zum Zeichen absoluter Sicherheit ließ er sich auf der rohgezimmerten Eckbank nieder und streckte die noch immer athletischen Beine von sich.

„Ja", nickte er selbstzufrieden und lehnte sich zurück, „ich habe in meinem langen Leben so manchen Bock geschossen!"

Doch da drang von fernher das Gelärm einer Hundemeute an unser Ohr, dem sich ein rauher, panischer Schrei anschloss, und Opsimatheus spitzte erregt die Ohren.

„Kennt ihr dieses wütende Bellen?" wollte er von uns wissen, und winkte schon unter der Frage ab. „Keine Ahnung, nicht wahr? Allem Anschein nach haben sie ein Wild gestellt, dem Röhren nach ist es ein kapitaler Hirsch." Jagdfieber sprach aus seinen funkelnden blauen Augen und unruhig sprang er auf.

„Beim Hund! Wär' ich nur dabei!" Verärgert schlug er sich den Handteller mit der Faust und schüttelte sie voller Zorn gegen den senkrecht über ihm scheinbar stehengebliebenen Helios. Doch in der Hitze verrauchte sein Zorn wie die Brennöle über den Thymianstauden. Die Luft über dem zundertrockenen Gras auf der Rodungsinsel flirrte und unmotiviert erzählte uns Opsimatheus von seiner Reise nach der großen Stadt hinter den Quellen des Lichts, Babylon. Er nickte bedeutungsvoll. „Um diese Zeit findest Du da kein Fahrzeug, kein Pferd und erst Recht keinen Menschen auf den Straßen, weil der Teer zu fließen beginnt." Er streckte sich nochmals und gähnte herzhaft. „Was Teer ist, wisst Ihr Athener natürlich auch nicht", grinste er herablassend. „So, und jetzt lasst mich in Ruhe, ich will ein wenig schlafen!"

Diese seine Idee erschien uns, angesichts der flirrenden Hitze, die Hirn und Herz lähmte, gar nicht so übel, wir ließen uns im Schatten einer ausladenden Eiche nieder und es währte nicht lange, da fielen uns die Augen zu.

Von weither hörten wir Opsimatheus' Namen rufen. Gleich uns blinzelte er benommen mit schweren Lidern. Das kleine Nickerchen, das wir machen wollten, hatte Morpheus unerwartet in die Länge gezogen, der knapp über dem Horizont segelnde Helios wurde schon von Hesperos erwartet und glühte rötlich im Dunst über der westlichen Bergkette. Als Opsimatheus die Augen endlich ganz öffnete, fiel er vor Schreck schier von der Bank. Vor ihm stand Arkas, der wirres, unverständliches Zeug stammelte. In der Hand einen Fetzen bluttriefenden Fleisches, der, dem daran noch klebenden Fell nach zu schließen, von einem Hirsch stammte. Auch er selbst war von oben bis unten blutbesudelt. Ein Weinkrampf schüttelte ihn.

„Dein Sohn", stotterte er, „Aktaion", und hielt mit scheinbar vorwurfsvoller Geste dem Alten den Fleischfetzen unter die Nase.

„Was ist mit ihm"? allmählich kam Opsimatheus ganz zu sich und wehrte die vor seinen Augen zitternde Hand des Jünglings ab. „Tu mir einen Gefallen, und nimm endlich dieses vermaledeite Stück dieses vermaledeiteren Kadavers da weg!"

„Dein Sohn!" beharrte der Jäger hartnäckig.

„Jetzt wird's mir allmählich zu bunt. Was ist mit Aktaion?" bellte der Alte, erhob sich zur vollen Größe, womit er den Jungen um mehr als Hauptesbreite überragte und packte ihn bei den Schultern, „schieß los!"

Und Arkas fasste sich ein Herz und begann. „Als wir heute morgen zur Jagd ausritten, war es noch nicht so warm…"

Opsimatheus ließ ein ärgerliches Knurren hören. „So war es auch im vergangenen Winter! Mit anderen Worten: Du kannst deinen Bericht auch mit der Geburt der Großen Göttin der Jagd auf der schwimmenden Insel Delos beginnen, wenn du willst[3]!"

Ein verlegenes Lächeln huschte über das Gesicht des Jünglings: „Nun um ehrlich zu sein…"

„Beim bocksbeinigen Pan, komm' endlich zur Sache!" röhrte der Alte, in dessen Ungeduld sich langsam Unbehagen, ja ein heimliches Grauen mischte, das er durch barsches Auftreten zu übertünchen versuchte.

Arkas schluckte. „Aktaion, dein Sohn, Blut bedeckt seinen Pfad, wann immer er durch den Wald zieht, so auch heute: Er fällte so manchen Hirsch und Eber, und als sein Waffenträger war ich immer direkt neben ihm. Doch Helios' Wagen stand gerade in der Mitte zwischen den Toren Anatoliens und den Säulen des Herakles, da stöberten wir einen Hirsch auf, er war weiß wie das Licht Selenes, aber schnellfüßig wie die Hindin von Keryneia. Dieses Fell müsse er haben, rief Aktaion, legte einen Pfeil auf die Sehne und schoss dem fliehenden Tier – zugegebenermaßen aus einem unmöglichen Winkel und auf ein sich bewegendes Ziel obendrein, hinterher. Ein Wehlaut zeigte einen Treffer an und wir nahmen die Verfolgung auf. Aber Aktaion in seinem Jagdfieber war schneller als ich und ich verlor ihn aus den Augen. So auch die Meute, die dem weißen Hirsch nachsetzte und deren Gebell und Gejaule sich in den Schluchten verlor. Ich selbst stolperte mehr als ich lief planlos durchs Unterholz, Dornen zerfetzten mir die Haut und die sengende Sonne raubte mir schier die Sinne.

Endlich gelange ich an einen kleinen Quellsee im Schatten einer Grotte, den ich bis dahin noch nie gesehen hatte. Von einer Tuffsteinkante rieselt lieblich und angenehm plätschernd kühlendes Nass in Schauern herab. Ohne mich lange zu besinnen, lasse ich mich auf alle Viere nieder und sauge in gierigen Zügen labendes Leben aus dem Quell in mich ein. Als ich endlich aufblicke, glaube ich einer Täuschung zu unterliegen, einem Trugbild aufzusitzen, wie mein Bruder[4] sie zu schicken beliebt. In dem kühlen Quellwasser spielen junge Mädchen und in ihrer Mitte, sie alle an Wuchs wie Schönheit überragend, Titania[5], mit nichts bekleidet, als einem Halbmond aus Perlmutt im Haar. Ins neckische Spiel vertieft hatten sie mich, verborgen im Schilf, nicht bemerkt und so ziehe ich mich vorsichtigst,

---

[3] Wir würden ihn, der christlichen Zeitrechnung nach, mit Adam und Eva beginnen lassen.
[4] Arkas ist der leibliche, sterbliche Bruder des Gottes Pan!
[5] Als Tochter der Titanin Leto wird Artemis auch Titania genannt.

kaum wage ich zu atmen, langsam zurück und verstecke mich hinter einem umgestürzten Baumstamm. Von dort aus kann ich, bequem durch ein Astloch lugend, die Badenden weiter beobachten, ohne sie zu stören. Erst jetzt sehe ich auch den weißen Hirsch, der zu Füßen der Göttin kauert. Mit ihrer festen aber doch so mädchenhaft zierlichen Hand fasst sie den Pfeil und zieht ihn ohne Mühe heraus, dann verschließt sie, einen unhörbaren Spruch murmelnd, mit ihrem göttlichen Speichel die Wunde. Wie die Herrin des Waldes seinen Bewohnern das Leben nimmt, so kann sie es auch freundlich spenden.

Dankbar enteilte das Tier, und die schönen Jungfrauen spritzten sich wieder gegenseitig nass, balgten sich und maßen in natürlichster Unschuld und Anmut ihre Kräfte.

Doch erneut wird ihr Spiel mit eins gestört. Aktaion stürmt aus dem Dickicht und bleibt angesichts der sich ihm bietenden Szene wie angewurzelt stehen. Die Jungfrauen kreischen entsetzt und erschrocken auf, bedecken ihre Blöße und spritzen auseinander, in panischer Flucht vor dem, dessen Geschlecht zu entsagen sie der Göttin gelobt hatten. Doch Aktaion achtet ihrer kein bisschen. Wie entrückt lässt er die Waffen fallen, doch nicht aus Ergriffenheit oder Demut vor der Göttin – verzeih die Worte, edler Greis – augenblicks beginnt er sich seinerseits zu entkleiden und unziemlich wie ein Stier starrt er auf Titania! Eine Röte huscht über ihr hübsches, ebenso jungen- wie mädchenhaftes Gesicht, und augenblicklich lässt sie sich ins Wasser gleiten, ihre Scham zu bedecken. Und Aktaion, wie von Sinnen, stürmt, das schlammige Wasser in Ufernähe aufwirbelnd und braune Brühe verspritzend zielstrebig auf die im Wasser der Quelle Schutz suchende Göttin zu. Hat er zu viel Sonne abbekommen, oder narrt ihn ein Trugbild meines Bruders, ich weiß es nicht; schon streckt er die Arme aus, die nackte Göttin zu packen. Sie aber, die sich sicher fühlt, lacht nur neckisch und, als gelte es nur einer ihrer Gefährtinnen, besprengt sie den auf sie eindringenden Mann mit einem gehörigen Schwall Quellwasser.

Was dann geschah, es stockt mir noch jetzt die Zunge, dir unglückseliger Vater eines allzu ungestümen und allzu vermessenen Sohnes zu berichten, da ich meinen Augen nicht traute, was zu sehen sie mich nötigten. Fell beginnt die Arme, den Körper, die Beine Aktaions zu überwuchern, bis er ganz bedeckt davon ist, die Finger krümmen sich ein und gespaltene Hufe entwachsen hornig den schmaler werdenden Händen. Doch das Schrecklichste erfolgt zuletzt. Flach wird die Stirn und bucklig zugleich, platzt auf und ein mächtiges Gehörn dringt hervor, sich aufbreitend und zum schwer drückenden Geweih sich entzweigend, Nase und Mund verwachsen zum langgestreckten Geäs, gefurcht, rau und wellig wie das Strömen des Bergbaches streckt sich die Zunge zwischen den Zähnen. Ein durchdringender unartikulierter Laut erschüttert, statt seiner menschlichen Stimme die Luft."

Ein Zittern lief über Arkas Körper, trocken klebte ihm die Zunge am Gaumen. „Gib mir zu trinken", krächzte er.

„Und dann, was geschah dann?" bedrängte ihn Opsimatheus, der auf der Brust einen Druck wie von einer schweren, kalten Hand fühlte, die sie zu umschließen schien. Trotz der Schwüle der spätnachmittäglichen Stunde überlief den Alten ein Schauer. Das angstvolle Röhren des Hirsches, an dessen Erjagung er so gerne teilgenommen hätte, war es die jämmerliche Stimme des Sohnes, der in seiner Verzweiflung die Freunde, den Vater, bei sich haben wollte und vergebens nach ihnen rief? Ein Schwindel befiel ihn, das Haar sträubte sich im Nacken, doch rasch hatte der Jäger sich wieder in der Gewalt.

„Reiss dich zusammen, Kerl", japste er und hob zum Schlag bereit die gleichwohl zitternde Faust.

„Aktaion ist zum Tier, zum zotteligen Hirsch geworden, und ehe er begreifen kann, auf welch perfide Art die Göttin ihn bestraft, ehe er überhaupt Besitz von seinem neuen Körper nehmen kann… Verzeih, du Göttlicher, er stand wie ein frischgeworfenes Kalb auf den Läufen, kaum eines Schrittes mächtig, und brüllt seine Wut, die sich, je mehr er begreift, was vor sich geht, zur Angst wandelt, hinaus, so dass die Schluchten vom Echo seiner rauen Stimme widerhallten. Doch nicht die zweibeinigen Gefährten erreichen ihn als erste, die Meute umstellt ihn, wie sonst das in die Enge getriebene Wild. Vergeblich senkt er den Kopf, den ungleichen Kampf aufzunehmen. Doch seine Hunde, die Tiere, deren Gewandtheit er täglich durch Übung und Spiel verbesserte, die er liebte über alles, sie springen an ihm hoch, doch nicht freudig kläffend, ihn als ihren Herrn zu begrüßen, nein, jaulend und hechelnd vor Kampfeseifer fallen sie über ihn, wie über ein Beutetier her, und schlagen die vor Mordlust gefletschten Zähne in sein Fleisch. Und so wird er, der kaum sich zu wehren vermag, von ihnen, den eigenen Hunden, deren aller Namen er kennt, zerfleischt, in Stücke gerissen, und im Glauben, sie müssten ihn doch wenigstens an der Stimme erkennen, ruft er röhrend wieder und wieder, bis ihm die Stimme versagt und er seine Seele aushaucht. Opsimatheus, was ist dir?"

Arkas bemerkte mit Schrecken, wie sich eine grau-livide Blässe über das Gesicht des Alten ausbreitete. Seine Hände, noch klebrig vom Blut Aktaions, griffen ins Leere, ihn zu stützen. Mit einem Stöhnen schlug der alte Jäger der Länge nach hin und der Todesengel Thanatos drückte ebenso mitleidlos wie unbeteiligt sein Haupt in den Staub. Den grässlichen Tod des Sohnes zu überleben, wollten die Götter dem verdienten Mann nicht antun, rasch sollte ihm die Gnade gewährt sein, die Lethe zu queren, so dass sein Schatten Frieden fände.

Arkas aber, der kleine Bär, stand noch immer zitternd vor dem Toten und verharrte so, bis es schließlich dunkel wurde und er den Blick zur tröstenden Mutter emporheben konnte.

Doch ehe wir uns seiner Familiengeschichte zuwenden, betrachten wir jenes Christophskraut, in dem Linnaeus dem Namen des wilden Jägers ein Denkmal, ausdauernder als Erz, gesetzt hat: *Actaea spicata*.

Das Christophskraut gehört in die polymorphe Großfamilie der Hahnenfußgewächse, ist bei uns nicht häufig und steht unter Schutz. Doch suchen wir ein wenig nach ihm, vorausgesetzt in der rechten Umgebung, können wir es schon aufstöbern. Es lebt, meist in kleinen Grüppchen im Buchenwald oder im Laubmischwald, abseits der direkten Sonne und fällt durch einen zwar schwachen aber dennoch unangenehmen Geruch ein wenig auf. Ihre weiße, ährig aufgebaute Blüte kennt keine Symmetrie zur Gesamtheit der Pflanze, sitzt also oftmals recht exzentrisch bis unmotiviert an der Peripherie, womit sie eine gewisse Ähnlichkeit mit der Traubensilberkerze hat. Den dunkelvioletten Früchten wurde eine gewisse Toxizität nachgesagt, die sich jedoch nicht bestätigen läßt. Was Linné bewog, dieses unauffällige Kraut nach dem wilden Jäger zu benennen, lässt sich anhand der Gestalt der Blätter herleiten. Was sich auf dem Bild wie eine Vielzahl von Blättern ausnimmt, ist in Wirklichkeit nur ein Knoten, aus dem in der Regel nicht mehr als fünf Blätter entsprießen. Das heißt, ein Blatt besteht aus doppelt dreizählig gefiederten Teilblättern mit tief gesägtem Rand. Das

Actaea spicata – das unrühmliche Ende eines wilden Jägers

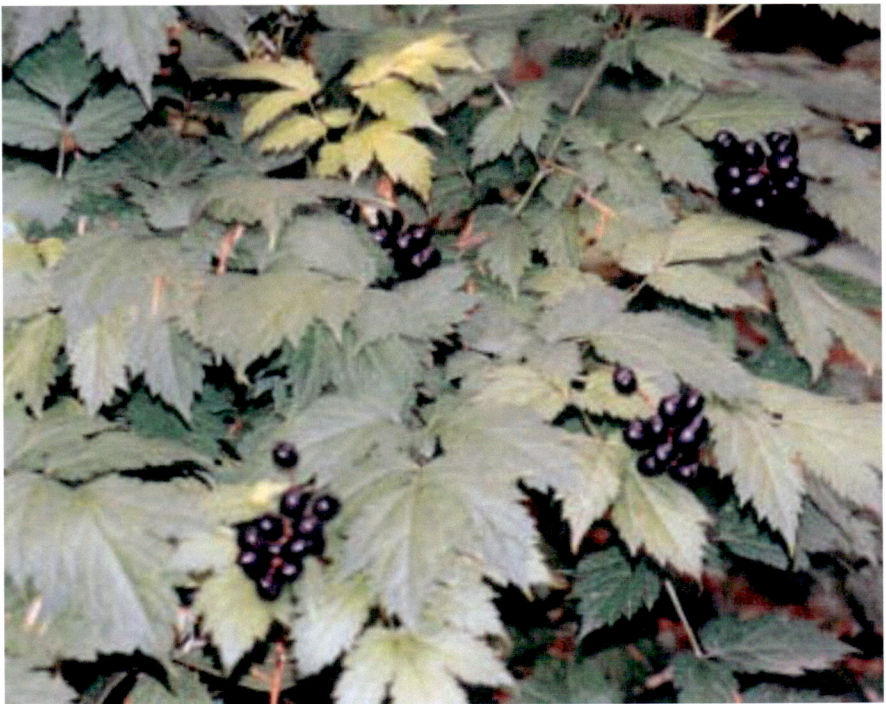

Actaea spicata: Ihre gezackten, scheinbar ungeordneten Blätter versinnbildlichen das grausige Ende des „Namenspatrons".

Ganze wird also als ein in seine Einzelteile Zerrissenes dargestellt. Zumal der Abstand zwischen den einzelnen Blattteilen nicht unerheblich ist, wird gerade dieses Auseinandergerissene, Zerfetzte so deutlich, analog dem so übel zum Hirsch verwandelten Menschen Aktaion.

Früher behandelte man mit ihrer Wurzel, *Radix actaeae*[6], wobei sie eher als Homöopathikum gedient haben dürfte, äußerlich Hautkrankheiten, welcher Art, lässt sich nicht mehr finden, und innerlich Struma und Asthmazustände. Das Gift bewirkt nämlich extern aufgetragen Blasenbildung und Rötung der Haut, innerlich Übelkeit mit Erbrechen, blutige Gastro-Enteritiden mit Diarrhoe und kolikartigen Schmerzen. Doch spricht Daunderer von einer geringen Toxizität, was nicht fürchten lässt, dass der versehentliche Verzehr einiger Actaea-Beeren gleich zum Zerrissenwerden – von Innen her – führen muss.

---

[6] Gelegentlich wird auch das Synonym: Aconitum racemosum verwendet!

Die Herrin der Wälder als jungfräuliche Beschützerin der Mütter

Anhand des gerade erzählten schaurigen Endes eines Anhängers der Göttin, der eindeutig seine Grenzen überschreitet, indem er ihr zu nahetritt, wird einmal mehr deutlich, dass sich hinter der oftmals fast schon harmlos idyllisch aquarellierten, ein wenig elfenhaften Fassade der Artemis mehr Chthonisch-destruktives verbirgt, als sie auf den ersten Blick ahnen lässt. Doch werfen wir einen Blick auf ihr Kultbild in Ephesos, wo sie als die hundertbrüstige Artemis dargestellt wird, muss man bereits einen anderen Aspekt, den der unendlichen, unversiegenden Fruchtbarkeit konstatieren. Doch nicht genug damit, dass die jungfräuliche Göttin, sie verteidigt übrigens ihre Virginität ebenso erfolgreich wie Athene gegen verschiedenste Herausforderungen, über dieses Potenzial aus sich heraus verfügt, neueren Forschungsergebnissen zufolge, entnimmt sie dieses Potenzial dem männlichen Prinzip. Nachdem den Leser/die Leserin nach der Gruselorgie im Wald ohnehin nichts mehr schrecken kann, wird er/sie nicht wirklich geschockt reagieren, wenn wir nun ein lange ungelöstes Rätsel, diese „hundert Brüste" der Göttin betreffend lüften: Sie sind nichts anderes als die – sicher blutigen – Hoden geopferter Stiere. Noch zur Zeit des Trojanischen Krieges nimmt niemand, außer der verzweifelten Mutter Klytaimnestra, daran Anstoß, dass ein unschuldiges Mädchen für den Frevel des Vaters auf dem Altar der Jagdgöttin geopfert werden soll. Eine den Späteren nicht mehr zuzumutende Szene, die dann auch prompt dahingehend entschärft wird, dass Artemis die Jungfrau Iphigenie vom Altar weg entrückt und eine Hirschkuh, also ein Tier anstelle eines Menschen unter dem Messer des Opferpriesters verblutet. Gerade in der Rolle der mädchenmordenden Bogenschützin im Rahmen der Niobidensage[7] blitzt noch einmal das Bild jenes archaischen blutrünstigen Mutteridols auf. Wir dürfen auch nicht vergessen, dass die Götter und Göttinnen der Antike in der Regel weit umfassendere Aufgaben hatten und entsprechende Verehrungen genossen, als heute bekannt ist. Gerade die Halbmondgöttin Artemis / Diana ist nur vollständig, wenn in ihr auch die Aspekte der Vollmondgöttin Selene und der Neumondin Hekate aufscheinen. Nicht von ungefähr kommt es auch, dass einer der größten, wenn nicht gar der größte Tempel des Altertums ihr geweiht war: Das berühmte Artemiseion in Ephesos, das zu den sieben Weltwundern zählte und von einem Mann niedergebrannt wurde, der durch diese Tat in die Geschichte einzugehen hoffte – nur haben wir seinen Namen vergessen…

---

[7] Hier erschießt Artemis die Töchter einer Frevlerin, ähnlich wie beim Leichenbrand der Bluthochzeit der Koronis (s.o.), wobei deutlich wird, dass die Kinder als den Eltern gehörig angesehen wurden, das Kind also zur Strafe für das Vergehen der Eltern büßen muss.

Artemisia vulgaris und ihre Schwestern Absinthium, Abrotanum, Dracunculus

Wir haben ja schon gehört, dass die so schrecklich gemordete Nymphe Mentha sich postum an Persephone rächte, indem die Herrin der Schatten und Fruchtbarkeitsbringerin – contradictio in se – ihrerseits im Zustand einer Nullipara blieb. Abzüglich der Bosheit wusste auch Artemis ihre und ihrer Begleiterinnen Unberührbarkeit als *Alexandra*, „die Männerabwehrende" zu verteidigen. Jene, durch häufige Wiederholungen nicht wahrer werdende These, das Artemisgefolge hätte schon vorehelich ordentlich über die Stränge geschlagen, da pflanzliche Verhütungsmittel bekannt gewesen seien, müssen wir ins Land der Fabel verbannen, genauso wie die Behauptung, der viel bemühte berühmte „Eid des Hippokrates" verbäte grundsätzlich Abtreibungen. Wird hier gegen besonders riskante Vorgehensweisen polemisiert[8], hält man dort die jungen „Arktoi[9], so nannten sich die Mädchen, die Artemis nachfolgten, schlichtweg von Männern fern. Weder stellte irgendein Reinigungsritual die verletzte Jungfräulichkeit jemals wieder her, dieses Privileg blieb einzig und allein Hera-Pais vorbehalten, noch schützten sich die Mädchen vor ungewollter Schwangerschaft! Wäre es damals möglich gewesen, wirksame Kontrazeptiva anzuwenden, gerade in Städten wie Athen, wo viele Familien in sehr beengten Verhältnissen leben mussten, hätte man auf sie gewiss nicht verzichtet, denn die übliche Familienplanung kam denkbar inhuman meist postnatal zur Anwendung: So war in Athen das Aussetzen der Kinder die Regel, sicher auch in der nicht unangebrachten Hoffnung, ein kinderloses Paar würde sich ihrer annehmen, aber in manchen rückständigeren Regionen blieb oftmals nichts anderes, als der Verkauf in die Sklaverei! Auch Abtreibungen wurden häufig vorgenommen, wobei es ohne Gefahren für diese Mütter wider Willen kaum abging[10]!

Artemis schützte die Jungfrauen[11], aber auch die Gebärenden, und die Mütter im Kindsbett riefen sie an und brachten ihr Opfer, um diese damals so kritische Phase heil zu überstehen. Die zahlreichen Grabstelen, welche junge Frauen darstellen, an deren Lager Artemis im Kampf mit Thanatos unterlag, bezeugen ebenso eindringlich wie sozio-historische Untersuchungen, dass das Kindbettfieber eine der häufigsten, wenn nicht die häufigste Todesursache für junge Frauen in der Alten Welt war.

Aus diesem Grund sind die Artemisia-Gewächse, insbesondere *Artemisia vulgaris*, Beifuß, und *A. absinthium*, Wermut, nicht nur als Mittel zur Anregung der Verdauungssäfte, sondern auch als die Monatsblutung fördernde Agentien ebenso hochgelobt, wie als Abortiva verrufen. Allerdings lagen die Gewichte in der alten Welt reziprok zur heutigen Sicht der Dinge. Anders als heutige Medizinkoryphäen, die beim Wermuttee nach vier bis sechs Wochen Gebrauch eine Abneigung des Patienten gegen das Remedium zu erspüren glauben, ist die Antike hier drastischer und erteilt dem Bittergebräu als *apinthos* – untrinkbar – eine

---

[8] Hierzu ganz hervorragend J. Hackethal in „Der Meineid des Hippokrates", aber nicht nur dort.
[9] Αρκτοι = Bärinnen
[10] Siehe hierzu v. a. meinen Beitrag „Einige Aspekte zur antiken Frauenheilkunde" in NHP 7/2001.
[11] Es gibt Stimmen, die sogar das Sternbild Jungfrau mit ihr und nicht mit Kore oder Themis in Verbindung bringen!

klare Absage. Dass es im Altertum keinen Absinthismus gab, lag aber sicher nicht an der Abscheu der Hellenen oder der Römer vor dem Kraut, sondern darf der Tatsache zugeschrieben werden, dass der dazu nötige Schnaps als Erfindung des islamischen (sic!) Mittelalters demnach noch nicht bekannt war.

Wie heute mit der wilden Schwester des Wermuts, dem Beifuß umgesprungen wird, grenzt hingegen an eine Umkehrung der Werte: Galt sie dem Abt auf Reichenau, Walahfridus Strabo noch im neunten Jahrhundert als die *mater herbarum*, die Mutter aller Heilpflanzen, spricht das BfArM ihm heute jegliche Wirksamkeit ab und schließt sich damit einem Urteil ihrer Vorgängerinstitution, dem nachweislich mit krimineller Energie arbeitenden BGA[12], an, die dem Beifuß eine Null-Monographie erteilte.

Wir jedoch, als Gäste der Waldherrin Artemis, brauchen uns um Wissenschaftlichkeit wenig zu scheren, sondern ziehen es vor, Artemis Eileithya auf die Finger zu sehen, wenn sie auf den trockenen, erwärmenden Beifuß als Mittel der Wahl zurückgreift, wenn bei ihren kühlen, feuchten Geschlechtsgenossinnen[13] die Regelblutung nicht kommen mag oder *die Mutter*[14] sich vor der anstehenden Entbindung nicht eröffnen will, wobei sie ihn äußerlich als Leibauflage wie intern als Trunk anwendet. Auch um einer ungewollten Kinderlosigkeit zu entgehen, riet Artemis ihren Bärinnen, wenn sie reif für die Ehe waren und den behüteten Hort im Wald verlassen mussten, vier Tropfen des aetherischen Beifußöls dreimal am Tag in einem Quentchen Honig im Mund zergehen zu lassen. Die Signaturlehre unterschied zwischen dem rotstengeligen und dem weißstengeligen Beifuß: Während ersterer bei Ausbleiben der Regelblutung hilft, sofern die Frau die Blätter von oben nach unten erntet, hilft der weiße beim Gegenteil, wenn die Frau sie von unten nach oben erntet (Beifuß zieht; hinauf oder hinab, je nach Bedarf). Ebenso wirkt er auch auf die kalte Materie im Körper, wie Steine oder Griesbildung der Galle oder der Niere, sowie bei Harnverhalten aufgrund von Erkältung, ableitend und austreibend und, via Erwärmung, zerteilend, zumindest dachte man früher so. Die dritte im Bunde der Artemisia-Gewächse, die Edelraute[15], ein zitronig frisch duftendes mit filiformen, von viel Hitze und Trockenheit zeugenden Blättern, zur Verholzung tendierendes Kraut, oder kleiner Strauch, dient vor allem als Stärkungs- und Blutbildungsmittel und ist so gerade nach einer schweren, blutverlustreichen Geburt unentbehrlich. Gemeinsam mit Wacholder- und Rosmarinzweigen wurde sie als Arme-Leute-Weihrauch vor Opferritualen verräuchert. Mit Hilfe eines Zweiges von *Abrotanum*, der, natürlich ohne Wissen des Mannes, unter das Kopfkissen gelegt wurde, sollte das „ehelich' Werk" vorangetrieben werden, zumal, wenn sich kein Nachwuchs einstellen wollte. Artemis half so ihren Adorantinnen bei ungewollter Kinderlosigkeit sogar auch dann, wenn diese aufgrund einer angehexten Frigidität beziehungsweise Impotenz bestand. Unterstützen ließ sich dies noch, wenn beim Gebet zur Göttin derselbe Eberrautenzweig in der Hand gehalten wurde.

Die nächste Verwandte dieses unauffällig blühenden Gartenbewohners – wild wächst *Abrotanum* in unseren Breiten nicht – ist die hierzulande ebenfalls nur in Gärten zu finden-

---

[12] Dieses Amt wurde wegen Verwicklung in Korruption vom damaligen Bundesgesundheitsminister Seehofer aufgelöst!
[13] Frauen galten in der Humoralpathologie grundsätzlich als dem Phlegma und dessen Qualitäten angehörig!
[14] Mit Mutter meinte man damals die Gebärmutter.
[15] Artemisia abrotanum wird auch Eberraute genannt.

de *Artemisia dracunculus,* „der kleine Drache" oder, wie so mancher Mann seine Gefährtin liebevoll nennt: „Mein Drächelchen", der Estragon. Wie ein Eberrautenzweig vor Frigidität und einer von Eisenkraut vor Verwundung im Kampf, schützte ein Zweig von Estragon gegen Drachen- und Schlangenbisse! Dieses scharf-bitter-aromatisch schmeckende Kraut ist weniger als Heilpflanze erwähnenswert denn als Gewürz. Sparsam dosiert ist es vor allem in der französischen Küche wertvoll und dient zur Aromatisierung von Saucen, Senf und vor allem von Essig.

Alle vier Artemisia-Arten wachsen übrigens gerne mit- und nebeneinander und erreichen, sieht man von der Eberraute ab, oftmals mannshohen Wuchs, womit sie einen dekorativen Hintergrund eines Kräutergartens bilden können. Auch haben sie allesamt einen Bezug zum Unterleib, machen, je nach Indikation fruchtbar, helfen bei der Geburt oder aber bei der vorzeitigen Entledigung der Leibesfrucht. Anders als wir Christen, die wir das persönliche, individuelle Leben bereits mit der Empfängnis beginnen lassen, ging die *communis opinio* der Antike dahin, die Menschwerdung, worunter man die Personalisierung verstand, mit dem ersten Atemzug anzusetzen[16]. Insofern beinhaltete das Thema Schwangerschaftsabbruch nicht die Brisanz unserer Gegenwart.

Mädchen, die sich dem Dienst der Artemis weihten, schlossen sich ihr im Alter von neun Jahren an und mussten den Schwarm mit Einsetzen der Menarche, die noch in der Geborgenheit der Mädchengruppe in Form eines Übergangsrituals begangen wurde, verlassen. Die Pubertierenden, heute beschreiben sie sich gerne mit Leuchtfarbe auf T-Shirts und dergleichen als „Zicken" oder „bitches" (im letzteren Fall oft ohne genau zu wissen, welch großartiges Etikett sie sich da umhängen), wurden dann in die Obhut der Eltern zurücküberstellt. Auch wenn ein wichtiges Attribut der Artemis der Halbmond ist, die wechselhaften L(a)unen[17] und Kapricen[18] der Nicht-mehr-Mädchen und Noch-nicht-Frauen gingen der Göttin dann doch gegen den Strich. Nur wenige durften noch nach diesen ersten Wechseljahren als Dienerinnen und Gefolge im Wald bei der Großen Göttin bleiben. Allerdings unter einer Voraussetzung: Kein Herrenbesuch auf dem Zimmer, besser gesagt der Laubhütte, Höhle oder dergleichen! Wurde gegen diese Auflage verstoßen, wurde der Frevel von der unnachsichtigen Göttin hart bestraft.

Die folgende Geschichte, die mit einer für alle sichtbaren Konsequenz endet, gilt als die besondere und deshalb überlieferungswürdige Ausnahme, ein Drama, das als archetypisches Urbild für „Emilia Galotti" oder „Kabale und Liebe" gesehen werden kann.

---

[16] Wir bitten von Leserbriefen des Inhalts, dass es sich anders verhielt, Abstand zu nehmen und verweisen bereits prophylaktisch auf das Buch „Frauenmedizin in der Antike" (siehe Literaturverz.) Auch uns ist bekannt, dass sowohl Pythagoreer als auch Neuplatoniker und Manichaeer, um nur einige zu nennen, völlig anderer Ansicht waren. Doch müssen wir auch daran erinnern, dass die Diskrepanz zwischen philosophischen Denkgebäuden und der Alltagsreligiosität damals genauso weit auseinanderklaffte wie heute!

[17] Unser deutsches Wort Laune leitet sich vom wechselhaften Wesen der Luna, des Mondes also, ab.

[18] Kapricen, mit Initial-K erscheint als ein Wechselbalg aus frz. *La caprice,* die Eigenwilligkeit, Launenhaftigkeit und leitet sich von lat. *caprea* = die Ziege → Zicke → Zickigkeit ab. Demnach ist unser astrologischer Capricornus eigentlich kein Steinbock sondern ein Ziegenfisch (als Resultat einer ungeschickten Selbstverwandlung Pans…).

Allium ursinum[19] – Bärlauch als frisches Grün für Meister Petz

Wir lernten zuvor Arkas kennen, der sich als Bruder des Pan bezeichnete. Wie Artemis und Apollon sind Arkas und Pan Zwillinge, Kinder der Kallisto. Sie war die Tochter des in einen Wolf verwandelten Lykaon aus Arkadien und wurde zur Stammutter der Arkader und zur Schutzherrin des Bärenlandes.[20] Ebenso vernahmen wir von den Bärinnen, den Gefährtinnen der Artemis, die im Schutze der Göttin und des Waldes ihr weitgehend ungezwungenes Leben führten. Nach all den übrigen Präliminarien, die wir schon eingestreut haben, liegt nun der Verdacht nahe, dass sich die Geschichte um die Geburt oder besser, die Empfängnis dieser Zwillinge drehen dürfte.

Aber immer nur langsam mit den jungen Hunden, heißt es, erst recht, wenn es auf Bären geht! Ehe wir also nochmals abtauchen ins Walddickicht, um die Bärinnen unseres Mythos aufzustöbern, drehen wir doch, geborgen in der sicheren Distanz aus Jahrtausenden, am Rad der Zeit; nur ein paar wenige Bogensekunden sind notwendig und schon haben wir die gewünschte Jahreszeit: Frühling! Saturn lehnt, erschöpft vom Winter, seine Sense an einen Baum und überreicht das Szepter der Weltherrschaft an seine Tochter Venus! Es ist die Zeit des Erwachens der belebten Natur, die daran geht, sich wieder mit frischem Grün zu schmücken. Überall sprießt es, die Knospen schwellen, platzen auf und zarte feingefiederte Laubbündel öffnen sich, zitternd vor Spannung, in die milden Frühlingslüfte, und künden mit ihrem Grün vom Sieg des fließenden, strömenden Lebens über Starre und Kälte des Todes. Mit den Lenzesdüften bricht aber auch eine Zeit des Sehnens, des scheinbar planlosen Umherstreifens an, wobei oftmals der eigentliche Zweck dieses Tuns in den Abgründen des Unbewussten verborgen bleibt, und wir dann selbst überrascht sind, wenn wir finden ohne gesucht zu haben. „Ich ging im Walde so für mich hin, und nichts zu suchen, das war mein Sinn…" überlieferte einer, der sich in Sachen Liebe auskannte wie kaum ein Zweiter, jene Begegnung, die sein Leben nachhaltig verändern sollte, in Gedichtform an die Nachwelt. Und so finden auch wir auf der Suche nach den Bärenmädchen der Artemis britomartis[21] etwas ganz anderes, eine Pflanze, auf die wir förmlich mit der Nase gestoßen werden.

In all der Vielfalt aus Grüntönen und Blattformen nimmt sich das parallelnervige Blatt des Bärlauchs weder extraordinär noch besonders typisch aus, vielmehr wendet sich dieses mehr schlaffe als formstabile Gebilde, kaum hat es den Boden verlassen, ihm auch schon wieder im Bogen zu. Mit seiner deutlich akzentuierten Traufspitze, die *Allium ursinum*, darin völlig der *Convallaria* oder gar *Colchicum* unähnlich, vom Licht und dem Himmel wegbiegt, deutet es schier auf ihr Element, die Erde. So gehört Allium ursinum in seiner Bodenständigkeit, ja Bodenverhaftung, sicher dem Tellurischen an, doch auch das Venerische, Wässrige, kommt zum Vorschein, ist Bärlauch doch derart von der Fließkraft durchdrun-

---

[19] Von Lat. *Ursa* = die Bärin, aus diesem Grund hieß die christliche Jungfrau Ursula „das Bärchen". Unsere im Blasentee gebräuchliche Bärentraube ist übrigens so etwas wie eine Stilblüte, wenn sie wissenschaftlich *Arctostaphyyllos uva ursi* heißt, was im Grunde Bärentraube Bärentraube bedeutet, zuerst griechisch, dann auf Latein…

[20] Arkadien ist sogar nach Arkas, dem Bären, benannt.

[21] Kretisch für „die süße Jungfrau".

gen, dass er sich nicht mit den herkömmlichen Verfahrensweisen trocknen lässt, und das, obwohl auch und nicht gerade an letzter Stelle das Sulfurprinzip in ihm wirkt: Auch wenn seine aetherischen Öle alles andere als aetherisch duften, vor allem sie, verwissenschaftlicht als das aetherische Öl Allicin, zeichnen für die therapeutische Bandbreite des Bärlauchs verantwortlich. Wenn wir uns nun folgende Indikationsliste auf der Zunge zergehen lassen, sollten wir daran denken, dass Bärlauch keine Droge der alten Humoralpathologie ist, er als medizinisches Agens relativ jung ist und schon allein aus diesem Grund der Trumpf des Advocatus diaboli, die Indikationslyrik, nicht sticht! Die frische Pflanze, aber auch speziell aufbereitete Drogen aus Bärlauch verfügen über blutreinigende, antihypertonische im Sinne einer ACE-hemmung, antilipämische, antisklerotische, antioxidative, thrombocytenaggregationshemmende, die Rheologie fördernde, antiseptische, vorwiegend im Darm antimykotische, antioxyurische und nicht zuletzt in Hinsicht auf Schwermetalle antitoxische Eigenschaften. Sie können bei Hautausschlägen aller Art, Frühjahrsmüdigkeit, Avitaminose-C., cerebralen und peripheren Durchblutungsstörungen, beginnender Demenz, Vertigo, Tinnitus, Herzrhythmusstörungen, Gärungsdyspepsie, Darmmykosen, Dysbakterie; zum Ausleiten von Schwermetallen und als Adjuvans in der Rheumatherapie erfolgreich eingesetzt werden. Eigentlich ein Wunder, dass die Medizin so lange auf Bärlauch verzichtete und stattdessen seinen schwächeren, domestizierten Bruder, den Knoblauch favorisierte, dem namhafte Wissenschaftler die Rolle der Panacee[22] der Zukunft prophezeiten, und das, trotz der eindringlichen Warnung eines unbekannten Dichters: „Gar schröcklich riecht Kobelauch, wenn du ihn isst, tust du es auch!" Warum auch immer, der Verzehr von Bärlauch führt nicht zu den olfaktorisch so einprägsamen, und deshalb bilateral so wenig geschätzten Ausdünstungen über die Haut. Die allicinhaltigen aetherischen Öle des Bärlauchs verlassen den Körper nämlich nicht über die Haut, so dass es „nur" zum Knoblauch*atem*, nicht aber zum Körpergeruch kommt!

Aber schon im 16. Jahrhundert. wusste man über Bärlauch Bescheid, und so schrieb etwa Hieronymus Bock, Bärlauch sei, weil er „wilder im Aroma ist, als sein zahmer Bruder der Knoblauch, noch besser geeignet, Gifte aus dem Körper auszuleiten[23]." Will man sich Bärlauch nutzbar machen, sollten die Blätter vor der Blütezeit gegessen oder als Frischpressaft verwendet werden. Die oftmals zu hörende Behauptung, das typische Bärlauch-Aroma entstehe erst, wenn die Blätter verletzt werden, weil sich erst dann aus den geruchsneutralen Cystein-Schwefeloxiden die geruchsintensiven Sulfensäuren bilden, wird durch die Erfahrung widerlegt. Auch wenn die Begründung, diese Maßnahme diene dem Schutz der Pflanze vor Fressfeinden, einleuchtend sein mag, *Allium ursinum* verströmt auch unverletzt vehement sein typisches Aroma, was eine Verwechslung weitgehend verhindert. Geerntet werden soll Bärlauch übrigens vor Walpurgis, weil ihn danach die Waldteufel verderben, weiß eine alte Volksweisheit. Bärlauch ist ein kräftiges Kraut, da er als eine der wenigen Pflanzenarten den Giften, die von der Traufe des Walnussbaumes[24] herabrieseln, widersteht! Das gesellig

---

[22] Weiß, Fritz: Lehrbuch der Phytotherapie in der 6.Auflage 1985. Panacee = Allheilmittel im Sinne eines Polychrests.
[23] Auf 100 g Droge enthält Bärlauch 7 860 mg Schwefelverbindungen VS. 1 700 beim Knoblauch!!
[24] Sein aetherisches Öl, Juglon, aus der Gruppe der Ketone, ist ein auf andere Pflanzen stark wirksames Gift.

auftretende Liliengewächs liebt lichte Auwälder, gedeiht auf humusreichem Boden und treibt bereits vor der Belaubung der Buchen aus. Er ist auch auf der collinen (etwa 500 bis 800 Meter) bis in die montane Stufe (1 500 Meter) hinein zu finden, wird jedoch zunehmend von Vinca verdrängt. Das Hundswürgergewächs rückt also auch Meister Petz auf den Pelz.

Was haben nun aber der Bärlauch und das braune Zotteltier, das im 19. Jahrhundert. schon in Bayern ausgerottet wurde, gemeinsam? Oder, anders gefragt, warum ist der Bärlauch nach dem Bären benannt?

Um darauf eine klare Antwort geben zu können, müssen wir einen kurzen Abstecher in die baierische Frühgeschichte unternehmen. Für viele fängt ja die bayerische Geschichte mit den Bajuwaren an, aber gerade wir in Bayern brauchen uns ja in Sachen Multi-Kulti nicht zu verstecken, war doch das Land vor den Alpen von jeher ein Schmelztiegel der Völker, gehören doch alle großen indogermanischen Volksgruppen zu unseren Vorfahren: Nach den Kelten eroberten die Römer das Land und wurden schließlich von germanischen und slawischen Stämmen überrannt, wobei es nie Ausrottungskriege gab, sondern eine Vermischung der verschiedenen Volksgruppen die Regel bildete. Und allen diesen indogermanischen Völkern war der Bär heilig. Doch gerade die Germanen fühlten sich besonders zu den Bären hingezogen. Vielleicht lag das am Fell jener Tiere, auf welchem sie angeblich so gerne lagen, um aus Auerochsenhörnern Met und Bier in sich hineinzuschütten. Jedenfalls waren sie es, die beobachteten, wie im Frühling, gerade wenn der Bärlauch massiv austrieb, die Bärenmütter mit ihren im Winter unter der Erde geborenen Jungen – Auferstehungssymbol par excellence – den Wald unsicher machten und, Allesfresser, die sie nun mal sind, sich mit dem artgemäßen Hunger über das schmackhafte vitamin- und mineralstoffreiche Grünzeug hermachten. Wann diese Zeit kommen würde, verrieten ihnen übrigens die Sterne: Wenn Donars Wagen sich anschickte, sich auf die Spitze seiner Deichsel zu stellen, war es soweit – und wir sind endlich in unserer Geschichte – und zwar mittendrin…

Heras Rache, oder wie aus der Schönsten eine Bärin wurde

Lassen wir einmal im Geist die zahllosen Geliebten des Zeus beiderlei Geschlechts Revue passieren, dann drängt sich die Vorstellung auf, der Wetter- und Himmelsgott sei, Göttervater hin und Seniorchef des olympischen Familienbetriebes her, kein unbedingt für die Ehe als dauerhafte Lebensform geschaffenes Wesen. Anders gesprochen, Zeus war eher ein Mann, pardon, ein Gott, der nicht so leicht etwas anbrennen ließ, die neudeutsche Worthülse dafür lautet *womanizer*, das bayerische Idiom hält für derartige Arche-Typen treffendere, derbere Ein-Wort-Definitionen bereit, die wir hier nicht wiedergeben wollen. Aber jedes gutaussehende weibliche Wesen, das zwischen Zeus' Epiphanie und „drei" nicht einen Baum erklommen hatte, musste die Konsequenzen tragen, in vielen Fällen aus-tragen…

In unserem Fall hieß die Betreffende Kallisto, und wenn, wie in der Antike üblich, nomen gleich omen ist, müssen wir sie uns als einen Ausbund weiblicher Schönheit imaginieren, denn übersetzt bedeutet ihr Name nichts weniger auftrumpfendes als „die Schönste".

Dass Aphrodite angesichts des in erster Instanz unbestritten hingenommenen Paris-Urteils nicht gegen eine derartige Anmaßung einschritt, verwundert ohnehin viel zu wenige Mythologiespezialisten, einzig die notorisch eifersüchtige Hera fühlte sich herausgefordert, vielleicht weil sie fürchtete, solcherart auf Rang drei oder gar vier abzurutschen. Aber, warten wir einmal das Weitere ab.

Kallisto war also eine jener Naturschönheiten, welche sich mit Make-up nur verunstalten können, deren Wangen mit allein einem Hauch von Rouge die Farbe einer alkoholgewöhnten frustrierten Mittvierzigerin annehmen und nicht zuletzt aus diesem Grund auf alle Künstlichkeit verzichten. Beneidenswerterweise hatte sie es verstanden, bei kontinuierlicher Sonnen- und Windexposition ihren Teint nicht in die Nähe des Lederartigen abgleiten zu lassen, auch dem Glanz ihres brünetten Haupthaars hatte der sengende Helios nichts anhaben können. Wie bei allen Arktoi um Artemis glich ihr Körper mehr einem Epheben als dem eines gewöhnlichen Hellenenmädchens, das wohlbehütet im Schatten der Gynaikitis aufwuchs. Dies alles reizte Zeus. Hinzu kam aber, als nicht unerheblicher Steigerungsfaktor, der Reiz des Verbotenen. Wie ja auch in christlicher Zeit genügend profimäßige Verführer ihr Unwesen trieben, die es speziell auf Novizinnen abgesehen hatten, an welchen sie dann nach ihrem Erfolg rasch jedes weitere Interesse verloren. Dass die Opfer ihrer Umtriebe dann als gescheiterte Existenzen einer mehr als ungewissen Zukunft entgegensahen, interessierte sie nicht weiter, auch darin mochte Zeus ihnen Ur- und Vorbild gewesen sein.

Er hatte sie, die Nichtsahnende, mit Küssen, *nicht im gehörigen Maße und nicht nach jungfräulicher Sitte*[25], geweckt und war, die fünf Finger brannten ihm noch auf der Wange – von ihrer Erstreaktion nach dem Erwachen abgeschreckt, konsterniert zurückgewichen.

„Holde Herrin, verzeih!" war Kallisto erschrocken zusammengezuckt, „ich dachte, Ihr wärt ein männliches Wesen!"

Ach ja, wir vergaßen ganz zu erwähnen, dass Zeus – wieder einmal – eines seiner unübertrefflichen Incognito gewählt hatte. Die Phantasie des Göttervaters verdient nämlich durchaus auch unsere anerkennende Erwähnung, führen wir uns nur einmal seinen Ideenreichtum, seine Wandelbarkeit und sein Beharrungsvermögen vor Augen, wenn er sich mal wieder verliebte: Stier, Schwan, goldener Regen – nichts war ihm zu exotisch fremd, zu verwegen oder auch zu lächerlich, schließlich gibt es etliche Spottverse auf Leda und einen Ganter, der sich als Schwan verkleidete, um auch einmal in den Genuss zu kommen… Wenn ihm gar nichts anderes mehr übrig blieb, wechselte Zeus sogar das Geschlecht und tarnte sich, wie weiland Apollon in einer ähnlichen Situation, als Göttin.

Als seine falsche, viel zu weiche Frauenhand wie beiläufig ihre vom Bogenschießen kräftig-sehnige berührte, überlief ihn ein wollüstiger Schauer. Die Athletin, die mehr Ähnlichkeiten mit seinem Ganymedes[26] hatte als mit vielen seiner Verflossenen oder gar seinem Eheweib Hera, ließ sein Blut in Wallung geraten, sein Herz schlug spürbar bis in den Hals. Aber, während er sich vor sein geistiges Auge Szenen holte, die wir hier lieber nicht zu ausführlich schildern wollen, tauchte urplötzlich Hermes, wie immer im unruhigen

---

25　Ovid: Metamorphosen II 430
26　Das Schönheitsideal der Antike war der junge Mann, der erwachsen werdende Knabe, nicht die weibliche Rundung, insofern ähnelte „die Schönste" also mehr einem solchen als der Liebesgöttin…

Schwirrflug einer Libelle vor ihm auf und verdrehte die Augen wie ein Schmierenkomödiant. Im Augenblick wusste Zeus, was es geschlagen hatte und zog es vor, sich unter einem Vorwand zu verdünnisieren. Kurz darauf vernahm er schon die allzu vertraute Stimme seines geliebten Eheweibes, die vor Wut oder Argwohn oder einer Melange aus beiden Emotionen zitterte. Ob Kallisto nicht Zeus hier irgendwo gesehen hätte? Ebenso sicher wie arglos verneinte die Schöne, gähnte herzhaft und legte das schöngelockte Haupt auf den Köcher, um in ihrer *hora sexta* (Siesta) fortzufahren. Zeus, der sich nur vorübergehend unsichtbar gemacht hatte, eilte, vom Frühlingstrieb angestachelt zurück und weckte sie erneut.

Mit klaren blauen Augen, die den Zeus so fesselnden Kontrast zu ihren brünetten Locken bildeten, begegnete sie scheinbar offen naiv seinem Blick. Doch in eben dieser Natürlichkeit lag auch ihre Stärke, und sie durchschaute, auch durch Heras Nachfrage argwöhnisch geworden, seine Tarnung. Sicher, er sah aus wie Artemis und sprach wie sie – aber ‚ihre' Bewegungen erschienen ihr irgendwie zu betont weiblich und knochenlos, und wenn sie an diese komische Fürstinnenhand dachte, deren Finger noch nie mit einer Bogensehne Bekanntschaft gemacht haben konnten, und an die Art ‚ihrer' Küsse…

Sie zog die Beine an und rückte, die vorgebliche Phoibe[27] keinen Lidschlag lang aus den Augen lassend, langsam im Spinnengang von ‚ihr' ab. Recht hatte sie getan, mit ihrer Ohrfeige vorhin!

„Stimmt's, du bist Zeus?" fragte sie ihr vis à vis ins Gesicht. Der Kronide, der zunehmend die Lust an der Maskerade verlor, nahm zur Bestätigung seine wahre Gestalt an.

„Meine Frau versteht mich nicht", erfand er ein Leitmotiv der Balzeröffnung, auf das noch heute vor allem Männer in den besten Jahren gerne zurückgreifen, und packte ebenso beiläufig wie unerbittlich ihren Unterarm. „Hera schmollt irgendwo in den Stymphalischen Sümpfen, du hingegen-hinwiederum-aber-jedoch…"

„… magst keine Männer", ergänzte sie schmetternd und versuchte sich aus seinem Griff zu befreien. Mancherorts wird versucht, diese Geschichte zu einem Akt der Verführung einer unschuldigen Landpomeranze durch den gewieften Weltmann Zeus herunterzuspielen und sie dergestalt zu entschärfen, nach der Devise „Ganz unschuldig dürfte sie auch nicht gewesen sein…". Der Indizienlage nach zu urteilen, nahm sich aber der Göttervater mit Gewalt was ihm freiwillig nicht gewährt wurde und bedachte sein Opfer obendrein noch mit dem zweifelhaften Versprechen, es so oft wieder zu besuchen, bis Kallisto Gefallen daran finden würde. Demnach zuckte Kallisto in den folgenden Wochen und Monaten jedes Mal zusammen, wenn sie Artemis allein begegnete, sie versuchte auch, ihr auszuweichen und versteckte sich regelrecht vor ihr. Schließlich stellte Phoibe, der Kallistos Verhalten natürlich nicht entging, das Mädchen zur Rede, um festzustellen, dass sie gegen die Gesetze der Waldläuferinnengemeinschaft verstoßen hatte: Zum untrüglichen Zeichen ihres Frevels wölbte sich ihr Bauch – sie war schwanger! In einer Szene, deren Pathos wir nicht unterschätzen dürfen, zerbrach Phoibe vor versammelter Mädchenriege Kallistos' Bogen und erklärte sie für verstoßen und vogelfrei.

Nun hatte sie erst Recht keine Veranlassung mehr, einer artemisähnlichen Gestalt in freu-

---

[27] Φοίβη = die Strahlende, ein Epitheton der Jagdgöttin als Schwester von Phoibos Apollon!

diger Erwartung zu begegnen. Nichts anderes als das Leben im Wald gewöhnt, mied sie menschliche Ansiedlungen und nicht nur deshalb. Auch und besonders, weil ihr immer dasselbe wiederfuhr, wenn sie sich in der Nähe eines Dorfes sehen ließ: Die Männer warfen ihr begehrliche Blicke zu, während die Frauen ihr die kalte Schulter zeigten, oder mehr noch, ihr offen ihre von Neid und Hass getränkte Feindseligkeit zeigten. Mehr als nur einmal stand sie auf schroffen Felsenklippen, unter sich nichts als einen reissenden Bergbach, eine steinige Schlucht oder aber auch nur ein sanftes, mildgrünes, waldiges Tal, das ihr, wie zum Sprung einladend, die scheinbar weichen Baumkronen darbot. Und dann spürte sie wieder das Kind, das ihr gegen die Bauchdecke trat, wie um den kribbelnden Verlockungen in den Fußsohlen, die Sicherheit des festen Bodens zugunsten eines langen Fluges aufzugeben, den Kampf anzusagen. Und dann war es endlich soweit. Sie war allein, es war Winter und sie hatte sich, wie eine Bärin in eine Höhle verkrochen, als die Wehen einsetzten. Folgerichtig nannte sie ihren Erstgeborenen Arkas. Doch dann bemerkte sie voller Panik, dass das noch nicht alles gewesen war, dass noch ein zweites Wesen ans schwache Licht der Welt drängte. Als sie dann das Kleine an die Brust legen wollte, prallte sie entsetzt zurück: Es waren nicht so sehr die querovalen Pupillen in den gelben Iriden, aus welchen sie ein völlig fremdes Wesen interessiert musterte, auch die zotteligen Ohren hätte sie mit den Blicken der Mutter akzeptieren, ja die Hörnchen, die aus der Stirn hervorstanden zu lieben gelernt; die Bocksbeine mit Hufen und der Stummelschwanz aber waren ihr dann doch zuviel und dann dieser penetrante Bocksgestank, der von dem Neugeborenen ausging! Mit einem erstickten Schrei fiel sie, besser gesagt sank sie in eine Ohnmacht zurück. Als sie wieder zu sich kam, lag sie allein mit Arkas auf ihrem Laubbett – neben ihr türmten sich Wurzeln, geräucherte Seiten, Käse aller Art und der Duft von Hartwurst ließ ihr das Wasser im Munde zusammenlaufen. Verwirrt und verunsichert blickte sie um sich, doch von der Schreckgestalt des Zweitgeborenen war nichts zu sehen, und so kam sie rasch zu dem Schluss, dass sie in Hinsicht auf den Bocksbeinigen einem Alb- oder Fiebertraum aufgesessen war, den ihr Lamia, die ihr die Geburt des Gottessohnes neidete, geschickt hatte.

So ging es den ganzen Winter hindurch: Jeden Morgen fand sie alles, was zu ihrer Ernährung nötig gewesen war, neben dem Lager – gelegentlich meinte sie, den Schatten eines Ziegenbocks gesehen zu haben, aber der Glaube, Zeus sei es, der für sie sorgte, verdrängte diese Bilder aus ihrem Bewusstsein. Doch die Tugend der Verlässlichkeit, die Zeus von den Menschen in jeder Lebenslage einfordert, ist gemäß dem römischen Epigramm *quod libet Jovi non licet bovi*[28] nicht seine Stärke, wenn es drauf ankommt. Nein, ihr Sohn, der unsterbliche Pan, war es gewesen, der sie ohne ihr Wissen so tatkräftig unterstützt hatte.

Endlich kam das Frühjahr und die Winterstarre löste sich von der Welt. Trotz ihres ausgezeichneten Ernährungszustandes kroch Kallisto geschwächt aus der Höhle und blinzelte aus matten Augen in die schräg einfallenden Strahlen der Märzsonne. Dankend hob sie die Arme zum Himmel und rief: „Oh Zeus, Herr des Himmels, ich danke dir für deine großzügige Hilfe!" und dann zählte sie alle Geschenke auf, die sie den Winter über erhalten hatte, und vergaß auch nicht, auf Arkas hinzuweisen, der später sicher einmal ein großer Jäger vor

---

28 Was dem Jupiter (= Zeus) Spaß macht ist kein für Ochsen gedachtes Amüsement. (Was Zeus gefällt, ziemt sich nicht für Ochsen).

dem Herrn werden würde. Leider aber war Zeus, dem wir, wie schon erwähnt, ohne zu zögern ein Eheuntauglichkeitszertifikat ausstellen könnten, mal wieder in Sachen Frühlingsgefühlen unterwegs. Offiziell, also Hera gegenüber hieß das, dass Hermes ihr bestellen sollte, er sei unabkömmlich bei einer Sitzung des Kyklopenrates zur Förderung des unterseeischen Vulkanismus oder dergleichen. Jedenfalls war er nicht zugegen, um Kallistos überschwängliche Dankeshymne persönlich entgegennehmen zu können. Indem die Botschaft an Heras eifersüchtig gespitztes Ohr drang, erreichte sie die denkbar schlechteste Adresse.

„Also doch", zischte sie erbost, „dir werd' ich's zeigen!"

Kaum hatte Kallisto die Arme vom Gebet wieder sinken lassen, als sie hinter sich die untrüglichen Zeichen einer göttlichen Gegenwart spürte. In freudiger Erwartung wandte sie der noch nebelig unklar wabernden Epiphanie ihr Gesicht zu.

„Verzeih' mir Zeus", schluchzte sie unter Tränen der Dankbarkeit, „verzeih' mir meinen Kleinmut…"

„Das ist ein Geständnis", fauchte Hera, „dich werd' ich lehren, Göttern schöne Augen zu machen, und zu allem Überdruss auch noch meinen Gemahl mit glutäugigen Verführerblicken um den Verstand zu bringen, nur damit du und deine Brut dann ein gesichertes Auskommen habt!"

Hera sah die Gelegenheit gekommen, auf diese billigste Art und Weise, man meint den Bauern und tritt den Esel, ihrem Göttergemahl eins auswischen zu können. Ehe Kallisto überhaupt klar sehen konnte, wen sie da vor sich hatte, fuhr Heras Rechte vor, packte die verdutzte Frau an den Stirnhaaren und riss die vor Schmerz Schreiende zu Boden. Dann spuckte die rasende Göttin der vermeintlichen Rivalin auf den entblößten Rücken und murmelte dazu ein paar Zaubersprüche, die sie von einer alten thessalischen Hexe[29] gelernt hatte – und das Schreien der gequälten Frau wandelte sich zum unartikulierten Brummen und Grollen, Handflächen und Fußsohlen verwandelten sich in Tatzen und eine dicke, unförmige Bärin versuchte (noch) vergeblich, sich auf die Hinterfüße aufzurichten. In einem schwefelgelben Blitz entschwand die Göttin und Kallisto spürte nun das Ausmaß ihrer Rachsucht und gekränkter Eitelkeit am eigenen Leibe. Doch nicht genug damit, Arkas, ihr leiblicher Sohn, weinte herzzerreißend als sie ihn umarmen wollte, und ihr liebevolles Gebrüll ließ ihn zittern. Zum Glück nahmen Artemis und ihr Gefolge sich, entgegen ihren androphoben Grundsatzerklärungen, seiner an, beschlich doch Phoibe das nicht völlig unbegründete Gefühl, hier etwas wiedergutmachen zu müssen. Schließlich sah auch sie in Kallisto das Opfer der widerstrebenden emotionalen Wallungen in der obersten Etage der olympischen Hierarchie.

Die Jahre gingen ins Land und aus Arkas war ein athletischer Ephebe geworden, dem so manche keusche Jungfrau aus Artemis' Gefolge begehrliche Blicke zuzuwerfen begann – und auch bei ihm regte sich eine Art Verlangen nach den Gefährtinnen, das die geschwisterliche Ebene hinter sich ließ. Artemis, durchaus vertraut mit derartigen Phänomenen, erklärte ihm mit einfühlsamen Worten, aber in keinen Widerspruch duldenden Ton, dass seine Zeit bei den Bärinnen abgelaufen sei. Sie wies ihn darauf hin, dass er wisse, wie er sich im Wald durchschlagen könnte und schickte ihn weg. All dies war aber nicht unbeobachtet

---

[29] Die thessalischen Hexen standen im Ruf, mächtig genug zu sein, den Mond vom Himmel herabzuzaubern!

geblieben, und er hatte die Fluren der näheren Umgebung von Phoibes Revier noch nicht verlassen, als ihm ein furchtbar schönes Weib, strahlend wie eine Konjunktion von Halbmond und Abendstern vor Mitternachtsblau, erschien. Sie bezirzte ihn nach allen Regeln der Kunst, und als er nichts mehr war, als ein willenloses Bündel unerfüllter männlicher Sehnsucht, fragte sie ihn unvermutet, ob er denn schon mal einen Bären erlegt hätte. Als er verdutzt den Kopf schüttelte, zog sie mit einem Gesichtsausdruck voller herablassender Verachtung die Nase kraus und die Brauen hoch, als wollte sie sagen: „Wie, du hast noch nie in deinem Jägerleben einen Bären erlegt, und mit so einem hätte ich jetzt beinahe…". Da ihr tatsächlich nichts Originelleres einfiel, bedachte sie ihn mit eben diesen Worten und ließ ihn, der einen roten Kopf bekommen hatte und zu stottern anfing, einfach in der Botanik des Waldes stehen.

„Ach ja", meinte sie im Umdrehen über die Schulter und wies in eine bestimmte Richtung, „dort unten findest du eine besonders große und wilde Bärin in ihrer Höhle. Wenn du mir ihr Fell zu Füßen legst, werde ich die deine." Sie warf ihm noch einmal einen schmachtenden Blick unter ihren unverschämt langen Wimpern zu, dann war sie verschwunden. Es dauerte wohl noch ein Weilchen, bis sich Arkas, psychoneurohormonell betrachtet, vom unwiderstehlichen Liebhaber zum wilden Jäger umgepolt hatte, doch dann war er nicht mehr zu bremsen, nahm Speer und Hirschfänger an sich und bahnte sich den Weg durchs Unterholz. Dass die ausgelobte Beute Kallisto, also seine leibliche Mutter war und das furchtbar schöne Weib nicht etwa Kundry aus dem zweiten Akt von Wagners Parsifal, sondern natürlich niemand anders als Hera in höchsteigener Person, muss wohl nicht extra erwähnt werden.

Als Kallisto ihren Sohn mit grimmig entschlossener Miene, den Speer zum Stoß gesenkt, anrennen sah, erhob sie sich vorsichtshalber auf ihre Hinterläufe, womit sie ihn um mehr als drei Köpfe überragte, breitete die Arme aus und ging ihm, mit dem auf den Lippen, was sie für ein Lächeln hielt, entgegen. Er aber hielt ihr liebevolles Brummen für ein Angriffssignal, und da Bären über keine Möglichkeit verfügen, die Stirn zu runzeln, wie es Raubkatzen etwa vor einem aggressiven Akt tun, konnte auch er sich nicht Klarheit darüber verschaffen, welche Regungen sich hinter der glatten Stirn des bedrohlich aufgerichteten Tieres verbargen. Er duckte sich also, steckte den Finger in die Wurfschlinge seines Speeres und schleuderte die tödliche Waffe mit aller ihm zur Verfügung stehenden Wucht gegen den breitausladenden Brustkorb des vermeintlichen Untiers. Das Ausmaß seines Entsetzens und der Überraschung der Bärin ist nur schwer gegeneinander abzuschätzen, als beide sehen mussten, wie das Wurfgeschoß, wiewohl noch im Drall sich um die eigene Längsachse drehend, zwei Handbreit vor der Brust des Tieres in der Luft schwebend verharrte.

„Es ist genug!" dröhnte da eine Stimme von oben, und Zeus als der klassische *deus ex machena*, wie ihn Euripides nicht hätte besser in Szene setzen können, stieß, an Gestalt einem seiner Blitze gleich, auf die verfahrene Szenerie herab. Fast so effektvoll, wie weiland Wotan im zweiten Akt der Walküre, nur mit unterschiedlicher Intention und entsprechend divergierendem Ergebnis: Keine wallende Wut, kein zänkischer Zorn, weder Theaterblut noch tatsächliche Tote, sondern göttliche Reue, die in einem Wiedergutmachungsversuch mit bleibendem Ruhm für das geschundene Opfer gipfelte. Zeus errichtete Kallisto ein dauerndes Denkmal, indem er sie als ewig sichtbare leuchtende Konstellation an den nächtlichen Himmel versetzte, wo sie als Große Bärin für alle in jeder Nacht des Jahres sichtbar prangt. Später, nach dem Tod ihres Sohnes, gesellte ihr der Göttervater Arkas hinzu. Heute darf sie sich als „der Große Wagen"[30] einer allgemeinen Bekanntheit erfreuen. Diese Deutung als Donarswagen ist jedoch germanischen Ursprungs, und seine allbekannten sieben Sterne sind eigentlich Teil eines weitläufigeren Sternbildes, das erst in seiner Gesamtheit die *Große Bärin* ausmacht. Hinter ihr her rennt Arkturus, oder auch Arktophylax[31] genannt, der Bärenhüter mit dem gleichnamigen Hauptstern – und auf ihrem Rücken schlägt ihr Kind, der kleine Bär, Saltos um den Nordpol herum. Friede Freude Eierkuchen, soweit das Auge reicht! Aber, wie wir nach inzwischen neun Besuchen wissen, „Götter sind eben auch nur Menschen", und so stellt die durch und durch ungerechte Hera in ihrer Eifersucht Kallisto auch noch am nächtlichen Himmel nach. Unbesehen ihres besseren Wissens ob der Unschuld Kallistos, lässt sie ihre Enttäuschung über den Ehemann am Opfer seiner Triebhaftigkeit aus! Kaum hatte sie das neue Sternbild entdeckt und ihre Schlüsse daraus gezogen, eilte sie zu ihren Zieheltern Okeanos und Amphitrite, den Beherrschern des äußeren Meeresgürtels, erzählte ihnen eine eigene Version der Geschichte, wie die Sterne an den Himmel gekommen wären und bat sie, der Bärin das für Sterne übliche Bad im Okeanos zu verweigern. Nichtsahnend kamen die Beiden der Bitte der Göttermutter nach, und so prangt, anders als ihr Sohn Boótes, die Bärin als zirkumpolares Sternbild am Nachthimmel der Nordhalbkugel. Aus diesem Grund nennen wir heute diese geographische Region, das antike Hyperboreerland[32], Arktis – das Bärenland, und alles, was sich am Gegenpol befindet, bezeichnenderweise Ant-Arktis, was sich übrigens sinnigerweise bis in die Zoologie hinein auswirkt: Der Eisbär ist ein Tier der Nordpolregion, der in den Zonen der Antarktis nicht geduldet wird, weshalb Eisbären auch keine Pinguine fressen! Doch, wie eingangs erwähnt, fressen die braunen Bären unserer Breiten, große wie kleine, gerne im Frühling die frischen, nahrhaften Bärlauchblätter – womit sich der Kreis wieder schließt.

---

[30] Die immer ans Praktische denkenden utilitaristischen Amis sehen darin nichts weiter als einen Schöpflöffel!
[31] Ἀρκτοφύλαξ = der Bärenhüter. Das Sternbild heißt heute in völliger Verkennung der eigentlichen Sachlage, Boótes, der Rinderhirt, der vermutlich den Bären verjagt, denn er läuft ihm ja nach… Aber der Hauptstern der Konstellation trägt noch immer den Namen Arcturus.
[32] Wörtl.: Im Land jenseits des Nordwindes.

Zehnter Besuch: Auf der Akropolis von Athen oder Das flüssige Gold des Altertums

Aha, wird sich vorhin mancher gedacht haben, in Olympia gewann der siegreiche Athlet einen Ölzweig, demnach muss dieser Baum wohl mit Zeus zu tun haben. Dies ist nur insofern richtig, als Pallas Athene, Zeus' Lieblingstochter, die in vollem Waffenschmuck seinem Haupt entsprang, gewissermaßen als die Erfinderin des Ölbaums angesehen werden darf. Die schmucke Göttin ist heute jedermann geläufig, nicht zuletzt, weil die Hauptstadt des modernen Hellas nach ihr benannt ist – übrigens, eine Hauptstadt des „alten Hellas" gab es, in Ermangelung eines geeigneten staatlichen Gebildes, nicht, war doch die griechische Welt ein Kosmos aus unzählbaren Stadtstaaten, den Poleis. Diese wiederum waren alles andere als homogen oder wären auch nur im entferntesten dazu bereit gewesen, sich zu so etwas wie den „Vereinigten Stadt-Staaten von Griechenland" zusammenzuschließen. Im Gegenteil! Die vielzitierte griechische Freiheit bestand nicht zuletzt in dem Recht, Krieg zu führen, gegen wen man gerade wollte – meist galt der Waffengang einer anderen Polis griechischer Zunge und die so oft schon zitierte Mär vom Trojanischen Krieg, wo alle Hellenenstämme brüderlich nebeneinander und nicht gegeneinander fochten, ist eben leider nur eine schöne Mär. Die schrecklichsten Gemetzel des griechischen Altertums fanden demnach auch nicht im Rahmen der Perserkriege, sondern des Peloponnesischen Krieges statt, in dessen fast dreissigjährigem Verlauf[1] sich Sparta und Athen mit ihren jeweiligen Verbündeten bis aufs nackte Gerippe gegenseitig abnagten – sehr zur Freude des Perserkönigs übrigens. Kam hierbei der eingangs schon einmal besuchte Ares voll auf seine Kosten, so geriet Athene, die unter anderem auch die Funktion der „Göttin des gerechten Krieges" ausübte, eher ins Hintertreffen. Als solche wird sie in der Regel dargestellt, mit Helm und Schild, die Lanze stoßbereit erhoben, um den Hals ein seltsames zotteliges Fell, aus dessen Mitte den Gegenüber das furchteinflößende, mit Schlangen statt Haaren umgebene Medusenhaupt der Gorgo anstarrt. Wessen Augen dem Basiliskenblick dieser Scheußlichkeit begegneten, der wurde augenblicklich zu Stein. Das Fell jedoch, in das diese Personifikation des bösen Blicks eingearbeitet wurde, stammt von einem Ziegenbock und nennt sich Aigis[2]. Dieser Name findet sich auch in der Botanik, zum Beispiel in *Aegopodium podagrariae*, dem Giersch, der sich mit „Ziegenfüßchen" übersetzen lässt, ein Kraut das wir hier aber nur streifen können. Soviel aber sei gesagt: Erblickt der mythologisch vorgebildete Gärtner Giersch im Garten, denkt er automatisch an die Gorgone Medusa, denn in diesem üppig krautenden Doldenblütler verkörpert sich für ihn das Schreckenshaupt einer unterirdischen Hydra. Wo er einmal auftaucht, wird er sich nie mehr völlig entfernen lassen und, weist er ihn nicht in die Schran-

[1] 431 bis 404 v. Chr. mit kurzen Unterbrechungen
[2] Latinisiert zu Aegis.

ken, dehnt der Giersch sein Reich aus, bis er zum Hegemon Autokrator[3] geworden ist und alles andere verdrängt hat. Sollte also im zeitigen Frühjahr frischer Giersch im Garten auftauchen, dann nur keine Panik! Nicht ausreißen oder mit Unkraut-Ex vernichten, sondern Pflücken und in den Salat geben, er ist, wie sein Zweitname Podagrariae schon suggeriert, ein Harnsäure-Zieher, der auch mit dem Ziel einer allgemeinen Entschlackung im Frühlingssalat seinen festen Platz haben sollte. Doch von diesem Blickfang an Athenes Habit zurück zu ihren Aufgaben.

Sie bilden nämlich ein weites Feld, galt sie doch auch als Athene ergane als Hüterin der Handwerkskunst, um nur ein Beispiel zu erwähnen. Sie erfand auch so etwas ihr wesenfremdes wie den Aulos, die Doppelflöte, deren Spiel zu Ekstase und Raserei führt[4]. Doch distanzierte sie sich davon, nicht zuletzt, weil sie sich beim Aulosspiel im Spiegel gesehen hatte. „Ich seh' ja aus, wie ein Blasengel, pfui Teufel!" soll sie dazu gesagt haben, und schenkte sogleich das Instrument dem ohnehin schon ausreichend hässlichen Satyrn Marsias. Welche Folgen das haben sollte, werden wir später noch berichten.

Athenes Hauptzuständigkeitsbereich jedoch war die Weisheit, die sie portiönchenweise auch an ihr besonders nahestehende Sterbliche weiterzugeben bereit war. In dieser Eigenschaft dürfen wir sie uns denken, wenn von der euläugichten Athene, Athena Glaukops[5], die Rede ist und so meinte man von jeher, in Eulen besonders kluge Tiere sehen zu müssen. So wurde auch der Steinkauz, manche meinen auch es sei der Sperlingskauz, was durchaus sein kann, denn in rechten Größenverhältnissen werden sie selten abgebildet, zum Symboltier für Athene. Linné nahm in dieser Diskussion offen Part für den Steinkauz, den er in seiner Systematik des Tierreiches *Athene noctua* nannte. *Eulen nach Athen tragen* bedeutete nicht gleich einen mit weisen Männern übersäten Platz[6] mit noch mehr Weisheit zu überfüttern, sondern spielte auf die Tatsache an, dass die Weisheit der Athene dem Stadtstaat im Herzen Attikas auch wirtschaftliche Prosperität bescherte. Schon in der Antike prangte Athenes Wappentier im Inspiz der Leitwährung des attischen Seebundes, der attischen Drachme, genau dieselbe Eule kann man heute übrigens auf der 1-Euro-Münze Griechenlands bewundern. Unterziehen wir diese Münze einer eingehenderen Betrachtung, können wir dort, neben der Eule, auch ein pflanzliches Gebilde finden: Den stilisierten Zweig eines Ölbaumes, als Symbol für den Reichtum Athens. Dass der nicht unbedingt vom eigentlich dafür zuständigen Gott – Hades, wie wir wissen – verliehen werden muss, verrät uns die folgende Geschichte.

In grauer Vorzeit, als weder die Propylaeen oder der Niketempel, weder das Erechtheion und schon gar nicht jener Inbegriff klassisch griechischer Baukunst, der Parthenontempel, die Athener Akropolis zierten, die nichts weiter als eine Burg zum Schutz der darunterliegenden Ansiedlung war, stand noch nicht fest, welcher Gott für das wachsende Gemeinwesen zuständig sein sollte. Das erwähnte Ensemble, wie es sich uns heute darbietet, wurde erst nach der Befreiung Athens durch den legendären Sieg von Salamis über die

---

[3] Unumschränkter Herrscher.
[4] Weshalb die Flöte auch als unedles Instrument angesehen wurde. Wenn z. B. Richard Strauss in „Salome" dieselbe sich im Tanz der sieben Schleier wiegen lässt, intoniert eine Flöte das Thema, um anzudeuten, dass sie außerhalb der bewussten Ratio agiert. In Hellas war der Gegenpol zur Flöte die apollinische Lyra.
[5] Wörtlich: helläugig, bläuäugig.
[6] Solon, Sokrates, Platon und Aristoteles wirkten hier

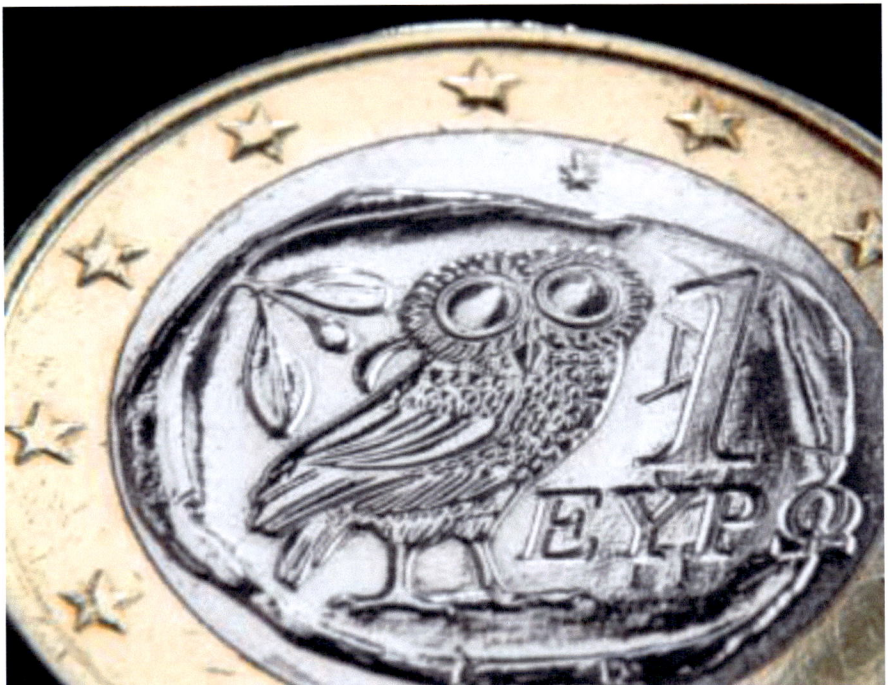

Vorderseite der 1-€-Münze Griechenlands

Perser[7] im Verlauf einer beispiellosen fünfzigjährigen Friedensfrist, der Pentekontaetie, errichtet. Nicht zuletzt auf den speziellen Schutz Athenes führte man den Sieg über die Barbaren zurück und so war es nur folgerichtig, auf der Akropolis ihr den größten und mächtigsten Tempel, den Parthenon, zu weihen. Vor dem Abbruch bewahrte ihn übrigens nur die christliche Konsekration zur Kirche der Jungfrau Maria. Und hätten ihn nicht schließlich die ungläubigen Türken als Munitionsdepot zweckentfremdet, das prompt von einem christlichen venezianischen Kanonier in jene Ruine umgewandelt wurde, als die er heute noch bewundert wird, das Weltwunder des vollständig erhaltenen Tempels wäre wohl zuviel der Beschämung für alle nachfolgenden Bauherrn gewesen. Zum Zeitpunkt unserer Geschichte müssen wir uns aber die Akropolis als ein weitgehend unbebautes, trutzig aufragendes Felsplateau vorstellen. Dort trafen sich, wenn man den alten Mythen glauben will, die Athener Ratsherren mit zwei Gottheiten, die in der Angelegenheit, welche von ihnen nun den Schutz der Stadt übernehmen sollte, miteinander im Clinch lagen: Die gerade vorgestellte Athene und der Wogenerschütterer Poseidon. Beinahe, so können wir postulieren, hätte die Stadt etwa Poseidonopolis oder vielleicht Thalassia geheißen, und heute würde das

---

[7] 480 v. Chr. siegt die Athener Flotte im Sund von Salamis über die zahlenmäßig weit überlegenen Perser.

teuflische Attribut des Dreizacks die Hellenenmünzen zieren – oder aber ein Tier, auf das wir gleich kommen werden.

Die Ratsherren der noch namenlosen Stadt waren nämlich schlau genug, die Götter zum Wettstreit anzustacheln. Hier genügen ein paar Stichworte: Agonales Wesen der Griechen, Ruhm, Ehre, man kann sich doch nicht lumpen lassen…

Die beiden Olympier sollten gewissermaßen etwas aus dem Ärmel zaubern, womit sie die Stadt großzügig und sinnvoll beschenken wollten. Wem es nun gelang, den Rivalen hier auszustechen, unter dessen Schutz würde sich die Stadt fürderhin stellen. Die Griechen und insbesondere die Bewohner Attikas als große Seefahrer wussten sehr wohl Bescheid um die Risiken und Gefahren, die unter den Wellen des weinfarbenen Meeres in Gestalt von Seekentauren, Tritonen und Tiefseemonstern lauerten, die alle unter der Fuchtel des blauhaarigen Poseidon standen. So hatten sie vor ihm als dem unumschränkten Herrn des thalassischen[8] Reiches den nötigen Respekt. Bei ihnen war es Gemeinplatz, dass der Meergott die Erdbeben auslöste, wenn er etwa wegen einem seiner gefürchteten cholerischen Ausbrüche mit dem Dreizack den Meeresgrund aufwühlte und die scheinbar so festgefügte Erde in ihren Grundfesten erschütterte. Auch wenn auf der Akropolis eine gewisse Erdbebensicherheit herrschte, den Zorn des Poseidon galt es in jedem Fall zu vermeiden. Aber nicht allein aus diesem Grund, nein, schließlich war er der ältere Bruder des Zeus, räumten die Ratsherren ihm das Erstrederecht ein.

Ehrfurchtgebietend schwang er den schweren Dreizack und eröffnete sein Plädoyer auch gleich mit einer Drohung. „Wenn ich wollte, könnte ich das alles hier dem Erdboden gleichmachen! Ihr kennt meine Macht, und ich will euch zeigen, wozu ich in der Lage bin." Mit diesen oder ähnlichen Worten rammte er sein schon mehrmals erwähntes Attribut kraftvoll ins Gestein des Burgfelsens, welcher auch prompt mit einem schrecklichen, an Donnergrollen erinnerndes Krachen barst und aus der Erdspalte sprang feurig schnaubend ein schwarzes Streitross hervor Doch nicht genug damit, die neuentstandene Kluft füllte sich augenblicks mit Wasser. Ein namentlich nicht überlieferter Ratsherr, der es genau wissen wollte, kostete in Erwartung einer Köstlichkeit von dem neuen Nass – und spuckte es respektlos in hohem Bogen wieder aus. Angewidert verzog er das Gesicht.

„Salzig – bitter!" lautete sein für Athener Verhältnisse eher unüblich lakonischer Kommentar. Poseidon, der als Salzwasserbewohner ja nichts anderes kannte, rümpfte indigniert die Nase ob der Penetranz der Kanaille.

„Eine salzfreie Quelle, also Süßwasser, wäre wahrscheinlich die passendere Gabe gewesen", meinte Athene besserwisserisch aus dem Mundwinkel in Richtung des Onkels.

„Ach, etwas Süßes wäre gefälliger gewesen", maulte verächtlich der Meergott und brummelte noch irgendetwas von wegen „verweichlichtes Pack!" in seinen langen, von mehr als hundert Nereiden sorgsam geflochtenen und gepflegten blauen Bart.

Auch Athene machte zunächst nicht viele Worte, sondern stieß mit der stumpfen Seite ihrer langen Lanze gegen den Erdboden, so als klopfte sie bei Mutter Erde an. Auf dieses Signal hin entwuchs sogleich ein Schössling dem kargen Boden und begrünte sich mit auf der Oberseite dunklen unten aber silbrig glänzenden Blättern.

---

[8] Ἡ θάλατία, Thalatta, auch Thalassa das Meer.

„Dieses hitzebeständige Hartlaubgewächs, das ihr hier vor euch habt nennt sich *Olea europaea* vulgo Ölbaum oder Olive[9]", dozierte sie. „Hartlaub bedeutet, dass in die Blattspreite holzige, sternförmige Zellen eingelagert sind, die auch bei Wasserabwesenheit ein Kollabieren des Blattes verhindern. Verstanden? Sofern man dem Baum sorgfältige und aufwendige Pflege angedeihen lässt, kann er unter optimalen Bedingungen 700 Kilogramm Oliven tragen! Doch ist auch Geduld von Nöten, denn erst nach vielen unfruchtbaren Jahren ist die erste Ernte möglich. Doch dann sind die Anwendungsmöglichkeiten des aus den Früchten gewonnenen Öles nahezu unbegrenzt, glaubt mir. Vor allem, wenn ihr das kaltgepresste Öl der Jungfernpressung bevorzugt, hat es am meisten ungesättigte Fettsäuren, den niedrigsten Säuregrad und ist somit am bekömmlichsten. Als kleiner Nebeneffekt, darf ich euch verraten, senkt es erhöhte Blutfette allein schon, wenn ihr es nur in den Salat gebt! Ihr könnt es aber auch an Stelle des plutonisch stinkenden Steinöls als Brennstoff für eure Lämpchen verwenden, zum Konservieren oder auch nur zum Einreiben bei Muskelkater oder gegen Sonnenbrand. Denn als fettes Öl bindet es Wärmeprozesse, das heißt, es wandelt Wärme in Substanz um, wohingegen die aetherischen Öle Substanz in Wärme verwandeln... ähem", räusperte sich die Göttin, „hört ihr mir überhaupt zu?"

Als die Ratsherrn, die sich schon in Öl und damit in Drachmen schwimmen sahen, pflichtschuldig nickten, brachte sie es schnell hinter sich.

„Wie ich sehe, habt ihr euch für mich entschieden, was euer Schaden nicht sein wird. Also, in Hinsicht auf die Olive möchte ich nur noch anmerken, dass es für den Weisheitsliebenden sowieso immer interessanter ist, selber Geheimnisse forschend zu enträtseln, anstatt nur Vorgegebenes wiederzukäuen."

Deshalb hielt Athene damals mit der Weisheit, dass Olivenblätter als Tee oder auch in alkoholischen Auszügen bei arterieller Hypertension hilfreich sein können, hinter dem Berg. Das führte schließlich dazu, dass diese Indikation erst in neuester Zeit entdeckt wurde. Insofern als wir von keinem Weisheitskraut sui generis berichten könnten, nicht einmal von einem sagenhaften (vielleicht könnten wir dem Nootropikum Ginkgo eine vergleichbare Bedeutung zuschreiben, aber zur Zeit unserer Handlung war er im entsprechenden Kulturraum noch unbekannt), gibt es also keine Pflanze, die Athenes Namen trägt, doch ist und bleibt der Ölbaum und seine Frucht aufs engste mit ihr verbunden. Dies mag daraus ersichtlich werden, dass die Athener für die jungfräuliche Göttin alljährlich das Fest der Athena Pandrosos, der „alles betauenden" oder „über und über betauten", in ihrer Eigenschaft als Olivengöttin feierten. Darüber hinaus war für ihr majestätisches Idol, welches sie als Schutz-

---

[9] Unser Wort *Öl* stammt aus dem lat. *oleum* bzw. Vulgärlatein olium, das sich aus dem altgriech. *élaion* ableitet. Ein Wort, das wiederum auf eine vorindogermanische, mediterrane Sprache, die weitgehend verschollen ist, zurückgeht. Ist also, demnach, da der Ölanbau wohl eine vorindogermanische Errungenschaft darstellt, die ganze hier erzählte Geschichte nichts weiter als ein Märchen? Bereits Athenes Name verrät Sprachwissenschaftlern ihren Ursprung als ägäische, vorindogermanische Göttin, Herrin der Bäume und Vögel. Dies findet sich auch in der figürlichen Darstellung als Athene polias, in Form waffenlosen Sitzbildes. Auch aufgrund zahlreicher Sagen, auf die wir hier nicht eingehen können, lässt sich der Schluss ziehen, dass sie von den indogermanischen Einwanderern adaptiert und als A. promachos, Vorkämpferin, so bewaffnet wurde, wie sie uns heute geläufig ist! Ihr riesiges, 12 m hohes Gold-Elfenbeinstandbild aus Pheidias' Werkstatt ist leider vollständig zerstört worden.

göttin[10] der Stadt darstellte und das alljährlich im Panathenaeenzug mitgeführt wurde, Olivenholz verwendet worden.

Mit ihrem Geschenk an die Stadt, die nun als die ihre auch ihren Namen tragen durfte, erwies sich Athene, die allem Rohen und Barbarischen feind war, als Kulturbringerin erster Güte, die einen wesentlichen Beitrag zum Landbau leistete. Langfristig führte ihr Einfluß auf Athen dazu, dass ihre Stadt zum Inbegriff für griechische Kunst, Wissenschaft und Kultur wurde; also nicht gerade Errungenschaften, für die ihr Mitbewerber Poseidon steht. Dennoch ließ man den abgeblitzten Kandidaten nicht völlig fallen. Die Athener wussten nämlich schließlich die Geschenke der beiden Götter miteinander zu verknüpfen. So wie Salzquelle und Ölbaum gemeinsam vom heiligen Bezirk des Erechtheions umschlossen werden, legten die Athener die frisch geernteten Oliven in Salzlake, was sie erst wirklich genießbar macht. Dieses Beispiel machte Schule unter den Hellenen. Der Olivenbaum, den später die griechischen Kolonisten überall dorthin, wohin sie die schöngeschwungenen Schnäbel ihrer Schiffe richteten und Pflanzstädte gründeten, mitbrachten, breitete sich mit ihnen rund ums mittelländische Meer aus, um das sie, einem alten Sprichwort nach, herumsaßen, wie die Frösche um den Tümpel. Die besten Oliven gedeihen, glauben wir Theophrast, in Meeresnähe, er sprach von 300 Stadien (= 55,5 Kilometer), sicher neben der Seefahrt ein Grund für die hellenischen Kolonisten, keine Binnenstädte zu gründen. Doch schon Plinius (1. Jahrhundert n. Chr.) erklärte, dass seinerzeit in der Provincia Narbonensis[11], weit weg vom Meer, viele qualitativ hochwertige und zugleich ertragreiche Ölkulturen bestanden[12].

Das Olivenöl wurde zum flüssigen Gold des Altertums und insbesondere der Athener. Da die Anpflanzung eines Olivenhains mit einer langfristigen Investition zu vergleichen ist, waren diese Rohstofflieferanten besonders wertvoll – aber auch störanfällig. Und so trafen die Spartaner im Verlauf des oben schon erwähnten peloponnesischen Krieges den Lebensnerv Athens, als sie mit beängstigender Zuverlässigkeit alljährlich im Frühsommer mit ihrem überlegenen Landheer in Attika einfielen, um dort eine Politik der verbrannten Erde, das heißt in diesem Falle, der gefällten Olivenbäume zu betreiben. Mit dem Schaden, den sie so anrichteten, drängten sie Athen, das schon lange vor Aristoteles Onassis vom Ölgroßhandel via Seewege abhängig war, an den Rand des wirtschaftlichen Ruins. Wenn man so will, verursachten die Spartaner, indem sie Athen den Ölexporthahn zudrehten, die erste Ölkrise der Geschichte!

Oleastrum vulgare – die Nymphen lästert niemand ungestraft

Nicht in allen Büchern ist es notwendig, auch die Anmerkungen zu lesen – im vorliegenden können wir es den Lesern allerdings nicht ersparen!

---

[10] Athena polias
[11] Etwa das Gebiet der heutigen Provence
[12] Heute werden jährlich weltweit 2 Millionen Tonnen Olivenöl hergestellt, Italien ist Spitzenreiter, gefolgt von Spanien.

Wenngleich Athene also den Olivenbaum ‚erfunden' haben soll, spricht doch vieles (siehe Anm. 10) dafür, dass er schon da war, ehe die indogermanischen Achaeer den Ägäisraum besiedelten. Man kann sich vielleicht auf die These zurückziehen, Athene hätte den Athenern wohl die entscheidenden Tipps und Tricks zu Veredelung und Pflege eines schon vorhandenen Gewächses geliefert. Um nun den eigentlichen Ursprung des Ölbaumes zu eruieren, müssen wir einmal mehr in der Zeit zurückgehen. Wer nun die Entstehung des Myrtols nicht mehr geistig parat hat, sollte sich nochmals folgende Szenerie vor Augen führen: Da hängt ein unschuldig gemeuchelter Jüngling, verheddert in die Zügel seines Sportwagens im Geäst eines Ölbaumes und haucht – zumindest vorerst – sein junges Leben aus. Verursacht hat diesen absichtlich herbeigeführten Verkehrsunfall ein von Poseidon geschickter Stier, der mal eben so den Wogen des Meeres entstiegen war. Hippolytos hing also einerseits zwar als Resultat der rächenden Tat eines Gottes, doch andererseits völlig zu Unrecht am Baum, denn er war ja de jure unschuldig, was nahelegt, dass für eine derartige Entgleisung unmöglich der schmucke, segensreiche Olivenbaum hergehalten haben dürfte. Auch bei eingehenderer Betrachtung des Tatortes beschleichen uns Zweifel, so dass wir zur Prüfung des Sachverhalts eine der Früchte kosten. Zugegeben, nicht jeder ist Freund des Geschmacks noch unbehandelter Oliven, doch was man uns hier zumutet, ist schlichtweg widerwärtig in seiner Bitternis. Jetzt wissen wir's sicher, was wir vorher schon wähnten: Es handelt sich um keinen von Athene gespendeten Ölbaum, sondern um seinen wilden Verwandten, den bitteren Wildölbaum, *Oleastrum vulgare*. Auch wenn in diesem Namen die Aster oder der Stern aufscheint, die Endung *-astrum* hat hier eher eine despektierliche Bedeutung, etwa wie wenn Nietzsche oder der streitbare Schopenhauer einen in ihren Augen irrenden Kollegen mit dem Wortungebilde „Philosophaster" bedenken.

Den wild verdrehten Wuchs und seine mitunter recht bizarren Formen, die den Wildbaum vom edlen Fruchtbaum unterscheiden, verdankt Oleaster einem namentlich nicht näher genannten Hirten, welcher sich vermaß, die Nymphen beim Reigen auszuspionieren. Doch nicht genug damit, dass er zu sehen bekam, was ihm zu sehen nicht zustand, er meinte zu allem Überdruss, er könne es besser und imitierte, die langen, behaarten Arme schwingend und die klobigen Beine grätschend ihren Tanz. Dies sollte ihm nicht gut bekommen, denn er verdarb Pan, der die anmutigen Geschöpfe auf der Syrinx begleitete, prompt die Laune und die Lust, einem derart miesen Tänzer eins aufzuspielen. Um nicht weiter in Laune und Rhythmus gestört zu sein, vollführte Pan nur eine gelangweilte Handbewegung in Richtung des Störenfrieds, der prompt in der Bewegung innehielt, nicht freiwillig und nicht zur Pause, sondern als endgültige Gestaltung stand er verwurzelt, Arme und Beine als Äste bizarr verwrungen als Wildölbaum in der Landschaft. An diesem Baum also, Produkt eines Frevels, fand Hippolytos sein Ende. Denn hätte der Gott des weinfarbenen Meers es gewagt, für seine rächende Untat Athenes Baum zu benützen, der Dreizackschwinger wäre in ernstliche Schwierigkeiten mit der Weisheitsgöttin geraten, vor deren Einfallsreichtum er ja schon einmal den Schwanz hatte einziehen müssen.

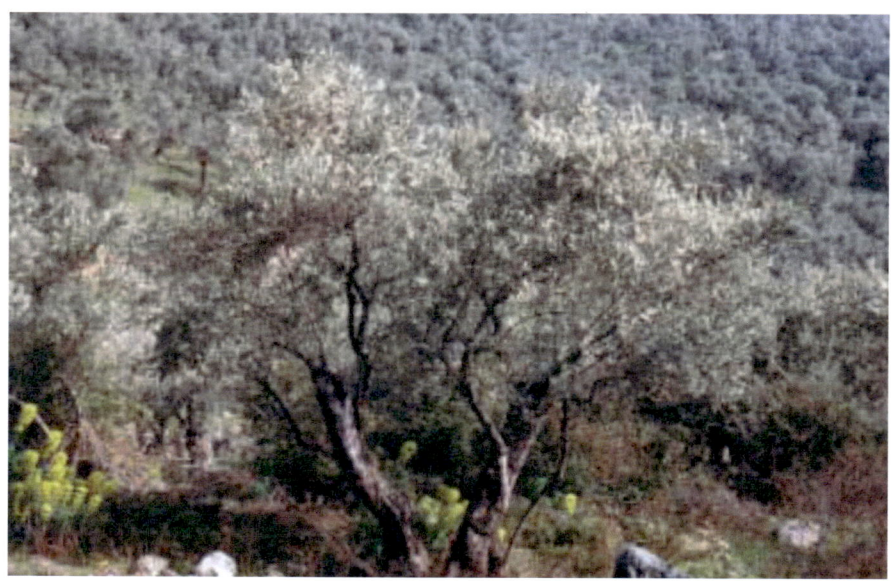

Olivenplantage in Mittelgriechenland. Quelle für Wohlstand – nicht nur – im Altertum

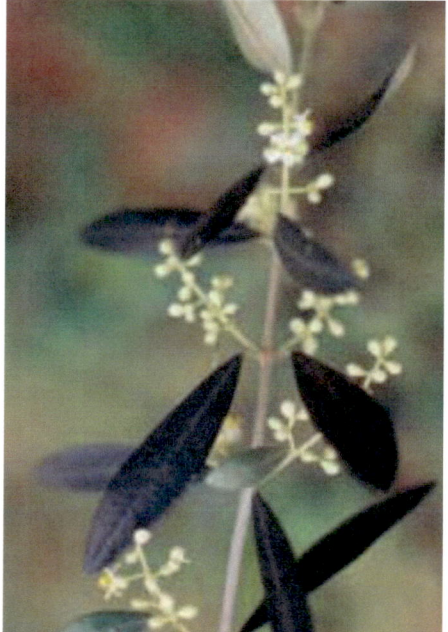

Die hitzeresistenten Hartlaubblätter des Ölbaumes dienen erst in der modernen Medizin als Blutdrucksenker

Elfter Besuch: Die Zauberin und ihre Opfer – Unterwegs mit dem berühmtesten Mediterraneumstouristen aller Zeiten

Die Muse verdrehte die Augen, als ihr zum x-ten Male jemand in den Ohren lag, mit jenem vielzitierten Absatz, der ihr vor allem von T-Shirts von „Kulturreisenden", die aus Mykonos oder Ios heimkehren, entgegengrinst. Wer hat sich nicht alles an diesem Stoff versucht, seit damals Homer – oder waren es nur seine Schüler – das Thema erstveröffentlichte? Dennoch benannte sie bereitwillig den Mann, der vielgewandt übers weinfarbene Meer gefahren war, der dem Zorn des Poseidon zutrotz die Heimat fand, der der Liebe einer Unsterblichen samt der Unsterblichkeit entsagte, um schließlich an der Seite seiner geliebten Ehefrau Penelope alt zu werden: Odysseus – Ulixes – Ulysses! Bei der nächsten Reise in mediterrane Gefilde empfehlen wir, statt ein T-Shirt mit besagten Zeilen mitzubringen, die Odyssee, am besten in der Übersetzung Wolfgang Schadewaldts, im Reisegepäck mitzunehmen und unter der Sonne des Südens sich die Abenteuer des großen Dulders zu Gemüte zu führen. Gerade die Odyssee, als ältestes Drehbuch eines Road-Movie, hat ihre Entsprechungen zu unserer an tuberculinischem Miasma so überreich gesegneten Zeit der Unruhe und des Umbruchs. Mit diesem Meisterwerk der Weltliteratur verhält es sich wie mit Asterix-Heften: Noch beim zehnten Mal Lesen stößt man auf etwas Neues! Pardon also, wenn wir hier die Fahrten nicht einmal kursorisch wiedergeben, sondern uns nur auf die für unser Thema relevanten Episoden beschränken.

Wer auf klassische Heldenfiguren steht, wird mit Odysseus seine Schwierigkeiten haben, aber auch, wer die Ehrlichkeit als Kardinaltugend hochhält, wird nicht immer mit ihm konform gehen können. Denn so sehr wir es schätzen, in einer bluttriefenden, gewaltbereiten Epoche in seiner Person eine Gestalt zu finden, in der die wache Ratio, die Macht des Wortes zu ihrem Recht kommt, so bestürzt sind wir, wenn wir ihn flunkern, übertreiben, oder, gemäß Ambrose Bierce's Wörterbuch des Teufels, „eine Lüge ist eine inhaltlich falsche aber zweckmäßige Aussage", handfest lügen hören. Da biegen sich oftmals die Balken, und wir sind dann prompt versucht, auch seine Begegnungen mit Kyklopen, Sirenen, den Lästrygonen oder gar Skylla und Charybdis in Zweifel zu ziehen. War Odysseus schlichtweg nur ein mieser Navigator, der sich nicht dazu durchringen konnte, die Verantwortung für den Untergang seiner gesamten Flotte und den Tod all seiner Gefährten auf sich zu nehmen, sondern lieber die Schuld daran ihnen selbst in die Schuhe schob und die Götter zu Erfüllungsgehilfen seines eigenen, armseligen Scheiterns herabwürdigte?

Keine Angst! Hier gibt es keine „einzig wahre, nach Kriterien einer positivistischen Geschichtswissenschaft bereinigte Odysseus-Geschichte", schließlich sind wir uns selber nie so ganz sicher in Hinsicht auf Besitz und Verfügbarkeit von „Wahrheit". Also lassen wir eine verschollene Version der Odyssee für eilige Hörer[1] zu Wort kommen.

Sind Männer Schweine?

Ich blickte zum Himmel, wo in großen Schwärmen Zugvögel in Richtung des Notos[2] strebten. Mehrere große Falken, die mit aufreizend langsamen Flügelschlägen den Pulk der kleinen Vögel ansteuerten und sich zielsicher ein paar flügellahme Nachzügler herauspickten, weckten mein Interesse. Hier musste in absehbarer Zeit Land auftauchen, denn die Falken als wohl wendige aber wenig ausdauernde Jäger mussten mit ihrer Beute bald landen. Es währte nicht lang und aus dem Dunst tauchte eine felsige, aber grünüberwucherte Insel auf.

„Aiaiai[3]", ertönte der langgezogene, klagende Ruf der Falken, mit dem sie den Namen der Insel, die vor uns lag, ungewollt aussprachen. Aiaia war also eine Toteninsel, wo die umliegenden Stämme ihre Beisetzungen vornahmen. Mich schauderte und meine Männer ließen an langen Lederriemen befestigte Ixionrädchen[4] über den Köpfen kreisen. Da wir aber kaum noch Proviant hatten und das Wasser knapp war, beschloss ich, vor Anker zu gehen und einen Spähtrupp loszuschicken. Als die Männer nach mehreren Stunden nicht zurückkamen, ging ich selbst an Land, wo, für die anderen unsichtbar, Athene an mich herantrat und mir zuraunte, ich sollte vorerst noch nicht nach dem Aufklärertrupp suchen, sondern mich in die Grotte gegenüber unserer Anlegestelle begeben, wo ich weitere Instruktionen erhielte. Die Insel war von üppiger, buntblühender und kräftig, ja fast schon betörend duftender Vegetation überzogen. In der Ferne meinte ich das goldblitzende Dach eines Tempels oder Palastes zu erspähen, doch wie Athene mich geheißen hatte, schlenderte ich wie zufällig zu besagter Grotte, wo mich promt der zweite Olympier dieses Tages erwartete, und er empfing mich mit den geflügelten Worten:

„Ich weiß auch nicht, warum man deinetwegen so einen Aufwand treibt, auf dem Olymp." Hermes war's, der mich derart ansprach: „Zeus selbst will dich retten, und schützen vor bösem Zauber. Die Herrin dieser Insel, sie ist eine Unsterbliche, Tochter des Sonnengottes und der Okeaniden Perse, darfst du nicht unterschätzen. Eine Zauberin ist sie, die Freundin Hekates, auf Du und Du mit den Schreckgestalten des Tartaros. Alles, was sie dir in Aussicht stellen mag, ist nichts als Lug und Trug." Er grinste maliziös: „Wenn ich dir das sage, darfst du es glauben, denn ich weiß, wovon ich rede! Also, lass dich von ihr nicht bezirzen!" Mit diesen Worten überreichte er mir die allbekannte Götterblume Moly. „Dieses Kraut macht dich gefeit gegen ihren Zauber, aber lass sie das nicht merken. Erst, wenn sie dich berührt, ziehe dein Schwert und verlange deine Gefährten zurück!"

Es gab in meinem Kopf ein Geräusch, wie wenn ein Leinentuch entzweigerissen wird, und Hermes war verschwunden. Getreu seiner Ermahnung verbarg ich das Kräutlein, in-

---

[1] Die Odyssee als episches Gedicht wurde ursprünglich von Rhapsoden mündlich, und zwar auswendig, vorgetragen. Erste schriftliche Abfassungen dürften zur Zeit der Peisistratiden (6. Jh. v. Chr.) entstanden sein. Die vorliegende Version wurde offenbar geglättet und findet sich so in keiner normalen Ausgabe des Textes.
[2] Süden, Notos, = Gott des Südwindes.
[3] Aiaia heißt „Insel der Klagen" die darauf herrschende Zauberin Kirke galt als Herrin der Falken, wobei man v. a. an die imposanten Eleonorenfalken denkt, welche die felsigen Küsten westmediterraner Inseln bewohnen und ihre Brutphasen an den Überfluß des Nahrungsangebotes während der Zugzeiten abstimmen.
[4] Amulette, die pfeifend böse Dämonen abwehren sollten.

dem ich es hinter meinem Rücken zum Dolch in den Gürtel steckte und machte mich auf den Weg zum Palast. Unterwegs begegnete ich einer Anzahl gemeinhin gefährlicher Tiere, wie Berglöwen, Hyänen und Geparden, die allesamt eine unerklärlich geringe Fluchtdistanz zum Menschen bei gleichzeitigem Fehlen von Angriffsabsichten zeigten. Im Gegenteil, sie näherten sich mir vertrauensvoll, schnurrend wie Schoßkätzchen[5], und blickten mich aus traurigen Augen an. Einerseits schienen sie mich zum Palast hindrängen, andererseits aber auch davon abhalten zu wollen. Als ich dort anlangte, fand ich die Tore des goldschimmernden Palastes weit geöffnet, wie zum Empfang eines hohen Gastes gerüstet. Zwei Dutzend leichtgeschürzter, liebreizender junger Mädchen aller Haut- und Haarfarben bevölkerten den Saal, tanzten und spielten Flöte, Tamburin oder Leier. Alle warfen mir schmachtende Blicke zu, obwohl ich in den zurückliegenden Wochen nicht wirklich Gelegenheit gefunden hatte, mich zu reinigen. Andererseits dürften, da Männer auf der Insel offenbar fehlten, meine natürlichen virilen Ausdünstungen unmittelbar ihre Instinkte angesprochen haben, und sie hätten sicher versucht, mich zu verführen, hätte nicht ein Gongschlag den Adventus ihrer Herrin angekündigt. Wie ein Makrelenschwarm unter dem Schlag des räuberischen Tümmlers mit seiner Schwanzfinne zersprengt wird, spritzten sie in alle Richtungen auseinander und räumten kichernd und kreischend das Feld. Doch auch mir stockte schier das Herz und zog sich krampfig zusammen, nur um sogleich wie wild, bis in den Hals hinauf zu schlagen, als ich der atemberaubenden Epiphanie Kirkes ansichtig wurde. Sie war in ein seidenfeines, feingefälteltes, durchscheinendes Linnen – ‚gehüllt' wäre nun der falsche Ausdruck, denn es zeigte mehr als es verbarg. Das hauchdünne, musselinartige Gespinst passte sich ihren Körperformen exakt an, betonte jede Erhebung und jedes Tal und überließ nichts mehr der Ahnung. Eine Goldkette mit kobaltfarbenen Falken in Cloisonné-Technik baumelte an ihrem Hals und mit einer zweiten hatte sie ihre Taille umgürtet. Auf ihrem zur kunstvoll aufgetürmten Frisur drapierten Haupthaar thronte die wunderbarste Falkenperücke, wie sie keine ägyptische Schatzkammer beherbergen mochte und zwei Wadjet-Augen dienten als Ohrgehänge. Das Alter der Dame zu schätzen fiel mir, abgesehen davon, dass ich es mit einer Unsterblichen zu tun hatte, ebenso schwer, wie es mir bei Greisinnen allgemein nie besonders leichtfällt eine exakte Datierung vorzunehmen. Besteht ein Gesicht nurmehr aus einem Sammelsurium von Falten, Runzeln und Lipofuszinflecken, treten Adern, Gelenke, Rippen und Beckenknochen aus der Oberfläche der Gesamterscheinung entsprechend deutlich hervor, sind die Haare von Aschenfarbe und krümmen sich Finger- und Zehennägel zu krallenartigen Klauen, ist je nach Genen und individuellem Lebensstil alles zwischen 65 und 100 möglich.

Der Ermahnungen des geflügelten Boten eingedenk, überwand ich meine *sus canis interna*[6] und sandte ihr mein strahlendstes Lächeln entgegen. Doch sie kam mir zuvor. Einladend hob sie mit einer zierlichen Bewegung den Arm, der den Blick auf ihr Dekolleté freigab, das mich an die Achselhöhle eines Elefanten erinnerte, und die Dame roch auch wie ein Dickhäuter! Mit schepperigem Organ, das mehr einem Isis-Sistrum ähnelte als einer menschlichen Stimme, hieß sie mich willkommen und eilte mir, mit abgezirkelten Trippelschritten

---

[5] Hauskatzen kannte Odysseus aus Ägypten.
[6] Lat. Innerer Schweinehund (wrtl. -hündin).

tänzelnd entgegen. Dabei entblößte sie eine Zufallsansammlung bräunlicher Zahnstumpen auf weitgehend zurückgebildeten Kiefern zu einem Lächeln und Speichel tropfte an langen, klebrigen Fäden über ihr Kinn. Wie nebenbei nahm sie ein eigenartiges goldenes Gerät mit drei langen, wie zu einem Psi geformten Teilspitzen zur Hand, das sie, plötzlich schnell und zielsicher auf mein Herz zu vorstreckte.

„Marsch, ab mit dir in den Stall, zu den anderen Schweinen!" kreischte sie und ihr blechbellendes Lachen wird auf immer und ewig sein Zelt in meinem akustischen Gedächtnis aufgeschlagen haben – genauso wie der darauf sich unmittelbar anschließende bestürzte Ausdruck von Fassungslosigkeit auf ihrem abgrundtiefhässlichen Reptiliengesicht, ob des völligen Fehlschlags ihrer magischen Attacke. Ich aber zog meinen Dolch hervor – dabei spürte ich, wie auch das Kraut der Götter mit aus dem Gürtel glitt und hinter mir zu Boden fiel. Mit einem Schlag durchzogen Wohlgerüche den Raum, wie sie mir von meinem heimatlichen Palast auf Ithaka vertraut sind und ureigenste Erinnerungen an unvergessliche Kindheits- und Jungenderlebnisse wurden in mir wach – und statt der alten Vettel stand plötzlich Penelope vor mir, geschmückt für die Hochzeit, und strahlte mich aus ihren unverwechselbaren saphirblauen Augen mit den grünen Sprenkeln liebevoll und sehnsüchtig an. Auch wenn Tränen begannen, mir die Augen zu trüben, sie war's, darauf würde ich jeden Eid bei allen Göttern schwören! Doch nicht umsonst zählte ich die euleuäugichte Pallas Athene zu meinen Freundinnen: Entschlossen, dem Spuk ein Ende zu bereiten schüttelte ich die Magie des Augenblicks von mir, bückte mich nach dem Kraut Moly und der Trug verflog in die feingesponnenen Paläste des Morpheus, jenseits der Schwellen der bewohnbaren Welt. Da stand wieder die sabbernde Alte und streckte ihre Klauen nach mir aus.

„Führe mich sofort zu meinen Gefährten", herrschte ich sie an und hob das Kraut über ihren Kopf. Zitternd und bibbernd ging sie in die Knie und flehte mich an, sie zu verschonen. Ich aber drückte ihr, zum Zeichen, dass ich nicht mit mir spaßen lassen würde, die Dolchspitze an die Jugulargrube, woraufhin sich sofort ein Hämatom bildete.

„Ich tue alles, was du befiehlst", fiepte sie atemlos, und kroch auf allen vieren davon -ich blieb ihr auf den Fersen. Tatsächlich kamen wir an einen Schweinekoben, wo sie sechs Grunztiere gefangengehalten hatte. Sie berührte jedes Einzelne mit ihrem Goldstab und im Augenblick nahmen sie wieder ihre ursprüngliche Gestalt an. Eurylochos, der tapfere und Elpenor, der Benjamin meiner Truppe sowie vier weitere fielen mir mit Tränen in den Augen um den Hals.

„Stich sie ab, die Sau!" brüllte Eurylochos und deutete auf die sich langsam vom Boden erhebende Kirke. Doch ich konnte mich zurückhalten, dachte ich doch auch daran, dass sie und ihre Kenntnisse uns vielleicht in Zukunft nützlich sein könnten, stellte mich vor sie und fragte den wütenden Gefährten.

„Und, wie sieht's aus? Gefällt sie dir?"

Er aber stierte mich an als wäre ich nun an seiner statt zum Schwein geworden, oder als hätte ich den Verstand verloren.

„Wie sollte mir so ein Wesen, das deinen tollsten Träumen entstiegen zu sein scheint, nicht gefallen – aber das ist nicht das Thema: Die Frau ist gefährlich, sie ist eine Hexe!"

„Und was schätzt du an ihrem Anblick nun besonders?" insistierte ich.

Selbstredend bedachte er mich zunächst erneut mit einem vernichtenden Blick und schüttelte den Kopf, als zweifelte er weiterhin an meiner Zurechnungsfähigkeit.

„Was wohl: Sie hat blonde Locken und blaue Augen", er vollführte eine sich rundende Bewegung mit den Händen vor seinem Thorax „eine schmale Hüfte und lange Beine, was wäre es, was einem da nun nicht gefallen könnte?"

„Aber, was redest du da für einen Unsinn", fiel ihm Elpenor ins Wort, „ihr Seidenhaar ist lang, glatt und schwarz und sie hat weiche, weibliche Formen…"

„Danke! Danke, das genügt", übertönte ich sie, „wie gesagt, sie ist eine Hexe und gaukelt jedem vor zu sehen, was zu sehen er sich wünscht, das ist alles! Außerdem ist sie die Tochter des Sonnengottes, sie zu töten wäre schon deshalb äußerst unklug – auch wenn sie bis unter den Scheitel angefüllt ist mit Bosheit!"

Die Hexe hatte sich mir nun endgültig zu Füßen geworfen und mich mit erhobenen Händen angefleht, ihr keine Gewalt anzutun – da gab es wieder jenes feine ‚Plopp' mit dem Athene ihre Anwesenheit mir gegenüber ankündigt. Sie stand neben mir, an Gestalt und Stimme gleich dem Steuermann Euphorbios, und reichte mir, im Tausch gegen Moly, ein Kraut, das mir als „Großes Hexenkraut" schon von Kindesbeinen an aus Ithaka und auch von anderen Orten her vertraut ist.

Interludium I) *Circea lutetiana* – Hexenkraut

Unterbrechen wir hier kurz den Helden, auch wenn es vermessen erscheinen mag, aus 3 200 Jahren Abstand ihm hier in die Geschichte zu platzen, aber wir wollen ja auch ein paar Informationen zu den Pflanzen bekommen.

Es handelt sich dabei um eine wenig auffällige, gleichwohl bis zu 75 Zentimeter hohe Staude, die dem englischen Namen *Enchanters nightshade* zutrotz kein Nachtschattengewächs ist, sondern der Familie der *Onagraceae*, den Nachtkerzengewächsen angehört. Sie wächst mit kriechender Grundachse, rundem, kahlen Stengel und schütter stehenden, gegenständigen Laubblättern im Halbschatten und bildet meist größere Grüppchen. Ihre Blüten sitzen end- und seitenständig auf zu verlängerten Trauben geordneten Achsen, sind sehr klein und von weißlicher bis purpurn überlaufener Farbe. Nur wenn man die Pflanze nach Ende der Vegetationszeit ausgräbt, wird man fündig in Richtung auf etwas, das den zauberhaften Namen rechtfertigen würde: Die Knöllchen, mit deren Hilfe sich die Pflanze vegetativ fortpflanzt, sind von blutroter Farbe und erinnern daher an vergrabene Blutpfropfen, so dass man unter Umständen an verwischte Spuren eines chthonischen Schadzaubers denken kann. Entgegen den Mutmaßungen von Odysseus und der folgenden magischen Anwendung des Krautes gilt sie heute als obsolet und erfuhr auch früher keine Verwendung als Heilpflanze. Wenn in der Antike von *Kirkaia* die Rede war, ging es um *Mandragora officinarum*.

„Mache aus neun mal neun Kräutern dieser Sorte einen Sud und lasse sie darin bei Neumond – Hekate und ich, wir haben es so eingerichtet, dass es heute Nacht soweit ist – ein Bad nehmen, von dem ihr dann auch beide ein paar Schlückchen trinken solltet. Dafür wird sie von einem Fluch befreit, der ihr wegen einer alten Geschichte anhaftet. Und sei ein wenig lieb zu ihr, sie hat's bitter nötig", ergänzte die Eulenäugichte mit einem Augenzwinkern für meine skeptische Miene. ‚Mit diesem Trank im Leibe wird Helena aus jedem

198 Elfter Besuch: Die Zauberin und ihre Opfer

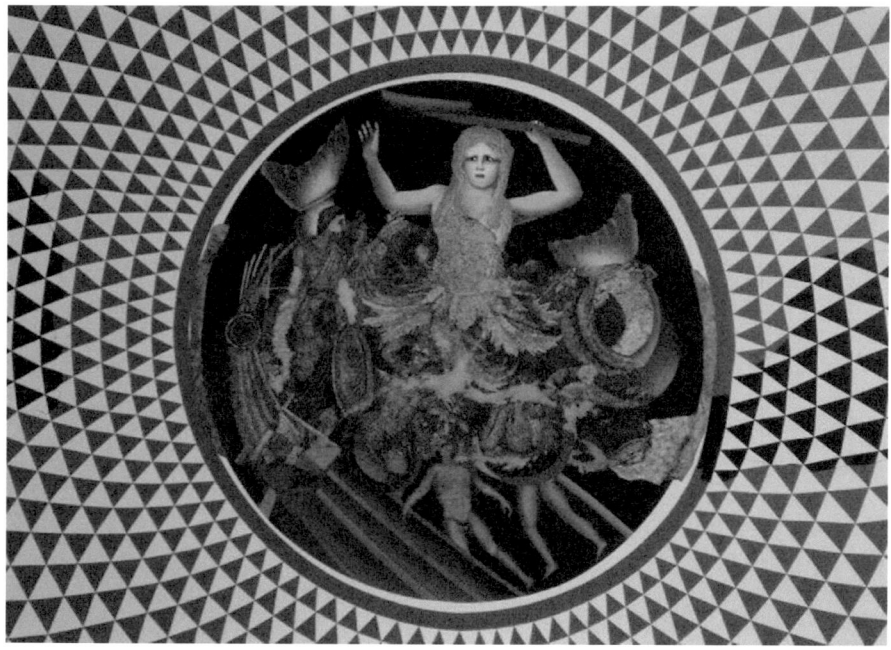

Die Skylla, wie die Römer sie sahen. Mosaik aus der „Villa der Skylla" bei Gubbio (Foto Verfasser)

Weibe', verstehst du mich?" Und Euphorbios verließ den Palast und löste sich beim Überschreiten des Waldrandes zu einer goldgelben Wolke auf.

So verfuhr ich denn gemäß der Weisung der Götter, und Kirke entstieg dem Reinigungsbad als jene femme fatale, als die sie die Welt seither kennt: Sie erhielt die ihr eigene Schönheit zurück und versprühte wieder für alle sichtbar jenen an die Frauen des römischen Lutetia[7] erinnernden Charme und Sexappeal, der im Namen des Krautes anklingt. Ob diese Anwendung auch bei anderen, nichtverzauberten Göttinnen, Halbgöttinnen, Nymphen oder gar Sterblichen eine ähnliche Wirksamkeit zeitigt, weiß ich nicht zu sagen, wage ich aber auch fast nicht zu hoffen. Und so richteten wir uns auf Aiaia provisorisch ein, und die Herrin der Insel schenkte mir ihre Gunst.

Neugierig, wie ich nun mal bin, wollte ich nach einiger Zeit nun aber doch wissen, was es mit besagtem Fluch auf sich hatte und Kirke ließ sich, nicht ohne Zögern und anfänglichem Zaudern dazu herbei, mir ihr Geheimnis anzuvertrauen.

Skylla – die unvollständige Transfiguration

Was sie da zu berichten hatte, ließ mir die Haare zu Berge stehen und meine Haut zog sich zusammen, dass ich aussah wie ein frischgerupftes Huhn. Einmal mehr wurde mir klar, dass wir Männer die Rachsucht sich beleidigt fühlender Frauen gemeinhin unterschätzen – was natürlich erst recht in Hinsicht auf Göttinnen gilt und in Anbetracht meiner weiteren Abenteuer frage ich mich ernsthaft, ob es nur gut für mich war, diese Geschichte überhaupt zu veröffentlichen…

Es war einmal ein Meergott namens Glaukos, und schön und beliebt war er obendrein, denn er stand für das blaue Meer und das wonnig sonnenbeschienene Flirren des Mittagsglastes über der See. Er war heftig verliebt in Skylla, eine Nymphe, die an Land lebte, doch das Meer immer wieder zusammen mit ihren Robben zum Baden aufsuchte. Das einzige, was seiner Schönheit hätte Abbruch tun können, war sein Fischschwanz, in den sein Unterkörper auslief. Hüftabwärts sah er also aus wie ein Wassermeck, womit er auf Ablehnung ihrerseits stieß, was wir als Menschen allzugut begreifen können. Glaukos nun eilte zu Kirke, die er als kräuter-zaubermächtige Göttin kannte und bat sie um Rat. Er legte ihr den alten Medizinerspruch „Zuerst das Wort, dann die Pflanze" nahe, indem er sie bat, Skylla doch zuerst mit einem Liebeszauber zu belegen und dann mit Kräutern, die nur sie kenne, ihm gewogen zu machen. Dabei unterschätzte er aber wohl seine Wirkung auf die Holde. Sie nämlich trug weniger Bedenken ob seines Äußeren und legte ihm sacht den Arm um die Schultern. „Sei doch nicht so verbohrt", säuselte sie, „sei spröde der Spröden und geneigt der Geneigten." Heute würde ein Mädchen in vergleichbarer Situation wohl sagen: „Nimm's leicht, nimm mich!" Doch Glaukos entwand sich glitschig ihrer Umarmung und zog sich, gemäß der Singleerfolgsformel „Die-ich-mag-krieg-ich-nicht-und-die-ich-krieg-mag-ich-nicht",

---

[7] Das antike Paris.

frei aber einsam, in seine blauen Wellen zurück. Nun war auch er ein seliger Gott, und Kirke sah keine Chance, dass sie ihre Wut über die Zurückweisung an ihm hätte abreagieren können. Also beschloss sie, sich an der eigentlichen Verursacherin ihrer gekränkten Eitelkeit zu rächen. Verrufene Kräuter mischte sie unter Absingen von Gesängen, die sie einst von Hekate gelernt hatte, im gelb-schwefelig brodelnden Kessel und wandelte trockenen Fußes (etwa 1 300 v. Chr!) über die Wellen von ihrer Falkeninsel zur Meerenge von Zankle und Rhegion[8]. Sie ging mit der perfiden Taktik des Verhaltensforschers und Jägers vor, indem sie zuerst die Lebensgewohnheiten des Opfers studierte, ehe sie zuschlug. Skylla, die schöne Jungfrau, pflegte jeden Morgen von einem bestimmten Felsen aus ins Meer zu springen, um sich dort von den Verschmutzungen der Nacht zu säubern. Da sie das Gewässer wie ihr Nähkästchen kannte, vollführte sie üblicherweise, wie die sie begleitenden Robben einen Kopfsprung. Kirke lachte sich ins Fäustchen, als sie noch vor Sonnenaufgang, jener Stunde also, in der Hinrichtungen vollzogen und kriegerische Überfälle begonnen werden, wo normalerweise alles Lebendige sich auf sich selbst zurück- und zusammenzieht, an die bekannte Stelle gelangte. Beschwörungsformeln anstimmend mischte sie klammheimlich jene eben nur ihr bekannte Kräuterkomposition, negativ angewandte Balneo-Phytotherapie par excellence, dem stillen Wasser der von Poseidon gefertigten Badewanne, jener verschwiegenen Bucht also, an deren Ufer Skylla wohnte, bei, und legte sich auf die Lauer. Doch nichts geschah. Sie wurde schon langsam ungeduldig, als endlich am Mittag, zur Stunde des vereinsamenden Glaukos, Skylla, die wohl verschlafen hatte, sich dem Meer näherte. Doch anscheinend hatte sie Angst, von dem Verschmähten erneut bedrängt zu werden, jedenfalls machte sie an diesem Tag eine Ausnahme und sprang nicht wie sonst kopfüber in die Fluten, sondern vertraute ihren Körper wie normale Badetouristen langsam hineinwatend dem nassen Element an. Erschrocken zuckte sie zusammen, als plötzlich um sie her das Wasser aufwirbelte, und sie sich mit eins von Tieren mit langen Hälsen und widerlichen Köpfen mit scheußlichen Hundsrachen, die geiferten und heulten, umringt sah. Sie fürchtete begreiflicherweise um ihr Leben und versuchte, sich vor den grässlichen Monstern in Sicherheit zu bringen, doch da musste sie erkennen, dass sie Teil ihrerselbst waren, auch ihr Unterkörper hatte sich verwandelt, statt ihrer wohlgeformten Nymphenbeine bohrten sich plötzlich tonnenartige Elefantenstampfer in den sandigen Meeresboden und ihr ehedem so schlanker Körper überdehnte sich, wölbte sich zu einem unansehnlichen, walzenförmigen Etwas, das von einer ledrigen, derben Haut mehr überwuchert als umhüllt wurde. Doch vom Wasserspiegel aufwärts ähnelte sie weiterhin ihrem ursprünglichen Selbst, einer wunderschönen Nymphe, nach deren Anblick sich alle Männlichkeit verzehrte. Doch niemand würde sich ihr mehr nähern können, auch nicht Glaukos, wenn sie sich je dazu durchringen hätte können, ihn zu lieben, da die Scheusale, aus welchen ihre untere Körperpartie bestand, jegliche Annäherung unmöglich machten. Entsetzt floh sie im ersten Schreck an Land. Doch die Verwandlung ihres Unterkörpers war irreversibel. Skylla befiel ein heftiges Grauen vor ihrem eigenen Anblick und sie zog sich in eine Höhle über dem Meer zurück, von wo aus sie seitdem Unheil und Verderben über ihre vormaligen Gespielen, die Robben, Wassertiere, unvorsichtige Badegäste und Seefahrer bringt. Denn ewig ist sie hungrig und die Hunderachen

---

8   Straße von Messina

greifen nach allem erreichbaren, das einigermaßen genießbar aussieht. Nicht auszudenken übrigens, welches Ende es mit Skylla genommen hätte, wäre sie, ihrer Gewohnheit gemäß, per Hechtsprung in der Zauberbrühe gewassert!

Kirke indes konnte sich nicht entraten, sich an der Not der Verhexten zu weiden und stattete ihr einen Besuch ab, wobei sie die Nymphe mit Worten verhöhnte, die eindeutig unterhalb der Gürtellinie angesiedelt waren und die wir hier lieber im Netz der Sittenzensur festhalten. Skylla aber, das Ganze fand schließlich zu einer Zeit statt, als das Wünschen noch geholfen hatte, schleuderte ihr einen Fluch entgegen, auch ihr solle keine Liebe wiederfahren, indem sie die Männer nie mehr bezaubern, höchstens noch verzaubern werde können.

Damals wusste ich noch nicht, dass auch ich Bekanntschaft mit diesem Monstrum machen würde und dass ich sechs meiner Gefährten zappelnd und brüllend in den gierigen Mäulern der Hundeköpfe auf Nimmerwiedersehen verschwinden sehen würde. Ich werde einmal ein ernstes Wörtchen mit Athene reden müssen, dass sie hier einschreitet, denn es ist doch nicht zeitgemäß, Handel und Wandel zur See mit Seeungeheuern zu erschweren, ja, im Falle der Meerenge von Messina gar zu verunmöglichen. Vielleicht hat sie ein Einsehen und verwandelt die arme Skylla wieder zurück in eine Nymphe. Ich nehme an, wenn es dazu käme würde sie anders denken über Götter, die sie noch immer lieben.

Dass auch ich meine Geliebte, trotz all ihrer schonungslos ehrlichen Offenheit, mit der sie mir begegnete, von da an in einem anderen Licht sah, mag verständlich sein.

Interludium II) *Scilla maritima* – Meerzwiebel

Wir kennen heute das Ungeheuer nicht mehr aus eigener Anschauung, vielleicht hat es sich in den Felsen zurückgezogen aus Angst vor den Blitzlichtern der Touristen, die sonst in glasgepanzerten Barkassen in stündlichem Rhythmus daran vorbeifahren würden. Ovid erzählt, die Götter hätten doch ein Einsehen gehabt und Skylla versteinert. Doch *Scilla maritima*, die pflanzliche Entsprechung der unglücklichen Nymphe, hat sich als eines der wichtigsten Herzmittel in der Phytotherapie einen bleibenden Namen gemacht. Sie beinhaltet Herzglycoside der zweiten Ordnung mit einer schwach digitaloiden und stark diuretischen Wirkung und wird vor allem bei leichter und mittelschwerer tachykarder Herzinsuffizienz mit Tendenz zu Oedemen eingesetzt.

Wer die Meerzwiebel betrachtet, wird nicht umhin können, den unmittelbaren Ursprung des wissenschaftlichen Namens aus dem Mythos zu erkennen. Ein langer Stengel mit wunderbaren weißen, bläulichen oder roten Blüten ragt neben langen, schmalen, tiefgrünen, sich nach unten zu biegenden parallelnervigen Blättern aus einer Zwiebel. Diese nun ist so unansehnlich, wie die Blüten attraktiv. Sie wirkt aufgequollen und ist von einer typischen, derb trockenen Haut, wie bei Küchenzwiebeln umgeben, die sich beständig selbst schält und in Fetzen abgeht, um sich zu erneuern. Man braucht also keine überschäumende Phantasie, um hier den Unterleib der Skylla zu sehen – auch wenn die Hundsköpfe natürlich fehlen, während die Blüte dem Oberkörper und dem hübschen Gesicht der Nymphe entspricht.

In Kirkes Zaubergarten

Nachdem Kirke ihrem Gast und Geliebten die Geschichte zu Ende erzählt hatte, berichtete dieser von seinen Irrfahrten und so gingen sie lustwandelnd in den Garten hinaus, wo es uns gelang, Teile ihres Gespräches zu belauschen.

Hier fanden wir sie, umhegt und umsorgt, die unschätzbar teuren Zauberkräuter, neben Belladonna und Apollinaris-Belinuntia gediehen hier der Stechapfel und, Inbegriff der Schlummersäfte, Mandragora und Papaver somnifera. In ausgedehnten Beeten daneben die grünenden Lieferanten für Duftessenzen, Räucherwerk und Gewürze. Kirke spie verächtlich auf ein Beet, wo sich reihenweise Keimblätter ins milde Licht des Morgens entfalteten, und begleitete den Vorgang mit einer obszönen Geste. Auf Odysseus' fragenden Blick meinte sie nur obenhin: „Königskraut gedeiht nur, wenn du es beschimpfst und voller Verachtung behandelst! Wenn du es in einem Topf auf dem Sims täglich besprichst und es eifrig gießt und umsorgst, wird es unweigerlich eingehen[9]."

Mit einer Mischung aus Dankbarkeit und Skepsis im Blick beäugte sie die stattliche Gruppe von Großem Hexenkraut, das im Halbschatten unter Eiben und Buchsbäumen üppig wucherte. Sie bot Odysseus ein Stückchen kandierten Ingwer an. „Ja, da holt man unter Gefahren für Leib und Leben der Seeleute Drogen und Spezereien von weither aus fernen Barbarenländern und was dann schließlich hilft, wächst unbeachtet vor der Haustür im eigenen Garten[10]."

„Apropos helfen", unterbrach Odysseus ihre Meditation, „gegen die Wirkung des Lotos halfen bei meinen Männern nur Prügel und Gewaltanwendung meinerseits. Meine Männer wären vom Land der Lotophagen nicht mehr wegzubekommen gewesen…"

Doch auch Kirke ließ ihn nicht ausreden.

„Der Genuss von Lotos macht aggressiv, reizbar und wild", belehrte sie ihren Gast und deutete auf die behäbig sich im milden Wind wiegenden blasslila Blüten des Schlafmohns. „Hier, in den Fruchtknoten, die sich bald zu dicken Kapseln wölben werden, findest du den Zauber, der Lethe, Morpheus und Phantasos gleichermaßen herbeibefiehlt und zum Verweilen zwingt! Wäret ihr einen Mond länger im Land der Lotophagen, wie du sie nennst, geblieben, keine Macht der Welt oder der Zwischenwelt hätte euch jemals zu befreien vermocht. Apropos, wie habt ihr euch dann, nach der Blendung des Kyklopen aus dem Gefängnis, zu dem seine Behausung für euch geworden war, befreit[11]?"

---

[9] Basilikum von ὁ βασιλεύς = der König. Die von Kirke gegebenen Pflegehinweise waren in der Antike Gemeinplatz!
[10] Wie es scheint, kannte Paracelsus noch diese verschollene Odyssee-Ausgabe…
[11] Offenbar hatte Odysseus Kirke, ehe wir den beiden im Garten begegneten, von seinen Irrfahrten erzählt.

„In einem Winkel der geräumigen Höhle fanden sich Reben der Meerweide[12]. Mit ihrer Hilfe band ich die Schafe des blinden Hirten jeweils zu dreien nebeneinander zusammen und hieß die Gefährten, sich in die Bauchwolle der stinkenden Tiere zu krallen und sich so in die Freiheit schleppen zu lassen."

„Du weißt, dass du als Mann von den Früchten dieser Rebe Abstand halten musst", Kirke begleitete diese Mahnung mit einem Augenaufschlag, der den Helden im Innersten Erglühen ließ, „genauso, wie du den Hopfen besser außen vor lässt[13]!"

Odysseus warf ihr einen skeptischen Blick zu. „Wie kommst du auf den abwegigen Gedanken, ein Mann wie ich könnte Hopfen zu sich nehmen? Mein Gewissen ist rein und ein besseres Ruhekissen gibt es nicht!"

Sie zuckte schmierenkomödiantisch überdeutlich mit den Achseln und meinte: Nun, manche haben Einschlafprobleme wegen des Zudranges unkeuscher Gedanken…"

„Was heißt hier Gedanken", murmelte Odysseus und verschloss ihren Mund, um weitere lästerliche Reden darin einzukerkern, mit einem Kuss.

Odysseus' Abschied von Kirke

Wir, meine Gefährten und ich, blieben dann fast ein volles Jahr bei Kirke. Doch der kleinen Insel der Göttin drohte nun in absehbarer Zeit die Überbevölkerung, da alle Tiere wieder zu Männern zurückmutiert waren, die angesichts von Kirkes weiblichem Personal keine Lust hatten, abzureisen, Außerdem zog es mich mit mächtigen Banden des Herzens zurück nach Ithaka, der Heimat, meinem Weib und dem nun schon bald erwachsenen Sohn. Als wir schließlich schweren Herzens Aiaia Lebewohl sagten, gestand mir die Zauberin, dass sie, unbesehen meiner unerschütterlichen Liebe und meiner unverbrüchlichen Treue zu Penelope einen Sohn unter dem Herzen trage, den sie Telegonos nennen werde und einstmals nach

---

[12] Vitex agnus castus ist ein bis zu 6 m hoher Baum des Mittelmeerraumes, mit verschiedenfarbigen Blüten (weiß, lila, rosa) und hanfartigen Blättern. Liebt Brackwasser und kommt in Mündungsgebieten von Flüssen häufig vor. Hieß früher deshalb Meerweide (Salix marina)! Die langen Zweige werden als „Rebschnüre", also zum Aufbinden der Weinreben verwendet. In der Ilias fesselt Achill damit Gefangene, und Prometheus trägt, als Erinnerung an seine Gefangenschaft am Felsen, einen Kranz aus Vitex auf dem Haupt. Seine therapeutische Nutzung gab das Cognomen *Agnus castus*, aus αγονοσ = unfruchtbar, keusch, wurde durch einen Schreibfehler im 9. Jh. lat. *agnus* = Lamm, *castus* = keusch. Das Eidolon der Hera auf Samos, des Arztes Asklepios in Sparta und der vielbrüstigen Artemis in Ephesos sind aus Keuschlammholz gefertigt, auch sagt man, die Hüterin der züchtigen Ehe, Hera eben, sei unter einem Vitex geboren worden. Man schlief auf Keuschlammblättern, um die sexuelle Lust zu bändigen und zu diesem Zweck wurden auch die „wilder Pfeffer" genannten Früchte als „Mönchspfeffer" im Mittelalter gehandelt. Nebenbei wirken sie karminativ und antidotieren Aphrodisiaka, wie Levisticum, Cucurbita, Opium (bedingt), Sellerie und Muskatellersalbei. Therapeutische Anwendung als alkoholische Extrakte zur Anregung der Gonadotropinsekretion des HVL (→ FSH-Hemmung → Prolaktinspiegel sinkt), Anregung der Corpus-luteum Produktion; Mensesstörungen, primäre und sekundäre Amenorrhoe und Oligomenorrhoe. Laktagogum, Mastodynie, PMS mit Obstipation, Adipositas (v. a. wasserretentive Aitiologie!), psychische Alterationen, Akne und andere Hautunreinheiten. Neurasthenische Impotenz, Frigidität. Aber auch als Anaphrodisiakum.

[13] Als alte Zauberin wusste sie natürlich um die Phyto-Oestrogene in *Agnus castus* und *Humulus lupulus*.

mir schicken wollte. Ein letztes Mal versuchte sie mich umzustimmen. Dass sie mich liebte, wusste ich ja bereits, doch nun versprach sie mir noch die Unsterblichkeit dazu und versuchte mich mit ewiger Jugend in liebevoller Zweisamkeit mit ihr auf dieser paradiesischen Insel zu bezirzen. Sicher ein verlockendes Angebot, dem schwächere Naturen, die von ihrer wahren Bestimmung nicht so überzeugt sein mögen wie ich, sicher nachgegeben hätten.

Ich aber nahm sie an den Schultern und sah ihr ernst ins hübsche Antlitz, wo sich in den Winkeln ihrer grünblauen Augen bereits Tränen sammelten. Und ich richtete an sie die geflügelten Worte: „Du sprichst von Liebe, unsterbliche Göttin. Was ist denn wahre Liebe? Soll es das sein, ewig miteinander jung zu bleiben? Wo aber wäre denn Liebe unter den Göttern? Wahre Liebe ist das Versprechen, miteinander alt werden zu wollen! Und dieses Versprechen habe ich Ikarios' Tochter, Penelope, gegeben."

Als Odysseus' Schiff hinter den Horizont kippte, erlitt Kirke einen Weinkrampf. Verzweifelt schmetterte sie die selbstgemachte Tonbüste des Helden zu Boden, wo sie in tausend Scherben zersprang. Dann entzündete sie ein Feuer im Kohlebecken auf dem Dreifuß und streute nur ihr bekannte Kräuter der Rache hinein, die in gelb-orangen Flämmchen verpufften.

„Dein Sohn soll dich suchen, finden und töten", murmelte sie dabei in mantraförmiger Dauerwiederholung.

Und was lernen wir aus alledem: Selbst Göttinnen sind nur begrenzt lernfähig.

Zwölfter Besuch: Dionysos und sein Gefolge zieht vorbei

Früher, als die humanistische Bildung noch den Männern vorbehalten war, gingen sie des abends „allotria", worunter ihre ahnungslosen Frauen, die daheim die Socken stopften, wohl ein lustiges Zusammensein ihrer Göttergatten bei Wein, Zigarren und Kartenspiel vermuteten. Betrachtet man die Ankündigung: „Alte, meine Kollegen und ich, wir geh'n heut' abend allotria" einmal vom Wortsinne her, dann dürfen wir vermuten, dass andere Amüsemangs gemeint waren. Denn *allotrios* bedeutet „fremd", eine nähere Erläuterung, was fremd im Zusammenhang mit dem Verbum gehen bedeuten mag, muss in unserer aufgeklärten Zeit wohl nicht mehr nachgeliefert werden. Obendrein brauchte sich auch keiner der Honoratioren im Falle einer Enthüllung ein schlechtes Gewissen machen, denn, ihre Frauen angelogen hatten sie ja nicht…

Wenn heutzutage Wissenschaftler oder Wirtschaftsleute sich zu einem Symposium treffen, geht es vordergründig meist um ihr Metier. Man kommt zusammen – was eigentlich ein Kongress[1] ist – und diskutiert. Nur den Wenigsten ist dabei klar, dass sie sich eigentlich zu einem ganz anderen Zweck versammelt haben. Wobei manche allerdings das Symposium tatsächlich als das verwenden, was es dem Wortsinne nach eigentlich ist, nämlich, grob gesprochen, ein Saufgelage. Man kommt zusammen, was in der Vorsilbe „syn" angedeutet wird[2], um zu trinken. Doch schon Platon entschärfte den Begriff, indem er mit seinem „Symposion" ein Denkmal der Weltliteratur schuf und so der Eindruck vermittelt wurde, bei einem Symposion wird in erster Linie philosophiert. Wir sehen also, klassische Bildung nützt leider nichts, wenn sich die Leute nicht an die Wortbedeutungen halten.

Ähnlich verhält es sich mit Dionysos, den wir als den Patron weinselig beschwingter Abende kennen, und der doch ein so ganz anderer ist. Dionysos ist nämlich auch wieder so einer der Griechengötter, der sich nicht gerne besuchen lässt. Nein, nicht, weil er, wie Artemis leutscheu wäre, im Gegenteil, er pflegt den Umgang mit den Sterblichen, liebt es, sie sich zu unterwerfen, sie von sich abhängig zu machen, denn er ist einer, der die anderen heimsucht, meist überfallsartig und mit der Impertinenz des Versuchers.

Die Führerin der Bakchen tritt vor: „Evoé, Bakchos! Iakchos! Bromios! Bakcheus! Evoé, Dionysos! Evoé! Denn so spricht der Gott: Wenn ihr kostet vom blutroten Saft der Rebe, dann trinkt immer weiter und weiter, und ihr werdet euch fühlen wie Götter! Evoé! Im Rausch ist die Wahrheit! Tanzt! Singt! Zerreißt sie, die Schlange, die erdverhaftet im Staube sich windet! Zerreißt den Panther in seiner Kraft, denn ihr seid Götter! Zerreißt eure Fesseln, die euch binden an Haus, Herd und Familie! Zerreißt sie, die sich euch widersetzen! Zerreißt sie, die mir den Gehorsam verweigern!"

Wenn der Ruf der berauschten, rasenden Bakchen erschallt, werden Greise zu jungen Männern, sie kleiden sich in Pantherfelle, bekränzen sich mit Efeu und verlassen tanzend ihre

---

[1] *Congredi* = zusammenkommen, *congressus sum* = ich bin zusammengekommen
[2] Was sich vor p dann zu sym verschleift

Häuser. Die Frauen lassen ihre Alltagsarbeiten stehen und liegen und folgen dem neuen, unbekannten, fremden Gott ins Gebirge zur Orgie.

Die diesen Ruf verbreiten, sie kommen in ungeordnetem wilden und dennoch feierlichem Thiasos[3] aus den Wäldern: Maenaden[4], Satyrn und andere faunartige Naturwesen. Allen voran stürmt ein, seiner Adipositas zutrotz unerwartet beweglicher und flinker Silen, der seinen ungeheuren Bauch vor sich herträgt, wie ein inkorporiertes Weinfass. Mit seinen überquellenden, die menschliche Gestalt schier auflösenden Massen erinnert er uns Heutige an einen japanischen Sumo-Ringer. Der erste Silen war Erzieher des Gottes und unter all den Nymphen und Maenaden das einzige männliche Wesen, das Dionysos' Kindertage begleitete und auch er, pyknisch bis amorph mit Mehrfachkinn und Gynaecomastie kann nicht gerade als Inbegriff des homerischen Männerideals angesehen werden.

Ihm widmete Linné die Gattung der *Silene*, der Leimkräuter[5]. Wenn wir hier als erstes an die leuchtendrote *Silene dioica*, die Lichtnelke, oder an *Silene alba*, die Weiße Nachtnelke, denken, so müssen wir uns ein wenig umorientieren und uns die wie aufgebläht wirkende Blütengestalt von *Silene vulgaris*, des Taubenkropfes, vor Augen führen. Die Kelchblätter erinnern an den prallgefüllten Blähbauch des rundlichen Naturdämons und das Knallen, das Kinderhände so gerne den zerplatzenden Knospen entlocken, an dessen „Entwindungen."

Dem Silen folgen die Satyrn, die allerdings außer einem kleinen phonetischen Anklang mit Saturn nichts zu tun haben; und mehr noch als der pinselohrige Silen sind diese Orgiasten Mischwesen aus Tier und Mensch, wobei mitunter die Tieraspekte überwiegen. Ihre Gesichter gleichen eher Karikaturen, tragen Züge, wie sie in den Komödienmasken den Verrückten und Narren eigen sind: breiter Mund mit wulstigen Lippen, stumpfe, kurze Nase, Schlitzaugen, breite, vorgewölbte Stirn, schütterer Haarwuchs. Ziegen- oder Rehohren zieren ihre meist kahlen Schädel und den Pferdeschwanz tragen sie nicht als Frisur, sondern als Verlängerung des Rückgrates. Meist ist auch die Formgebung der Beine von Huftieren wie Pferd, Ziege oder Esel inspiriert. Der ebenfalls dem Grautier entlehnte, fast immer erigierte Phallos verleiht ihnen eine eindeutige, derb-erotische Ausstrahlung. Wörtlich bedeuten *Satyroi* die Vollen, was sich nicht allein auf ihr ungeheures Fassungsvermögen in Hinsicht auf Essen und Trinken bezieht, sondern auch umgekehrt auf ihre schier unerschöpfliche sexuelle Potenz hindeutet.

Unser bekanntes Gartengewürz, das Bohnenkraut, *Satureja hortensis* trägt, wenngleich nicht auf den ersten Blick erkenntlich, ihren Namen. Wie so viele Gewürze mit charakteristisch duftenden aetherischen Ölen zählt auch Satureja zu den Labiaten. Der robuste Einwanderer aus dem östlichen Mittelmeerraum hält sich noch auf 1 500 Metern und schätzt leichte Böden. Als Lichtkeimer ist er im Garten leicht zu ziehen. Fühlt er sich nach der ersten Aussaat wohl, vermehrt er sich von alleine und man hat ihn auf immer und ewig! Außer, dass Satureja schwerverdauliche eiweißreiche Pflanzennahrung verträglicher macht, ihr deutscher Name, Bohnenkraut, kommt ja nicht von ungefähr, verfügt sie über stomachi-

---

[3] Als ϑίαρος bezeichnet man den Umzug der Bakchanten, des Gefolges des Dionysos.
[4] Von μαίνομαι = ich rase, bin verzückt. Hiervon leitet sich auch die Manie ab.
[5] Sie tragen den Gattungsbegriff vermutlich wegen des in den Blüten üppig vorkommenden, oft überfließenden Nektars.

sche, karminative, antimykotische sowie mild antidiarrhöische und bei Enteritiden antiseptische Wirkung und wird so als Tee bei Appetitlosigkeit, akuten Enteritiden und bei Intestinalmykosen, ebenso zum Gurgeln bei Halsentzündungen eingesetzt. Weshalb Linné dieses Würzkraut mit den Satyrn in Bezug bringt, liegt aber nicht nur daran, dass, wer gut verdaut, dann um so mehr essen kann, er dachte dabei wohl vor allem an seine volksmedizinisch postulierte aphrodisierende Wirkung.

Die Satyrn haben, sofern sie satt sind und in ausreichenden Mengen Wein genossen haben, immer nur „das Eine" im Kopf. Folgen sie den Anrufungen ihrer inneren Natur, gehen sie meist nicht besonders zimperlich zu Werke und scheuen dabei vor keiner Schandtat zurück. Sie hätten sich, so wird erzählt, sogar über Hera hergemacht, als diese allein im Walde lustwandelte, doch Herakles, der die Stimme seiner Zeter und Mordio schreienden Stiefmutter sofort erkannte, eilte ihr zu Hilfe und verscheuchte die aufdringlichen Walddämonen mit seiner Keule. Ein anderer Satyr, Marsyas, ließ sich gar, weil er von Athene die Flöte geschenkt bekommen hatte, dazu hinreißen, Apollon zum Musikwettstreit herauszufordern und spielte mit seiner quäkenden Flöte gegen die hieratische Leier an, aus heutiger Sicht etwa ein Vergleich zwischen Daniel Küblböck und José Carreras – zum Glück entschieden damals die Götter, nicht die Einschaltquoten. Für Marsyas nahm es ein tragisches Ende: Er wurde geschunden, was gleichbedeutend mit „die Haut abgezogen" war. Manche Interpretatoren sehen in diesem grausligen Vorgang sogar noch eine Läuterung des Lästerers, der damit seine tierische Identität abstreifen konnte und menschenähnlicher wurde…

Zwischen den Satyrn rennen und tummeln sich trommelnde und flötespielende Maenaden, die in rauschhafter Verzückung tanzen, johlend und lärmend die Welt da draußen, die Hinter-Welt mitbringen, die sich den „normalen Menschen" offenbart, indem sie in ihre (scheinbar) geordneten Verhältnisse einbricht. Umgeben von diesem Reigen der Komasten erblicken wir nun den befremdlichen Kristallisationspunkt dieses seltsamen Schwarmes: Dionysos[6]. Dionysos mit dem römischen Weingott Bacchus gleichzusetzen, beziehungsweise ihn auf diesen Zuständigkeitsbereich engzuführen, wird dem ebenso breiten, wie undurchsichtigen Wirkungskreis dieses vielgestaltigen, schwer zu fassenden Gottes nicht gerecht[7]. Wir verzichten deshalb hier auf die Wiedergabe hinlänglich bekannter, weil zum Klischee degenerierten Weingottaspekte. Sofern Dionysos eine Kulturleistung eigen ist, die ihn vom Dämonischen abhebt und aus ihm schließlich einen Olympier[8] werden lässt, muss sie in der Zähmung des wilden Weines, dessen nutzbringende Anwendung er seine Adoranten lehrt, gesehen werden. So ist denn neben dem Ölbaum die Weinrebe die wichtigste Kulturpflanze der Hellenen. Doch ist, wie gesagt der „Weingott Dionysos" ein relativ spät entwickelter As-

---

[6] Dinonysos, der jüngste der Olympier, Sohn des Zeus und der Sterblichen Semele, die Zeus in seinem Glanz schauen wollte und an der Erfüllung dieses Wunsches verbrannte. Zeus brütete sodann die Frucht ihres Leibes in seinem Schenkel aus und so wurde Dionysos geboren. Er wuchs in fernen Barbarenländern auf, weshalb sein Name Dio aus dem Genitiv von Zeus, Dios, gebildet wird und Nysos aus Nysa, was in Aithiopien, Persien oder gar bei den Kimmeriern gewesen sein konnte. Ableitungen, die hieraus einen neos Zeus, einen Neu-Zeus machen wollten, sind irrig.

[7] Wie sagt der Dichter: „Nah ist und schwer zu fassen der Gott." (Hölderlin)

[8] Wobei dies in den Mythen auch mit der Rückführung des beleidigten Hephaistos, den „der Wein" nachgiebig macht, verbunden wird.

pekt, vielleicht vergleichbar damit, den Wein mit Wasser vermischt zu genießen – ein verwässertes Dionysosbild eben.

Schon äußerlich ist er fast nicht greifbar, da er in den verschiedensten Masken und Verkleidungen auftritt. So kennen wir ihn als bärtigen Mann in den besten Jahren genauso wie als reichlich feminin wirkenden, bartlosen Jüngling mit weichen weiblichen Formen in langen, weiten Frauenkleidern. Dionysos hat letzten Endes nicht viel Viriles zu bieten, was ihn den an Figuren wie Zeus, Ares und Apollon gewöhnten Menschen der Heroenzeit zuerst einmal suspekt macht. Wie auch die Maenaden trägt er als Teil seiner Kleidung Tierfelle, die meist von Rehkitzen, Hirschkälbern oder aber auch Raubkatzen stammen. In Euripides' „Bakchen" tritt er in der Komödienmaske des lachenden Narren auf, der sich, völlig widersprüchlich zur äußerst grausamen, blutigen Handlung, über seine Widersacher lustig macht.

Attribute des Weingottes sind neben den hinlänglich bekannten, Weintraube und Kalyx, der Efeukranz[9], sowie der mit diesen meist in Gestalt herzförmiger Blätter wiedergegebenen Ranke umwundene Narthexstab, der Thyrsos, oft mit einem Pinienzapfen als Spitze[10]. In den Händen hält er, wieder wie auch sein Gefolge, Schlangen und erlegte Tiere. In einem Satz: Dionysos ist der Inbegriff des Fremdartigen und so stößt auch sein Kult, die Orgie, zunächst einmal auf Ablehnung und Unverständnis. Schon damals galt „Schlecht ist, wer schlecht denkt!" und die ursprüngliche Dionysos-Orgie bestand nicht aus dem, was sich Otto Normalverbraucher darunter vorstellt, wie zum Beispiel weitgehende Anarchie, Zügellosigkeit, sexuelle Ausschweifung und Über-die-Stränge-schlagen, sondern sie bestand aus weitgehend auf Entindividualisierung aufbauenden, ekstatischen Praktiken mit psychokathartischer Intention. Wie der dunkle, zweimalgeborene Gott Dionysos als Kind lebendigen Leibes von den Titanen zerrissen und verschlungen worden war und von den Göttern, sozusagen ad integrum, wiederhergestellt wurde, so fühlten sich die Adoranten in seinem eindeutig schamanistisch orientierten Kult in der Nachfolge ihres Mysteriengottes aufgelöst, zerrissen – und wiedergeboren, so dass eine *unio mystica* mit dem Gott hergestellt wurde. Im *sparagmos* und der *omophagie*, dem Zerreißen und Roh-verschlingen des Opfertieres – meist war es ein Ziegenbock[11], aber auch Wildtiere kamen in Frage – wurde der Gott im Medium Tier als persönlich anwesend empfunden, also gewissermaßen selbst zerrissen und verzehrt[12]. Dass eine, wenngleich kultisch ausgerichtete, durchaus aber rauschhafte Feier entarten konnte, die entsprechenden gesellschaftlichen Veränderungen zugrundegelegt, geradezu musste, erstaunt dann schließlich wenig. Nur, wenn wir Heutigen mit „Dionysos-Orgie" automatisch eine von Alkoholexzessen und sexueller Enthemmtheit geprägte, dekadente Ausschweifung assoziieren, wirft dies ein klareres Licht auf uns und unsere Zeit als auf den Gegenstand der Betrachtung! Was nun natürlich nicht heißen muss, Dionysos sei ein Gott des Maßhaltens gewesen! Seinem Anruf zur Nachfolge durfte sich niemand entziehen und wer es gar wagte,

---

[9] Oberon und Titania sind ebenfalls mit diesem wintergrünen Lebenssymbol bekränzt.
[10] Hier gibt es verschiedene Interpretationen. Da dieser Stab durchaus auch als Waffe benutzt wurde, spricht viel dafür, dass seine Spitze aus einem harten Gegenstand gebildet worden sein dürfte.
[11] Wenn Euripides in den Bakchen seine Maenaden ganze Stiere zerreißen lässt, hat dies sicher den Hintergrund, dass er mit dieser Übertreibung anschaulich machen will, wozu die enthusiasmierten Frauen instande waren.
[12] Ein Vorwurf, dem sich übrigens auch die frühen Christen ausgesetzt sahen, denen kultischer Kannibalismus nachgesagt wurde.

sich ihm in den Weg zu stellen, seine Göttlichkeit zu leugnen oder gar sein Gefolge mit Strafe zu bedrohen, wie etwa der bedauernswerte König Pentheus[13] von Theben, entging nicht der Rache des beleidigten Gottes. Unbarmherzig und unnachsichtig raubt ihm Dionysos Verstand und Urteilskraft und feuert den, derart von allen guten Geistern verlassenen, dann noch an, in sein Verderben zu rennen, das ihn in Gestalt seiner verzückten Mutter ereilt, die ihn im Wahn, einen Löwen vor sich zu haben, zerfetzt.

Das Heiligtum des Dionysos ist die wilde, unzugängliche Natur, weshalb man Dionysos-Gottesdienste anfangs noch in entlegenen Gegenden, also in der Wildnis, zelebrierte und später für ihn sogenannte hypaithre[14] Gebäude errichtete, wo man ihn verehrte. So wurde die Tragödie als Kult des Dionysos ursprünglich in naturgeformten Mulden aufgeführt, und später Theater errichtet, die weiterhin unüberdacht blieben. Auch heute noch trägt so mancher Open-air-event eindeutig dionysische Züge! Diesen schweifenden Gott in eine enge Cella eines Tempels bannen zu wollen, schien den Hellenen wohl von vornherein vermessen, schließlich war er es, der als *Endendrites* die Bäume beseelte, der als *Anthios* sie und die Blumen zum Blühen brachte, als *Karpios* fruchten ließ und als *Phleios*[15] das Grün ins Kraut schießen ließ und im verschwenderischen Übermaß der Natur Leben hervorbrachte. Er ist der Herr des Turgors, aller Äußerungen des Feuchten und Warmen, Sanguinischen, so dass wir in der Ähnlichkeit seines Rebensaftes mit unserem Lebenssaft wohl nicht den bloßen Zufall wirksam sehen dürfen. Dionysos als Autophyes[16] steht für die sich ständig neu regenerierende *vis vitalis* in der Natur, und fordert Respekt und Achtung vor ihrer Gewalt. Er ist, vergleichbar mit Persephone, verantwortlich für den ewigen Kreislauf des Stirb-und-Werde in der Natur, im Sinne des *dum pario pereo*, „indem ich Leben gebe, sterbe ich". Wer sich ihm anvertraut, dem widerfährt fern allen Machens, etwas, dem er sich fügen und anheimgeben muss, das ihn auch weiterbringt, wie ja auch jeder schöpferische Akt zum Großteil aus Empfangen besteht. Gerade der erwähnte Aspekt des Gottes, für die Werdens-Prozesse quer durch die Naturreiche verantwortlich zu sein, wird mehr als deutlich in der Gestalt des Bryaktes, jener, der alles sprießen und im Überfluß wachsen und sich vermehren lässt. Vergleichbar mit dem oben zitierten Phleios sehen manche in ihm nur einen Teilaspekt des Gottes selbst, für andere wiederum wirkt er unabhängig als eigenständige Person und Gefolgsmann im Thiasos des Dionysos. Bryaktes hat seine Pendants mit dem keltisch-germanischen „Green man" oder dem „Jack in the Green" und darf als leider noch immer zu wenig bekannte Kultfigur und natürlicher Verbündeter der Naturschützer angesehen werden, der er als Gott des Wildwuchses eigentlich, allein schon aufgrund seiner Feinde sein müsste! Bryaktes ist der heutzutage wohl meistgehasste und verfolgte Gott des antiken Pandämoniums: Schließlich

---

[13] Pentheus war ein Enkel von Kadmos und Harmonia. Mit seinem Ende schließt er – wörtlich „der Leidensmann" – den Kreis, der mit dem Verbrechen des Ehebruchs von Ares und Aphrodite begonnen hatte. Die widerstreitenden martischen und venerischen Kräfte, die wenig glückhaft im Geschlecht des Kadmos vereint waren, drängen zur erneuten Auflösung. Die Harmonie als *Conjunctio oppositorum* kann vor dem Widerstreit der Elemente nicht Bestand haben.

[14] Gebildet aus ὑπο = unter und αἰϑήρ = Himmelsglanz.

[15] Διοτύς ἐνδενδρίτης = der in den Bäumen wirkende Dionysos, Ἀνϑίος = der Blüten hervorbringende, Καρπίος = der Früchte bringende, Φλείος = der überquellende.

[16] Αὐτοφύης = der die Pflanzen von alleine wachsen (Automatos phytos) läßt, der sich nicht um Anbau und Kultur kümmert.

lässt er anarchisch Garageneinfahrten und nichtbenutzte Bahngleise zuwuchern, umkrautet das eine Woche lang nicht gehegte Beet und er lässt, Gipfel allen Grauens, Blumen im glücklich sterilgemachten, abgetöteten streichholzkurzen Golfrasen des Vorgartens wachsen. Da muss dann jeden Samstag die Mähmaschine drüber… Er hilft auch Dionysos Endendrites dabei, den Bäumen ihr individuelles Aussehen zu verleihen, dem dann sogenannte Gartenliebhaber mit Kettensägen begegnen, so dass aus den Natur-Schönheiten endlich, dem Geist ihrer Kreatoren adaequate, Krüppel geschaffen werden, an deren Anblick sich diese sich zurecht minderwertig fühlenden Menschen dann, wie auch immer, delektieren. Bryaktes wäre es auch, der für Aufkleber des Inhalts „Ein zurechtgestutzter Baum ist Ausdruck kaputter Gehirnwindungen[17]" sorgen würde, hätte er Zugang zu den entsprechenden Medien. Er ist auch der Lieblingsfeind aller nur an Ertragsoptimierung ausgerichteter industrialisierter Land- und Forstwirtschaft, aller Landschaftsarchitekten, die ihre rechtwinkligen Quaderseelen ins lebendige Grün projizieren und beim Anblick einer von einem murmelnden Bächlein durchträumten Tal-Aue von der „Vision" des unweigerlich dort entstehende Gewerbegebiets heimgesucht werden. All jene Herbstlaub-dreck-produzierenden Bäume, die Nullachtfuffzehngaragen und deren verbundsteingepflasterten Grau-in-grau- Einfahrten weichen müssen, weil deren Eigentümer lieber ihrem steinzeitlich ererbten dumpfen Rodungsdrang nachgeben, als dass sie etwas Phantasie für eine kreativere Raumgestaltung zulassen würden, oder jene Alleebäume, die die Verbreiterung „ihrer" Straße nicht überleben können, kurz; jene Bäume, die grundsätzlich im Weg sind, etwa nur, weil sie wild gewachsen sind[18], sind seine Kinder, und so muss in der Gestalt des Bryaktes Dionysos schließlich zum Rächer der gequälten, vergewaltigten Mutter Natur werden. Nur wen Ate[19] fest im Griff hat, vermag sein gegenwärtiges Wirken nicht zu erkennen. Wenngleich er gekommen ist, die Natur zu rächen und sie aus ihrem Prokrustesbett zu befreien, so kommt er doch zu spät für seine Freunde unter den Menschen. Aber, wird er sich fragen, was gehen mich, als Gott, die Menschen an? Uns Menschen gehen jedoch die Pflanzen etwas an, schließlich haben wir uns mit ihnen im Laufe der Jahrtausende vertraut gemacht und sind für sie verantwortlich. Also werfen wir einen kurzen Blick auf ein paar wesentliche Dionysos-Pflanzen.

Hedera helix[20] – Efeu als Bekränzung des Rauschgottes

Wie wir ja schon hörten, wurde diese lichtflüchtende Pflanze im Altertum im Rahmen orphisch-chthonischer Kulte verwendet, so waren die Korybanten im Gefolge des Dionysos mit Efeu bekränzt und der zitierte Ruf „Evoé", der die Ankunft des Gottes ankündigte, be-

---

[17] Nach den Regeln von Neuschreib darf man nun fragen, ob es sich zurecht fragt, ob nun dieser Baum zu Recht gestutzt wurde oder umgekehrt.
[18] Übrigens die einzige Begründung, die ein Bürgermeister einer Stadt, die ihren Namen von der Linde hat, beibringen konnte, weshalb eine uralte Linde gefällt werden „musste".
[19] Laut zahllosen Kreuzworträtseln als die Göttin der Verblendung bestens bekannt.
[20] Seinen Namen hat die Pflanze von lat: Hedera = Efeupflanze; und griech. Ἡἧλιξ = Winde.

zog sich auf ihn. *Hedera helix*, mit der sich Dionysos und sein Gefolge bekränzte, gehört zur Familie der Araliaceae und wurde erst seit Mitte des 20. Jahrhunderts in der Medizin vor allem bei Kindern mit COPD, Hypersekretion mit viskösem Schleim, Krampfhusten aller Art, Pertussis und trockenem Reizhusten unter bronchiospasmolytischen, expectorierenden, antitussiven und entzündungshemmenden Gesichtspunkten eingesetzt. Bis dahin sah man in den etwa 700 Efeuarten, deren einzelne bis zu 300 Jahre alt werden können, vor allem Giftpflanzen, wofür vor allem die derbhäutigen, bitter schmeckenden Früchte verantwortlich sind. Sie bewirken Durchfall und Erbrechen, doch reizen sie wenig zum Verzehr, weshalb man ihre Gefährlichkeit nicht besonders hoch veranschlagen braucht.

In den antiken Darstellungen steht Efeu für die Auflösung des Gewohnten, für Verblendung, für rauschhafte Umnachtung. So wird die Szene, in der die Spinnerin Arachne die Göttin der weiblichen Handwerkskünste, Athene, zum Wettstreit herausfordert – natürlich endet das Duell für sie infaust, und sie wird in eine Spinne[21] verwandelt – von Efeu umrankt, Seeräuber, die den reisenden Dionysos ausrauben wollen, enden als Delphine und ihr Schiff wird in eine Laube mit Weinranken statt des Masts und Efeugirlanden statt des Segels verwandelt. Der Efeu ist ein Scheinschmarotzer, denn er verfügt wohl über eigene Wurzeln,

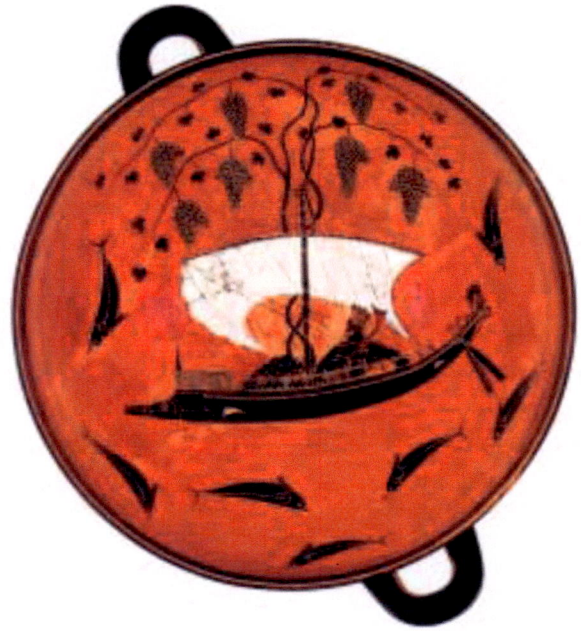

Meerfahrt des Dionysos. Piraten, die ihn entführen, verwandelt er in Delphine, ihr Schiff wird von Efeu umrankt und Trauben wachsen aus dem Holz der Rah.

[21] Linné benannte demnach die Gattung der Kreuzspinnen nach ihr, *Arachnoidae*.

doch benutzt er die Bäume, die er schlimmstenfalls erwürgt, als Stütze. Seinen Halt an der Rinde findet er mit Hilfe von Bürstenwurzeln, nicht mit Saugnäpfen! Wer sich mit Efeu umwinden lässt und trotzdem überlebt, muss also einer kräftigen Physis teilhaftig sein, so sind auch die robusten Eichen und Tannen dem Dionysos heilig, aber auch so manchen abgestorbenen Pfahl erweckt er mit seiner Belaubung – scheinbar – zum Leben.

Campanula thyrsoides – Strauß-Glockenblume, das blühende Szepter

Den Stab des Dionysos alleine schon befand Linné für würdig; als Pate für eine der schönsten Arten aus der Gattung *Campanula*, der Glockenblumen, nämlich *Campanula thyrsoides* dienen zu dürfen. Wie der Gott mit seinem Stab böse Dämonen zu bannen versteht, wie er durch die Berührung verzaubert, schlägt der Anblick dieser Blütenpracht unweigerlich den Wanderer, der das Glück hat, einem Exemplar dieser höchst seltenen Art zu begegnen, in ihren Bann.

Bryonia cretica – Zaunrübe

Den wildwuchernden Bryaktes sah Linné gerade im anarchischen Wuchsmuster der Zaunrübe verkörpert, die geringe Bodenhaftung und -verbundenheit, dafür aber weit in den Raum greifendes Ausdehnungspotential in alle Richtungen aufweist. Respektlos macht sie vor nichts halt und wächst so alles, was sich nicht aktiv gegen sie wehren kann, ein. Medizinisch ist Bryonia nur als Homöopathikum von Interesse, wo sie ab der D4 vor allem bei rheumatischen Beschwerden und Schmerzen Anwendung findet, die durch Druck und Ruhe, sowie Schlafen auf der betroffenen Seite besser werden und sich durch Bewegung verschlechtern.

Exodos des Dionysos[22]

Begleitet vom lauten, dithyrambischen Gesang der Maenaden und dem ohrenbetäubenden Lärm ihrer Tamburine, Flöten und Trommeln verlassen die Komödianten die Bühne, Dionysos und seine Korybanten ziehen weiter und lassen die Szene[23] öde und leer zurück, heute würden wir sagen, der Vorhang fällt, das Stück ist aus und wir gehen auch endlich nach Hause. Nach all den Begegnungen mit den einesteils vertrauten Gesichtern der griechischen Götter, die uns in den zurückliegenden Besuchen auch manch Unbekanntes und Befremd-

---

[22] Als Exodos bezeichnete man den Auszug der Schauspieler aus dem Theater
[23] Von Ἡ σκήνα = die Bühne, die Szene, der hoffentlich das Schicksal des Szepters erspart bleibt.

Exodos des Dionysos 213

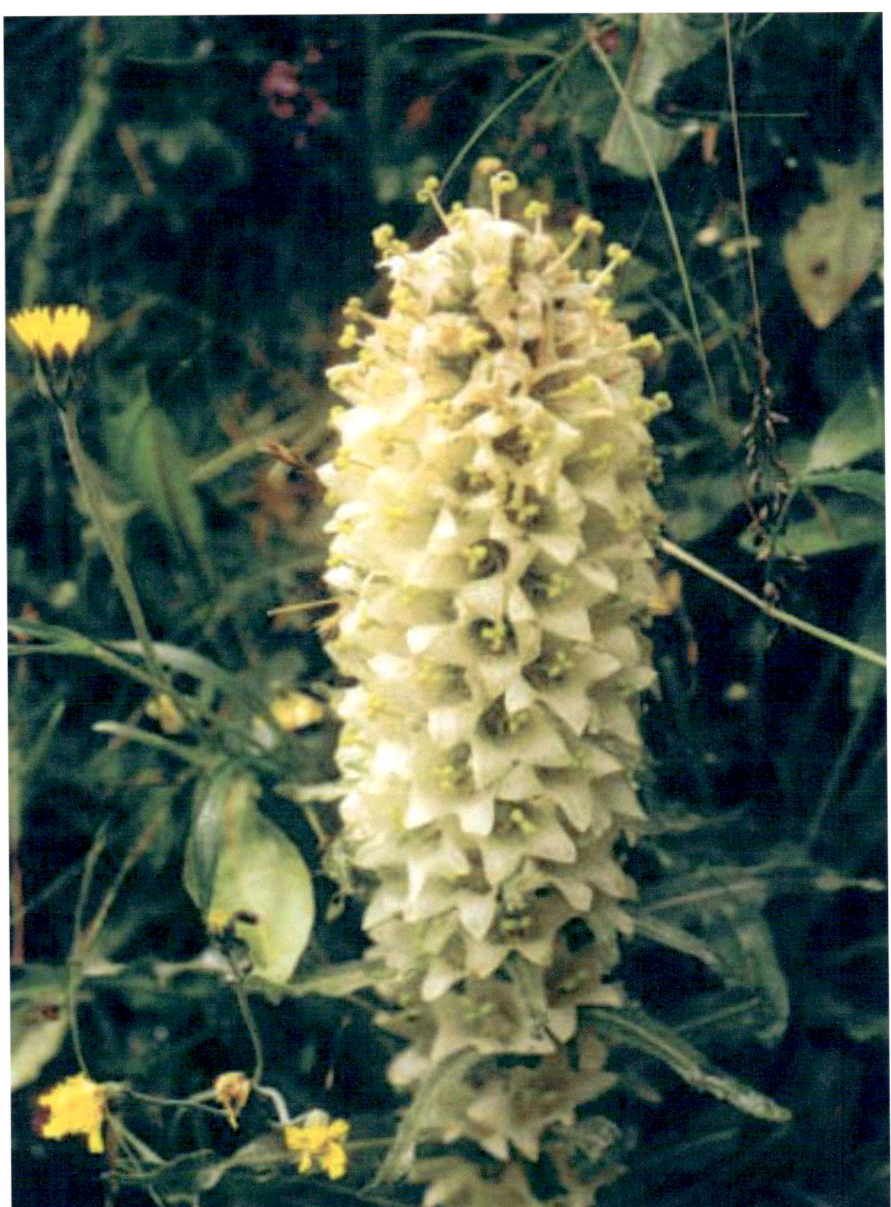

Campanula thyrsoides – ein dionysischer Zauberstab?

liches offenbart haben, bleibt andernteils so manche Verunsicherung bestehen. Gerade in Hinsicht auf den davoneilenden Dionysos, der in seinem Kielwasser Häuser einstürzen und eine Panik ausbrechen lässt, bleibt so manches weiterhin unklar.

Als Feind aller von Menschenhand errichteter Architektur lässt er ihre nur scheinbar festgefügten Bauten schwanken und einstürzen, so, wie der vom Gott Ergriffene niederstürzt und in enthusiastisch ekstatischem Gestammel wiedergibt, was dieser ihm eingibt (wie in Delphi, wo ja Dionysos Apollon als Orakelgott teilweise vertritt). Dionysos ist es, der den Menschen seiner vermeintlichen Sicherheiten beraubt, von der Behausung und der vermeintlich bekannten Welt über den Verstand und die Urteilskraft bis hin zum geordneten Weltbild, doch gleichzeitig nimmt er als Euxeinos[24] die Entwurzelten und Heimatlosen bei sich auf und bewirtet sie – immer in der Dynamik des Umherziehens, des Tanzens und Springens. In ihm kristallisiert sich, wie durch ein Spektrum projiziert und so nicht greifbar, das polymorphe Vexierbild dessen, womit sich alles Göttliche letztenendes von uns Menschen trennt und unterscheidet: Das unbenennbare Fremde, das wir uns nicht vertraut machen können.

---

[24] εὔξεινοσ = der Gastfreundliche.

Literaturliste

Buschor, Ernst: Griechische Vasen, München, 1940.
Buxton, Richard: Das große Buch der griechischen Mythologie, Darmstadt 2004.
Capelle, Wilhelm Hg.: Hippokrates, Fünf auserlesen Schriften, Darmstadt, 1984.
Czygan, F.- C.: Mythologie und Volkskunde der Gattung Mentha. In: Zschr. f. Phytotherapie, 4/2004.
Daunderer, Max et al.: Giftpflanzen Pflanzengifte, Hamburg, 1994.
Demont, Paul: Homers Welt in Bildern, München, 2005
Detienne, Marcel: Die Adonis-Gärten, Darmstadt, 2000.
Ders.: Dionysos. Göttliche Wildheit. München, 1995.
Dodds, Eric R.: Die Griechen und das Irrationale, Darmstadt, 1978.
Duve, Karen und Völker, Thies: Lexikon berühmter Pflanzen, München, 2002.
Finley, Moses I.: Die Welt des Odysseus, München, 1979.
ders.: Atlas der Klassischen Archäologie, München, 1979.
Fink, Gerhard et al.: Frauenmedizin in der Antike, Düsseldorf u. Zürich, 1999.
Grmek, Mirko D. (Hg.): Die Geschichte des medizinischen Denkens, Bd. I Antike und Mittelalter, München, 1996.
Hackethal, Julius: Der Meineid des Hippokrates
Hegy, Gustav von: Illustrierte Flora von Mitteleuropa 7 Bde. in 13 Teilbänden, München, 1906.
Herfurtner, Rudolf: Tims wundersame Sternenreise, München u. Wien, 2004.
Hertling, Bernd: Die Vorhippokratische griechische Medizin. In: Naturheilpraxis, I/1991.
ders.: Edle Ganzheit für die Götter, aetherische Öle. In: Naturheilpraxis, IX/1996.
ders.: Einige Aspekte der antiken Frauenheilkunde. In: Naturheilpraxis, III/2001.
Karl, Josef: Neue Therapiekonzepte für die Praxis der Naturheilkunde, München, 1995.
ders.: Phytotherapie, München, 1983. (3.Aufl.)
Keller, Ulriche: Das Kosmos-Sternenjahr, Ausgaben von 1999 – 2005.
Kerényi, Karl: Die Mythologie der Griechen, 2 Bde. München,1983. (6. Aufl.)
Ders. und Jung, C. G.: Einführung in das Wesen der Mythologie, Zürich und Düsseldorf, 1999.
Kudlien, Fridolf: Der Beginn des medizinischen Denkens bei den Griechen, Zürich, 1967.
Krug, Antje: Heilkunst und Heilkult. Medizin der Antike, München, 1985.
Madejsky, Margret: Alchemilla, München, 2000.
Ranke-Graves, Robert von: Die Weisse Göttin, Reinbeck, 1990. (14. Aufl.)
Schadewaldt, Wolfgang: Sternsagen, München, 1976.
Schwab, Gustav: Die schönsten Sagen des klassischen Altertums
Seitscheck, Robert: Helios, Wien u. München, 1989.
Steinmann, Kurt: Euripides' Bakchen, Frankfurt/Main u. Leipzig, 1999.
Weiss Rudolf / Fintelmann, Volker: Lehrbuch der Phytotherapie, Stuttgart, 2002. (10. Aufl.)

Werner, Monika: Ätherische Öle. Der große GU Ratgeber, München, 1996.
Winnewisser, Sylvia u. Schütt-Kainata, Cornelia: Räucher-Kräuter, Stuttgart, 1999.